全国医学院校高职高专规划教材

供护理类专业用

# 中医护理学
## 第 2 版

主　　编　张丽霞　简亚平

副 主 编　闫立国　林　琳　倪达常

编　　委　（按姓名汉语拼音排序）

　　　　　陈硕旋（湖南医药学院）

　　　　　简亚平（永州职业技术学院）

　　　　　林　琳（成都医学院）

　　　　　倪达常（湖南医药学院）

　　　　　吴　堃（湖南医药学院）

　　　　　闫立国（河西学院医学院）

　　　　　张丽霞（湖南医药学院）

　　　　　张毅敏（永州职业技术学院）

北京大学医学出版社

ZHONGYIHULIXUE

**图书在版编目（CIP）数据**

中医护理学/张丽霞，简亚平主编．—2版．—北京：
北京大学医学出版社，2016.5（2019.6重印）
全国医学院校高职高专规划教材
ISBN 978-7-5659-1375-4

Ⅰ．①中…　Ⅱ．①张…②简…　Ⅲ．①中医学-护理学-
高等职业教育-教材　Ⅳ．①R248

中国版本图书馆CIP数据核字（2016）第077805号

**中医护理学（第2版）**

主　　编：张丽霞　简亚平
出版发行：北京大学医学出版社
地　　址：（100191）北京市海淀区学院路38号　北京大学医学部院内
电　　话：发行部 010-82802230；图书邮购 010-82802495
网　　址：http://www.pumpress.com.cn
E-mail：booksale@bjmu.edu.cn
印　　刷：莱芜市圣龙印务有限责任公司
经　　销：新华书店
责任编辑：靳新强　法振鹏　　责任校对：金彤文　　责任印制：李　啸
开　　本：850 mm×1168 mm　1/16　　印张：13.75　　字数：397千字
版　　次：2012年1月第1版　2016年5月第2版　2019年6月第3次印刷
书　　号：ISBN 978-7-5659-1375-4
定　　价：28.00元
版权所有，违者必究
（凡属质量问题请与本社发行部联系退换）

# 序

医药卫生类高职高专教育是我国医学教育体系的重要组成部分。随着国家对医药卫生体制改革的逐步推进，社会对基层卫生服务人才的需求与日俱增，对新时期高职高专医学人才培养及教材建设提出了更高要求。北京大学医学出版社于2011年组织全国高职高专院校教师编写出版了本套高职高专教材，由于教材的内容精炼、案例经典、符合临床、实用性强，受到众多高职高专院校师生的好评。

高职高专医学教材应服务于人才培养目标，基于高职高专学生的认知特点，以学生为中心、以就业为导向、以职业技能和岗位胜任力培养为根本，与课程、临床岗位和行业需求对接，促进产教融合。为推进教材建设、更好地服务于人才培养目标、将本套教材锤炼为精品之作，北京大学医学出版社对参与这套教材编写与使用的院校进行了深入调研，于2014年下半年正式启动了本套教材的修订再版工作，首先召开了教材编审委员会议，统一了教材修订再版的总体精神，重新审定再版教材目录、对个别主编进行了调整，然后召开了全体主编人会议。本轮教材修订加大了"双师型"和临床实践一线作者的比例，更加紧密地结合国家临床执业助理医师、全国护士执业资格考试大纲，理论、知识强调"必需、够用"；精选案例以促进案例教学；专业课教材的学习目标按布卢姆教育目标分类编写，突出了职业技能和岗位胜任力培养；力求以学生为中心，引导自主学习，渗透职业教育理念。总之，本轮教材在延续上版优点的基础上，体例更加规范，版式更加精美，质量明显提升，适用性更强。

在本次修订再版工作中，各参编院校给予了高度重视和大力支持，众多参编教师投入了极大的热情和精力，在主编带领下克服困难，以严肃、认真、负责的态度出色地完成了编写任务，在此一并致以衷心的感谢！"知行合一、行胜于言"一定程度上体现了职业教育理念，相信在北京大学医学出版社精心组织、编审委员会顶层设计和全体作者对教材的精雕细琢下，这套教材一定能与时俱进、日臻完善，满足新时期高职高专医学人才培养的需求，在教学实践中经受住检验，在教材建设"百花齐放、百家争鸣"的局面中脱颖而出，成为好学、好教、好用的精品教材。

王德炳

# 前　言

中医护理学是护理、助产等专业学生学习中医基础理论知识和技能的一门课程，2010年开始，国家医学考试中心将中医护理知识纳入护士执业资格考试范畴，诸多医学院校为此设立了中医护理学课程或加大了教学力度，提高了中医护理教学质量，对培养中医基础理论扎实、临床操作能力强的高级实用型护理专业人才起到了积极的作用。

随着我国新一轮医疗卫生体制改革的不断深化和新型农村合作医疗的全面覆盖，为了进一步贯彻教育部关于新世纪医学高职高专教学改革的精神，以及21世纪我国护理学教育改革和发展的需求，我们全面查阅了自2010年来执业护士考试中的中医护理部分的相关内容，参照了护士执业考试及中医护理行业的技术标准规范，认真听取了长期从事中、西医院临床护理工作的专家们的意见，汇集了高职高专在校护理专业学生的建议，结合各院校部分护理老师教学的实践经验，坚持以护理人才培养目标为依据，以提升学生的职业道德和职业能力为重点，以素质教育为核心，吸取本学科近年来的新进展和研究成果，充分体现教材的科学性、实用性与先进性。旨在满足相关院校中医护理教学的实际需求，提高教学质量，力求职业教育与就业零距离衔接，培养中医基础理论较扎实、素质高、临床实践能力强的高级实用型护理人才。

编写过程中，全体作者严格遵循教材继承性和创新性相结合的原则，做到继承中不忘创新，创新中不失中医源流，坚定不移地把整体观念、辨证施护的基本特色贯穿教材的始终。注重中医护理理论在中医药理论中的"延伸"，中医护理方法在中医治疗方法上的"扩张"，结合我国现行护理实践加以创造利用，并侧重"护理"意义上的发挥，保持了教材的系统性、完整性及连续性。

本教材的特色是：一是指导思想明确。依据高职高专护理专业学生的知识结构要求，坚持以中医护理的基本理论、基本知识和基本技能为指导，注重教材的思想性、先进性、启发性和适用性。二是突出重点，实用性强。内容取舍以"实用为先，够用为度"。坚持"精理论，强实践；精基础，强临床"的原则，围绕"学科需要，教学需要，社会需要"，把握教材的深度和广度。三是注重学生能力培养。将护理程序贯穿到教材编写过程，培养学生分析问题、解决问题的能力，使学生具备现代中医护理理念和思维方式，建立系统化整体护理思维，为毕业后在临床工作中运用中医护理程序、实施中医整体护理打下基础。

本教材共十章，由四大部分内容构成，第一部分为中医护理的基础理论，从绪论至第三章；第二部分为中医护理的基本方法，从第四章至第八章；第三部分为第九章一般护理；第四部分为第十章常见病证的辨证施护。在第一版的基础上精简了中医基础理论的篇幅，增加了中医护理措施与护理技术的篇幅；在第九章一般护理中，增加了体质护理一节。此外，每章节后面增加了提纲式的小结，并且附有自测题，便于学生记忆和理解。

编写过程中，各位编者认真负责，团结协作，科学严谨，付出了许多辛苦和汗水。教材由湖南医药学院张丽霞教授任主编并统稿，得到了湖南医药学院的领导和同仁们的大力支持，并得到北京大学医学出版社编辑的鼎力相助和指导，我们将由衷的敬意献给所有在本教材编写过程中给予帮助和支持的朋友们。教材编写是一项繁重和具有重要意义的工作，书中难免有疏漏之处，我们真诚希望所有使用本教材的教师、学生以及临床护理工作者提出宝贵意见和建议，以便进一步修订提高。

《中医护理学》教材编写组

2015年11月

# 目　录

# 绪　论

**学习目标**

通过本章内容的学习，学生应能：
1. 知道中医护理学的形成和发展过程。
2. 领会整体观念、辨证施护的基本概念。
3. 综合评价中医护理的现代理念。

中医学是具有浓郁的中国传统文化特色的医学，其历史悠久，有着独特的理论体系和丰富的诊疗手段，在中国的历史长河中，为中华民族的繁衍、昌盛作出了巨大的贡献。中医护理学是中医学的重要组成部分之一，它以中医理论为指导，运用整体观念，以其独特的传统护理技术对患者辨证施护，千百年来一直有效地指导着养生保健和临床护理实践，保护人民的健康。

中医护理内容广泛，涉及基础理论与临床护理实践。基础理论方面包括中医护理哲学基础、中医护理基础理论、中医护理基本方法、中药与方剂基本知识。中医临床护理包括针灸疗法、推拿疗法和其他传统外治疗法，饮食护理与心理护理及体质护理，临床常见病证、多发病证的辨证护理。

## 一、中医护理的形成与发展

理论源于实践，中医护理的形成和发展是人类在漫长的生活、生产实践中，逐渐积累起来的。自古以来，中医治病是集医、药、护为一身，在中医护理学尚未成为一门独立的学科以前，中医护理一直融会在中医药学之中。作为中华瑰宝的祖国医学，在几千年的锤炼中已融进了大量的护理学实践经验。所以，在我国传统医药学中一直都包含着丰富的护理内容，虽然在历史上没有形成专门的学科，但是，许多护理理论和护理技术都散见于历代医学文献中。到了 20 世纪 60 年代，中医护理才逐渐成为一门独立的学科。

### （一）中医护理的形成

中医护理学的起源先于针药治疗，这是医学发展过程中的普遍现象。早在远古时期，原始人类在生活与劳动过程中，偶然受伤便设法涂裹包扎，身体疼痛不适便揉捏按压，天气变化则趋避寒温，这些本能的自身保护、减轻疼痛的行为即是医护的开始。《左传》记载："土厚水深，居之不疾"和"土薄水浅……其恶易觏"的论述，说明当时人们已知水土等居住条件与身体健康的关系。《周记·天官》记载："凡民之疾病分而治之，死终则各书其所以而入医师。"说明当时已开始分科治疗和护理，并已建立了治疗、书写死亡报告等医疗文件的记录制度。当人们发现一些本能的方法具有预防疾病和康复的作用，从而有目的地去实施时，即形成了中医护理学的萌芽。

战国时期，新兴封建制度的建立，思想文化领域中出现了新的飞跃。我国最早的医学理论专著《黄帝内经》，成书于战国至秦汉时期，系统地总结了秦汉以前的医学成就和护理经验，运用当时朴素的唯物论和辩证法思想对人体的生理、病理变化及疾病的诊断、治疗和护理等方面做了阐述，提出了中医观察患者的方法，较全面地论述了疾病护理、饮食护理、生活起居护理、情志护理、养生康复护理、服药护理以及针灸、推拿、导引、热熨、洗药等护理技术。如在生活起居调理方面，提出"动作以避寒，阴居以避暑""饮食有节，起居有常，不妄作劳"。告诫人们要遵循自然界的阴阳变化规律，按时起卧，劳逸适度。在饮食护理方面，如"谷肉果菜，食养尽之，无使过之，伤其正也""饮食自倍，肠胃乃伤""春食凉，夏食寒以养阳，秋食温，冬食热以养阴"。指出饮食要有节制，食物的寒凉温热要与季节相适应。"人能顺应四时者，天地为之父母"。《黄帝内经》提出的"顺四时而适寒暑"理论，指出了四时养生起居的规律。在情志护理方面，强调不良的情志刺激可导致人体气血失调、脏腑功能紊乱，能诱发或加重病情，如"喜伤心""怒伤肝""思伤脾""悲伤肺""恐伤肾"等。在心理护理方面，认为精神状态对疾病的发展、预后有着很大影响，指出"精神不进，志意不治，故病不可愈""恬淡虚无，真气从之，精神内守，病安从来"。并告诫医护人员应了解患者各方面的喜恶，量其所宜，随顺调之。《黄帝内经》开创了中医护理的先河，初步奠定了中医护理的理论基础。

东汉医学家张仲景继承了《黄帝内经》的护理精华，"勤求古训，博采众方"，撰写了《伤寒杂病论》，结合自己的医疗实践提出包括理、法、方、药、医护一体的辨证施护原则。对丸、散、膏、丹等内服药，以及洗、浴、熏、滴耳、吹鼻等外治法，详尽地阐述了具体护理措施，并且提出了汗、吐、下、和、温、清、补、消八法的护理，成为中医辨证施护的重要内容。在护理技术操作方面，《伤寒杂病论》对许多疾病的治疗和方药的临床护理都有具体的描述。如熏洗法、烟熏法、坐浴法、点烙法、渍脚法、外掺法、灌耳法等。张仲景是记载药物灌肠的第一人，他创立蜜煎导方、猪胆汁方、土瓜根方（已佚）用于灌肠通导大便。在急救护理方面提出了对自缢者的抢救方式，与现代人工呼吸法极为相似。在服药护理方面，十分讲究药物的煎服方法，对煎药的火候、时间、先煎、后入、棉裹、泡汁、烊、冲等具体内容均有详细说明。并根据患者体质、病变部位、病情轻重、病程长短，以及脏气盛衰、阴阳消长等具体情况，提出了平旦服、空腹服、先食后服、顿服、分温再服、日三服、日三夜一服等不同的服药法。多年的实践证明，这些煎服方法具有相当的科学价值，是治疗效果的重要保证。同时对服药注意事项、服药后病情观察及饮食宜忌都有具体的说明，对大青龙汤、五苓散、十枣汤、大承气汤、甘草附子汤、防己黄芪汤等都注明了具体的护理要求。如服桂枝汤则注明"以水七升，微火煮取三升，去渣，适寒温，服一升"，服药后应"啜热稀粥一升余，以助药力"，加盖被子，微微似有汗出为佳，不可大汗淋漓，否则病必不除。服药后要"禁生冷、黏滑、肉面、五辛、酒酪、臭恶等物"。首创对临床病证辨证施护的方法和措施，确立了辨证施护原则，为后世中医护理学的发展奠定了基础。此外，三国时期的名医华佗，以发明麻醉术而闻名于世，"麻沸散"作为外科手术的全身麻醉剂，为外科学的发展做出了重大贡献。其模仿虎、鹿、猿、熊、鸟的运动姿态，创造了保健体操"五禽戏"，能疏通气血，帮助消化，运动筋骨，防病祛疾，增强体质，延年益寿。把体育与医疗护理结合起来的保健方法是最早的康复护理措施，至今仍广泛应用于护理实践。

从晋到五代，随着社会经济的繁荣，中医护理学不断地向纵深发展。晋代王叔和编撰《脉经》，阐明脉理，规范为二十四脉，并比较了脏腑各部的生理、病理脉象，分析了各种杂病及妇女、小儿的脉象，改进了寸、关、尺的诊脉方法，将脉、证、护相结合，使诊脉成为临床护理及观察病情时的重要手段和依据。针灸学家皇甫谧结合自己的临证经验，编著《针灸甲乙经》，深入阐述了针灸治疗疾病的针法和灸法的操作技术，进一步丰富中医护理的内容。

隋唐时期，在继承、整理和研究前人医学理论的基础上，总结临床经验，探索疾病的现象与本质，在脉学、病因证候学方面取得了突出成就。隋代巢元方编著《诸病源候论》，论述了1739种病候，对各种病证从病因、病理、症状、诊断、预防和护理措施等内容，描述得有相当的深度。如在《诸病源候论·消渴病诸候》中记有："此肥美之所发，此人必数食甘美而多肥也"。指出消渴病与过食肥甘美食有关。在"漆疮候"中提到："人有禀性畏漆，但见漆，便中其毒……"。认识到疾病与过敏体质的关系，为后世提出药物过敏及过敏试验打开了思路。

　　唐代孙思邈所著的《千金方》，不仅是医学巨著，也是护理经典。书中记载了不少精湛的护理技术和丰富的护理理论，涵盖临证各科的诊断、针灸、食疗、预防、卫生、护理等各个方面的内容，首创了细葱管导尿法，以及蜡疗法、热熨法等。在"避瘟"篇中记载了井水消毒和空气消毒的方药，并提出"凡衣服、巾、栉、枕、镜不宜与人同之"，以预防传染病。对消毒、疮疡切开引流术和换药术等护理操作均有很详细的阐述。唐代医家王焘编撰的《外台秘要》，论述了对伤寒、肺痨、疟疾、天花、霍乱等传染病的病情观察，以及饮食和生活起居等护理措施。如肺痨患者午后会出现潮热，面部潮红，夜间盗汗；若是日益消瘦，大便赤黑或有腹水时，则预示病情加重。并记载了观察小便法以鉴别黄疸病的轻重、消退。"每日小便里浸少许帛，各书记日，色渐退白则瘥"。另外，观察到消渴患者的尿是甜的，并强调饮食疗法和饮食禁忌的重要性。书中汇集了唐以前的灸、薰、吹、蒸等多种护理方法，以及许多切实可行的急救护理措施。

　　宋金元是中医护理发展的高潮时期，随着印刷术的发明和造纸业的兴起，给中医护理的传播和发展提供了有利条件。由于金元时期战争频发，疾病流行，客观促进了各医家的学术研究，护理学也由纵深向高潮发展，出现了分科护理的变化。内科辨证施护在宋元两代发展尤为突出，金元四大家刘完素提倡"火热论"，临床治疗以清热通利为主，善用寒凉药物，后世称之为"寒凉派"。李东垣倡导"内伤脾胃，百病由生"，重视对脾胃的调养和护理。并提出"时、经、病、药"的四禁用药护理原则，要求按四时气候升降规律，选择汗、吐、下、利等治法；要分辨六经脉证用药；要避免"虚虚实实"之误；要根据病情慎用或不用某些药物。朱丹溪倡导"阳常有余，阴常不足"，提出滋阴降火的护理法则；并告诫"固纵口味"会"为口伤身"，"极情纵欲"会亏损阴精，强调节制食欲、色欲。在《格致余论》中还记载一位瘀血痰积的患者，先通过精心护理，后以药治愈的案例，强调了情志护理的重要性。张从正倡导凡病皆因"邪"生，主张以祛邪为主的护理法则，临证善用攻下。认为有邪应攻，邪去正复；养生当用食补，治病须用药攻。宋代寇宗奭《本草衍义》中记载食盐"水肿者宜全禁之"。这与现代饮食调护中水肿患者应吃无盐或低盐饮食相同。《圣济总录》"诸风"中，对中风的急救、预防作了详细记载。宋元时期由于战争频发，外伤科护理发展较快。如危亦林的《世医得效方》，对外科疾病的辨证、护理、用药等作了较系统的论述。宋代妇产科护理已积累了丰富的经验，如杨子建的《十产论》，详细记载了横产、碍产、倒产等各种难产及助产法。陈自明的《妇人大全良方》一书，对妇科常见病及孕期、分娩和产后护理都作了较详细论述。钱乙的《小儿药证直诀》，对小儿的生理、病理特点和常见病的辨证施护有独特的创见；刘昉的《幼幼新书》，最早提出用烧灼法断脐以预防小儿脐风为世界之首创。

　　继宋元中医护理学发展高潮之后，明清时期的中医护理又出现了新发展趋势。明代吴又可所撰的《温疫论》，创"戾气"学说，认为引起"疫病"的病因是"戾气"。"夫温疫之为病，非风、非寒、非暑、非湿，乃天地间别有一种异气所感"。传染途径自口鼻而入，无论老少强弱，触之皆病。这反映了当时对急性传染病治疗和护理的丰富经验及理论认识。书中记载了鼠疫、天花、白喉等传染病的发病要点及治疗与护理的基本原则和方法；认为温热病为阳邪，易耗伤津液，应及时补充，提出"大渴思饮""无论四时，皆可量与"，但"能饮一升，止与半升，宁使少顷再饮"；内热烦渴者，"梨汁、藕汁、蔗浆、西瓜皆可备不时之需"，达到清热生津止渴的目的。李时珍的《本草纲目》详细记载了16世纪前的护理经验，为后世研究饮食、服药等护理提供了重要的理论依据。16世纪我国发明的"人痘接种法"的推广，在世界预防医学史上写下了光辉的一页。温病学家叶天士首创了对温病采用察舌、验齿辨别斑疹的护理方法，根据卫气营血四个发展阶段作为辨证施护的纲领，以及对老年病强调："颐养功夫，寒暄保暖，摄生尤当加意于药饵之先"和饮食应"薄味"，力戒"酒肉厚味"等护理知识，成为明清护理发展史上一大成就。中医护理发展到清代，虽趋向成熟时期，但受历史条件的限制，仍长期处在医护不分的状态，未能形成专门的中医护理学科。

### （二）中医护理的发展

中医护理学经过历代医药学家的努力和探索，日益成熟和完善，并逐步走向科学化和现代化。20 世纪 60 年代初，南京举办了第一期中医护理培训班，并出版了第一部系统的中医护理教材《中医护病学》，标志着中医护理已经步入新的发展阶段。继而中医护理的各种专著和教材相继出版，如《中医护理学》《中医辨证护理学》《中医护理学基础》《中医内科护理学》《中医妇科护理学》《中医儿科护理学》《中医护理手册》等。这些充分体现了中医护理理论与临床护理实践的水平已经达到一定的高度和深度。

中医护理的科学研究正在全国乃至世界各地深入进行和蓬勃开展，学术氛围日益浓厚，研究水平不断提高，我国于 1986 年成立了"中医、中西医结合护理学术委员会"，从不同角度对中医护理内涵、概念、模式等进行了有益的探讨，将现代护理学的理论与操作技术和传统中医护理的理论与技术相结合，古为今用，取长补短，使中医护理从理论到实践更加完善，更加系统，更加丰富，逐渐成为一门独立、完整、系统的科学理论体系，并取得了可喜的成果。总之，随着中医事业的振兴，中医护理也得到迅速的发展，初步形成了具有中医特色的护理学科。

步入新世纪，中医护理教育正在迅速创新和提升，学术水平和职业素质逐步与世界接轨，一大批高学历、高职称、年轻化、高素质的护理专业技术人才已经充实在中医临床护理和教学科研岗位上。中医护理在中医药学发展中的地位和作用正日益受到国际护理界的关注和重视，世界许多国家的护理代表团先后来我国参观或考察中医临床护理和中医护理教育工作，增进了国际护理界的学术交流与互相了解，使中医护理事业在国际上的影响日益扩大。

中医护理的发展历史源远流长，到 21 世纪已逐渐形成一门独立的学科，拥有一支高素质、高水平的中医护理和科研队伍。它的实用性、可操作性和显著的疗效赢得了它应有的价值和地位，结出了中医护理临床各科的硕果。随着现代科学技术的迅猛发展，中医药事业日益兴旺，国际地位不断攀升，中医护理将继承和发扬祖国医药学特色，汲取现代护理学的新理论、新技术，向着更高的水平发展，为保障中国人民和世界人民的身心健康发挥重要的作用。

### 二、中医护理的基本特点

中医护理是以中医基础理论为指导，以整体观念和辨证施护为特点的临床护理。其历史悠久，博大精深，内涵丰富，在生活起居、情志护理、临证护理、饮食护理、技术操作以及卫生保健、预防、消毒隔离等方面，有着丰富的内容和宝贵的经验，逐步形成了独特的理论体系，基本涵盖了护理工作的各个领域。

### （一）整体观念

整体，就是统一性和完整性。整体观念包括两个方面，即人体是个有机的整体及人和自然界、人和社会环境的统一。

1. 人体是有机的整体　人体由若干脏腑、组织、器官所组成，通过经络的作用把脏腑与全身形体组织器官联系成有机的整体，通过精、气、血、津液的作用，完成机体协调统一的功能活动。各脏腑组织之间在结构上是不可分割的，在功能上是相互协调、相互作用的，在病理也是相互影响的。每一个组织器官都有其独立的功能，但也是整体不可缺少的一部分，离开整体则意味着其功能的丧失，从而达到表里相合、上下沟通、紧密联系、协调统一、形神合一的整体统一。

2. 人和自然界的整体观　人生活在自然环境之中，是整过物质世界的一部分。即"人与天地相应""天人合一"。生命的另一本质就是有机体与外界环境的对立统一，即"生气通天"。一方面有机体来于自然，与自然界息息相关，进行化气与成形的物质交换和能量交换；另一方面人体的生理功能和病理变化，不断受自然界四时气候、地理环境、居住条件及昼夜变化的影响。而机体不断对外界环境变化做出适时的调节，形成正邪分争的局面。当人体的调节功能失常时，疾病就会发生。因此，在临床护理工作中，必须根据各方面的因素进行整体施护。

3．人与社会环境的整体观　　人不仅具有自然属性，也具有社会属性。人体的生命活动不仅受自然环境变化的影响，而且受社会环境变化的制约。政治、经济、文化、宗教、法律、婚姻、人际关系、社会的治与乱等因素，必然通过与人的信息交换影响着人体的生理、心理和病理变化；而人也在认识世界和改造世界的交流中，维持着生命活动的稳定、有序、平衡和协调。所以古人主张不必把贫富、贵贱看得太重，应当"恬淡虚无"，知足常乐。

**（二）辨证施护**

辨证与施护是相互关联的两个方面，是中医认识疾病、治疗疾病和护理疾病的基本规范。辨证就是从整体观念出发，通过望、闻、问、切四诊，收集患者有关疾病的病史、症状、体征等发生、发展的资料，进行分析、综合、概括、整理，判断为某种性质的证候。施护是在辨证的基础上，制订出相应的护理计划和护理措施。

1．中医护理评估　　"评估"是通过对护理对象和相关因素进行全面的了解，作出准确的判断，为护理活动提供可靠的依据。中医护理的评估方法必须在掌握中医基本理论的基础上，通过望、闻、问、切的手段，收集与病因、病位、病性有关的资料，为辨证施护提供依据。

2．中医护理诊断　　护理诊断是对护理对象生理、心理、精神情志等方面现存或者潜在的健康问题的一种临床判断。关于中医护理诊断的描述，不必强求全部采用中医理论，但是某些护理诊断是从中医护理评估中产生的，其健康问题和相关因素是应用中医辨证分析作依据的，描述中应该采用中医理论或者增加中医辨证的相关因素，以便更全面、更细致地反映患者现存的或者潜在的健康问题。

3．中医护理计划　　中医护理计划应该包括护理诊断的陈述，预期达到的目标，准备实施的措施和健康教育，制订一份具有中医特色的护理计划。

4．中医护理实施与评价　　在对患者的健康问题进行随时评估的基础上，敏锐地发现患者有关健康问题的各种反应，应用中西医理论提出护理诊断，及时实施有效的中西医护理措施，并且进行正确评价，通过临床观察分析患者现存的健康问题，给予辨证施护，达到预期效果的护理过程。

辨证施护是中医护理的精华，是指导中医临床护理的基本原则，要重视人体的特殊性和差异性；辨证看待病与证之间的关系，一种病可以有几种不同的证，不同的病又可以出现相同的证。因此，在临床辨证施护中，常常有"同病异护"和"异病同护"的护理措施。

### 三、中医护理的现代理念

**（一）抓住特色，将中医学融入常规护理**

中医的整体观念等先进理论，逐渐形成了动态、平衡的整体健康观，以及生物、社会、心理、环境一体化的先进护理思想。辨证施护是中医护理的精华，临床上同病异护、异病同护、三因（因人、因时、因地）制宜的护理方法，以其更符合人性化的特色赢得国内外护理同行的赞叹。中医护理技术以其便捷、安全、有效、低价的优势，在护理等领域发挥着其他医疗护理技术无法替代的作用。许多传统的中医护理方法与现代新技术相互融合，例如，中药离子导入、针灸的电针与水针、穴位埋线、中药保留灌肠、中药熏洗、贴药法、拔火罐、穴位按摩、穴位注射等，拓展了中医传统护理技术的应用范围。将中医护理理念与西医护理模式紧密结合，在常规护理中融入中医元素，积极促进患者早日康复，加强中医特色护理的规范化建设，全面推行国家中医药管理局颁布的优势病种中医护理方案，实行标准化、规范化的中医护理服务，不断完善专科病种新的中医护理技术项目。充分发挥中医护理在治未病、老年病和慢性病防治、康复中的特色优势，促进中医护理服务逐步地向基层、家庭拓展，向老年护理、慢性病护理、临终关怀领域延伸，为社会提供高效、优质、便捷的中医服务。

**（二）继承传统，体现中医护理文化内涵**

中医护理是中国传统文化宝库中的一颗璀璨明珠，"三分治疗，七分护理"，中医护理的价值早已被人们广泛接受和认可，其独特的传承背景、浓厚的人文特色深入民心，所以中医护理无论在思维方式、价值观念、文化习俗上都有着扎实的群众基础。结合中医的"天人合一"的思想，针对患者的特点制订护理内容，加强心理护理，尽快使患者恢复健康状态。随着"治未病""未病先防"和"既病防变"理念地深入，一些中医护理技术如穴位按摩、推拿、足疗等方法，在护理保健方面发挥越来越重要的作用。

**（三）优势互补，实现中医护理与西医护理的和谐发展**

现代医学和传统医学都有各自的认识方法和理论体系，都有各自的特色和优势，也有各自的局限和不足，但是在护理目标上都是以研究人体为对象，探索和维护人类健康的客观规律，共同参与并担负着保障人民健康的任务。因此，中医护理和西医护理之间，不是相互排斥、歧视或相互取代，而是相互学习、优势互补、相互促进和共同发展，中医护理必须坚持主体发展与开放兼顾的原则，广泛开展包括现代医学在内的多学科的协作研究，不断自我完善，实现中医护理与西医护理的和谐发展。

**（四）明确目标，促进中医护理的可持续发展**

《中国护理事业发展规划纲要（2011—2015年）》中指出"大力发展中医护理。提高中医护理水平，发挥中医护理特色和优势，注重中医药技术在护理工作中的应用。积极开展辨证施护和中医特色专科护理，加强中医护理在老年病、慢性病防治和养生康复中的作用，提供具有中医药特色的康复和健康指导，加强中西医护理技术的有机结合，促进中医护理的可持续发展。"可见中医护理在当今现代科技飞速发展的时代中，像其他专业一样既充满了机遇，也充满了挑战，作为我国护理界的骄傲——中医护理在世界范围内有着不可估量的发展前景。

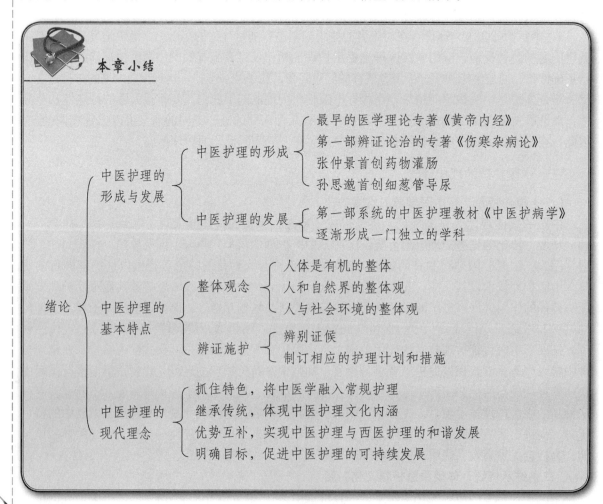

**本章小结**

```
                    ┌─ 中医护理的形成 ─┬─ 最早的医学理论专著《黄帝内经》
           中医护理的 ┤                 ├─ 第一部辨证论治的专著《伤寒杂病论》
           形成与发展 │                 ├─ 张仲景首创药物灌肠
                    │                 └─ 孙思邈首创细葱管导尿
                    │
                    └─ 中医护理的发展 ─┬─ 第一部系统的中医护病学教材《中医护病学》
                                      └─ 逐渐形成一门独立的学科

                    ┌─ 整体观念 ─┬─ 人体是有机的整体
     绪论            │            ├─ 人和自然界的整体观
           中医护理的 ┤            └─ 人与社会环境的整体观
           基本特点  │
                    └─ 辨证施护 ─┬─ 辨别证候
                                └─ 制订相应的护理计划和措施

                    ┌─ 抓住特色，将中医学融入常规护理
           中医护理的 ┤─ 继承传统，体现中医护理文化内涵
           现代理念  ┤─ 优势互补，实现中医护理与西医护理的和谐发展
                    └─ 明确目标，促进中医护理的可持续发展
```

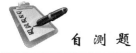 自 测 题

**单项选择题**

1. 下列哪部著作的问世，奠定了中医护理的理论基础
 A.《伤寒论杂病论》
 B.《神农本草经》
 C.《黄帝内经》
 D.《难经》
 E.《洗冤集录》

2. 最早发明全身药物麻醉剂进行外科手术的医家是
 A. 张仲景
 B. 扁鹊
 C. 华佗
 D. 危亦林
 E. 陈实功

3. 最早提出用烧灼法断脐以预防小儿脐风的书籍是
 A.《幼幼新书》
 B.《小儿药证直诀》
 C.《十产论》
 D.《黄帝内经》
 E.《伤寒论杂病论》

4. 奠定了中医辨证施护基本原则的医家是
 A. 孙思邈
 B. 扁鹊
 C. 华佗
 D. 李时珍
 E. 张仲景

5. 中医护理学的基本特点是
 A. 同病异护
 B. 整体观念
 C. 异病同护
 D. 辨证施护
 E. 整体观念和辨证施护

6. 中医护理疾病的基本原则是
 A. 辨病施护
 B. 对症护理
 C. 整体观念
 D. 辨证施护
 E. 同病异护

7. 中医学整体观念的内涵是
 A. 人是一个有机的整体
 B. 自然界是一个有机的整体
 C. 人与社会环境的整体观
 D. 居住条件及昼夜变化对人体的影响
 E. 人是一个有机的整体，人与自然界、社会的统一性

8. 中医护理疾病最看重的是
 A. 症状
 B. 体质
 C. 体征
 D. 疾病
 E. 证

9. 下列哪位医家首创细葱管导尿术
 A. 扁鹊
 B. 孙思邈
 C. 华佗
 D. 王焘
 E. 张仲景

10. 创立蜜煎导方用于灌肠通导大便的第一位医家是
 A. 孙思邈
 B. 张仲景
 C. 李时珍
 D. 华佗
 E. 叶天士

（张丽霞）

# 第一章　中医护理的哲学基础

**学习目标**

通过本章内容的学习，学生应能：
1. 知道阴阳、五行的基本概念及基本内容。
2. 领会事物的阴阳、五行分类。
3. 用阴阳、五行学说解释临床的护理问题。

中医护理学是中医药学的重要组成部分，古代医学家运用当时先进的哲学思想，认识并解释人体的生理和病理现象，指导疾病的预防、治疗和护理。阴阳学说、五行学说、元气论这些哲学思想，贯穿于中医护理的各个方面，对中医护理学的创立和发展有着深远的影响。

## 第一节　阴阳学说

阴阳学说是古人用以认识自然和解释自然的理性知识，包含着丰富的辩证思想和方法论内容，是中医学理论体系的哲学基础。

### 一、阴阳的基本概念

阴阳，是对自然界某些相互关联的事物和现象对立双方的属性概括。阴阳是抽象的概念而不是具体事物，既可代表相对立的两个事物，又可代表同一事物内部所存在的相互对立的两个方面。

阴阳学说认为，世界是阴阳二气对立统一的结果，宇宙间一切事物都包含着阴阳相互对立的两个方面。如白昼与黑夜，晴天与阴天，日与月，水与火等。古人开始也只是认识这些自然变化，后来逐渐用阴阳两个方面去归纳分析这些现象，即以阴或阳代表事物或现象对立统一的两个方面的不同属性。所以《素问·阴阳应象大论》曰："阴阳者，天地之道也，万物之纲纪，变化之父母，生杀之本始，神明之府也"。用阴阳二气的相互作用，解释自然界一切事物生成、发展、变化和消亡的根本原因。

阴阳学说对中医护理理论的形成和发展，以及医疗和护理实践有着深远的影响。用阴阳学说来阐释中医护理中的诸多问题以及人与自然的关系，可以使阴阳学说与护理学结合起来。它作为中医学所特有的论理方法，指导着历代医学家们的认识和医疗及护理实践活动。

### 二、事物的阴阳属性

阴阳学说是在精气学说的基础上建立起来的，古人在日常生活中，通过对周围事物的大量观察，认识到天地万物皆运动不息、相互联系的事实，经过推理、判断、归纳、演绎，形成了理论，创立了阴阳学说。

1. 确定阴阳属性的前提　阴阳双方必须在一个统一体中，双方是既相互对立，又相互联系的两个方面。如天与地，同处在宇宙间，天为阳，地为阴，相互对立和联系；牛和羊之间就不能分阴阳，因为它们不是一类，也不在一个统一体中。

2. 划分阴阳属性的方法　阴与阳的概念最初指日光向背，即以向日、背日作为划分阴阳的基本准则，凡符合向日的属阳，符合背日的属阴。根据这一准则，将对立双方的部位、趋向和活动性质等属性概括为阴阳两方面，但不局限于某一特定事物，通过与自己的对立面相比较而确定。如人体的气与血、脏与腑、物质与功能。事物及现象的阴阳属性举例见表1-1。

表 1-1　事物及现象的阴阳属性举例

| 阴阳属性 | 事物及现象的属性归类 |
| --- | --- |
| 阳 | 火、日、天、功能、温热、明亮、昼、春夏、动、升、向外、兴奋、无形、左 |
| 阴 | 水、月、地、物质、寒冷、晦暗、夜、秋冬、静、降、向内、抑制、有形、右 |

3. 阴阳属性的相对性　事物的阴阳属性是相对的而不是绝对的，一是在一定条件下，阴阳可以相互转化，阴可转化为阳，阳也可转化为阴；二是代表同一事物内部相对立的两个方面，即阴阳的可分性，阴阳之中可再分阴阳。故《素问·金匮真言论》曰："阴中有阴，阳中有阳"。

### 三、阴阳学说的基本内容

阴阳学说的基本内容包括：阴阳对立制约，阴阳互根互用，阴阳消长平衡，阴阳相互转化四个方面。中医学强调机体的各个组成部分和各种功能活动之间始终有赖于自身阴阳两方面的相互作用和相互维系，生命活动才能正常，一旦"阴阳离决，精气乃绝"，生命活动便告终止。

1. 阴阳对立制约　阴阳对立制约是指阴阳双方彼此之间相互抑制、排斥、约束的关系。具体表现在两个方面：一是指阴阳双方始终处于对立的矛盾运动之中，如上与下、天与地、动与静、昼与夜、寒与热、水与火等，是自然界普遍存在的规律。二是指阴阳双方相互制约，表现出阴强则阳弱、阳胜则阴退的错综复杂的动态联系。如春暖、夏热、秋凉、冬寒，就是寒暖流之间的相互制约。从冬到春及夏，属阳热制约了阴寒；从夏到秋及冬，属阴寒制约了阳热。

阴阳对立制约贯穿于生命过程的始终。在人体的正常生理状态下，阴阳两个方面在相互排斥、相互斗争过程中完成人的生、长、壮、老、已的生命变化。

2. 阴阳互根互用　阴阳互根互用是指阴阳对立的双方相互依赖，任何一方都以对方的存在为己方存在的前提和条件，双方都不能脱离另一方而单独存在。如热为阳，寒为阴。没有寒就无所谓热，没有热也就无所谓寒；功能为阳，物质为阴。没有功能就不能产生物质，没有物质也就不能产生功能。人体正常的生命活动，就是阴（营养物质）与阳（功能活动）相互制约、取得统一平衡的结果。

3. 阴阳消长平衡　阴阳消长平衡是指阴阳双方不是处于静止不变的状态，而是始终处于"阴消阳长"或"阳消阴长"的运动变化之中，双方在这种消长变化的运动中，维持着阴阳之间的相对平衡。所以说，阴阳之间的平衡不是静止的、绝对的，而是始终贯穿着阴阳双方的消长变化，是动态的、相对的。阴阳消长是事物的量变过程。

就人体生理而言，各种功能活动的产生（阳长过程）必然消耗一定的营养物质（阴消过程）；而物质的新陈代谢又必然消耗一定的能量，这就是阴长阳消的过程。若阴阳的消长超过正常的生理限度，出现了阴阳某一方的偏盛或偏衰，造成人体生理动态平衡失调，疾病就由此而生，临床治疗的最终目的在于使阴阳复归于平衡。

4．阴阳相互转化    阴阳相互转化是指阴阳双方在一定条件下彼此可以向着其相反的方向转化，即阴可以转化为阳，阳也可以转化为阴。阴阳相互转化是阴阳消长运动发展到一定阶段，事物内部双方的本质属性发生了改变。如果说"阴阳消长"是一个量变过程，那么"阴阳转化"便是一个质变过程。阴阳互相转化是有条件的，这个条件就是中医学所说的"重"和"极"，即"物极必反"。《素问·阴阳应象大论》曰："重阴必阳，重阳必阴""寒极生热，热极生寒"，阐释了阴阳互相转化的机制。如急性热病，在持续高热的情况下，突然出现四肢厥冷、脉微欲绝的阳气暴脱证；盛夏突然骤冷出现冰雹等。阴阳转化是一个复杂而重要的过程，临证必须掌握其规律，调整阴阳对立制约和消长的变化，达到控制阴阳转化的目的。

四、阴阳学说在中医护理学中的应用

阴阳学说是中医理论的哲学基础，贯穿于中医学的各个方面，用以说明人体的生理功能、病理变化，并指导临床诊断、治疗、护理及养生保健。

（一）说明人体的组织结构

人体上下、内外、表里、前后各部分，以及每一个组织结构之间，虽然复杂，但都可以用阴阳来概括说明。"人生有形，不离阴阳"。就大体部位而言，上部为阳，下部为阴；体表为阳，体内为阴。就背腹而言，背部为阳，腹部为阴；就内脏而言，六腑传化物而不藏为阳，五脏藏精气而不泻为阴；就五脏本身而言，心、肺居胸腔为阳，肝、脾、肾居腹腔为阴；就经络而言，循行于肢体外侧的为阳经，循行于肢体内侧的为阴经；就筋骨与皮肤而言，皮肤居表为阳，筋骨在深层为阴。总之，人的一切组织结构既是有机联系的，又可以划分为相互对立的阴阳两个部分。

（二）说明人体的生理功能

人体的生命活动正常进行是阴阳两方面保持对立统一的协调关系，使其处于动态平衡的结果。具体表现在两个方面：一是物质与功能的关系。物质属阴，功能属阳，相反相成。人的生命活动以营养物质为基础，各种功能活动（阳）的产生，必然消耗一定的营养物质（阴），没有营养物质的摄入就没有生理功能；而营养物质（阴）的化生，又必须依赖脏腑的功能活动。功能是物质的表现，物质是功能的基础。人体的生命活动就是在这种阴阳彼此不断消长的过程中维持着动态平衡。二是气与血的关系。气属阳，血属阴。气具有生血、行血和统摄血液等功能，气的功能正常确保血发挥正常的濡养作用；而血又具有载气和生气的功能，血的功能正常也有助于气充分发挥其生理效应。

阴阳相互调节，使机体具有内环境的相对稳定性和对外界环境的适应性，维持正常生理功能和人体健康。"阴平阳秘，精神乃治"。如果阴阳不能相互为用而分离，人的生命活动也就终止了。"阴阳离决，精气乃决"。

（三）说明人体的病理变化

疾病的发生、发展和变化的基本机制，是阴阳失去相对平衡，产生偏盛偏衰的结果。

1．阴阳偏盛    盛，是指邪气盛。阴阳偏胜指阴或阳的一方偏亢过盛，对另一方制约太过所导致的病理变化。具体表现在两个方面：一是阳偏盛，指阳邪致病，机体呈现出功能亢奋，临床表现为一系列实热征象，如高热、烦躁、面赤、脉数等"阳盛则热"的症状。由于阳热太盛，会引起阴液相对不足，出现口燥咽干、皮肤干燥等机体失润的病理状态。二是阴偏盛，指阴邪致病，导致脏腑功能障碍，临床表现为一系列实寒征象。如面白形寒、脘腹冷痛、泻下清稀、舌淡、脉沉迟等"阴盛则寒"的症状。在病变过程中，由于阴寒太盛，引起阳气相对不足，出现肢冷、蜷缩、脉迟等机体失温的病理状态。

2．阴阳偏衰    衰，是指正气虚衰。阴阳偏衰即阴虚、阳虚，是阴阳任何一方低于正常水平的病理状态。具体表现在两个方面：一是阳偏衰，温煦功能低下，不能制约阴寒，临床表现出面色苍白、畏寒肢冷、神疲蜷卧、自汗、脉微等"阳虚则寒"的症状。二是阴偏衰，无力制约阳热，则阳相对偏亢，临床表现出潮热、盗汗、五心烦热、口干舌燥、脉细数等"阴虚则热"的症状。

应当指出，阳盛则热的"热"与阴虚则热的"热"，以及阴盛则寒的"寒"与阳虚则寒的"寒"，虽同为热和寒之象，但有实和虚的本质区别。前者属亢奋、有余的病理状态，后者属虚弱、不足的病理状态。

### （四）指导疾病诊断

疾病发生、发展及其变化的根本原因是阴阳失调，任何疾病尽管其临床表现错综复杂、千变万化，都可以用阴阳来加以概括说明。"察色按脉，先别阴阳"。如望色泽，则鲜明者属阳，晦暗者属阴；闻声息，则高亢洪亮、多言躁动者属阳，呼吸微弱、低微断续、少言而静者属阴。辨脉象，则浮、大、滑、数、实者属阳，沉、小、涩、迟、虚者属阴。从疾病的部位、性质等辨阴阳属性，大凡表证、热证、实证属于阳证；里证、寒证、虚证属于阴证。只有从总体上把握了疾病的阴阳属性，才能沿着正确的思路对疾病进行更深层次的分析，作出确切的诊断。

### （五）指导疾病的治疗与护理

阴阳失调是疾病发生、发展的根本原因，因此，调整阴阳，补其不足，损其有余，恢复机体阴阳的相对平衡协调，是治疗和护理疾病的根本原则。

一是针对阴阳偏盛，损其有余的治疗和护理原则。阳偏盛所致的实热证，宜用寒凉药物或措施，抑制亢盛之阳，清除热邪，即"热者寒之"。阴偏盛所致的实寒证，用温热药物或措施，消除偏盛之阴，驱逐其寒，即"寒者热之"。二是针对阴阳偏衰，补其不足的治疗和护理原则。阳虚不能制阴而致的虚寒证，宜用补阳药物或措施，扶助不足之阳，抑制相对偏盛之阴，即"益火之源，以消阴翳"。阴虚不能制阳而致的虚热证，宜用滋阴药物或措施，资补不足之阴，抑制相对偏盛之阳，即"壮水之主，以制阳光"。三是归纳药物的性能，做好治疗和护理。临床根据药物的功能和作用，把药性温、热，药味辛、甘，作用趋势升、浮、发散的药物归属于阳；药性寒、凉，药味酸、苦、咸，作用趋势沉、降、收涩的药物归属于阴。

### （六）用于养生保健

中医学认为"天人合一"。养生的根本原则就是"法于阴阳，和于术数"。因此，养生保健要遵循自然界阴阳变化规律来调理人体的阴阳，使体内的阴阳变化与自然界的阴阳变化协调统一，做到"春夏养阳，秋冬养阴"。顺应四时阴阳消长规律，增强预防疾病的能力，达到益寿延年的目的。

# 第二节　五行学说

五行学说是古代哲人运用木、火、土、金、水五种物质的运动变化规律，在认识世界、解释世界现象、探求大自然规律的实践过程中总结出来的一种世界观和方法论。五行学说渗透到中医学领域，用以阐释人体脏腑的生理功能、病理变化及其与外在环境的相互关系，从而指导临床诊断、治疗和护理。五行学说对中医学特有的理论体系的形成起到了巨大的推动作用，并成为中医学认识人体生命活动的主要方法之一。

## 一、五行的基本概念

五行指木、火、土、金、水五类物质的运动变化，属于中国古代唯物论和辩证法的范畴。认为自然界的一切事物是由木、火、土、金、水五种基本要素所构成，它的不断运动促进了自然界事物的发生和发展。五种物质各具特性，但都不是孤立存在的，而是紧密联系、相互资生、相互制约。自然界的事物和现象都可以按照木、火、土、金、水的性质和特点归纳为五个系统，通过五行的生克制化，维系着宇宙中各种事物和现象相互间的协调和平衡。

五行学说以系统结构观点观察人体，辩证地认识人体局部与局部、整体与局部之间的有机联系，以及人体与生活环境的统一，形成了医学上的五行学说。中医学关于人体是一个统一整体的论断，在五行学说的渗透下得到了进一步的强化和系统化。

## 二、事物属性的五行归类

### （一）五行的基本特性

五行学说根据五行特性，将事物和现象的性质、特点及作用与五行的特性相类比，得出事物的五行属性，所以事物的五行属性并不等同于木、火、土、金、水本身。五行属性的归类实际已经超越了五种具体的事物，具有抽象的特征和更广泛的涵义（表1-2）。

表1-2　五行的基本特性

| 五行 | 基本特性 | 性质 |
| --- | --- | --- |
| 木 | 曲直、生发、柔和、能屈能伸 | 生长、升发、条达、舒畅 |
| 火 | 炎上、阳热 | 温热、光明、升腾 |
| 土 | 稼穑、长养、变化 | 生化、承载、受纳 |
| 金 | 从革、清肃、坚劲、变革 | 肃杀、潜降、收敛 |
| 水 | 润下、润养、下行 | 寒凉、滋润、向下、静藏 |

### （二）五行归类的方法

五行学说以天人相应为指导思想，以五行为中心，以空间结构的五方、时间结构的五季、人体结构的五脏为基本框架，将自然界的各种事物和现象以及人的生理病理表现归类于五行之中。五行归类的方法主要有两种。

1. 取象比类法　取象指通过观察而获取客观事物的形象（指事物的性质、作用、形态）。比类指具有共同特征的个体集合，是逻辑学的基本概念之一。五行学说运用直接归类方法，对事物进行"取象比类"，以获取事物的五行属性，把自然界万物最终归纳成五大类。如南方气候炎热，植物茂盛，与火性炎上特性相类似，故归属于火；西部高原，其气肃杀，与金清肃特性相类似，故归属于金。如此类比得出事物的五行属性。

2. 间接推演法　这是根据已知事物的五行属性，推演至其他相关事物，以求其五行属性归类的认知方法。自然界许多事物无法直接归类于五行之中，故运用间接推演法。在人体的五行归类中，大部分属性归类都是根据这一方法进行的。如心属火，心与小肠相表里，心主脉，开窍于舌。所以，小肠、脉、舌等也随心属火而归入五行的火。

通过五行归类，将自然界以及人体许多复杂的事物和现象有机地联系在一起，按其属性进行归类（表1-3），对认识人与自然的关系起到了执简驭繁的作用。医学上所沿用的五行是五种不同特性以及它们之间相互关联的抽象概括。这一归类方法在历史上曾有其合理性的一面，同时也必须看到它局限性的一面。

表 1-3　事物属性的五行归类

| 自然界 | | | | | | 五行 | 人体 | | | | | | |
|---|---|---|---|---|---|---|---|---|---|---|---|---|---|
| 五味 | 五色 | 五化 | 五气 | 五方 | 五季 | | 五脏 | 六腑 | 五官 | 形体 | 情志 | 五液 | 五声 |
| 酸 | 青 | 生 | 风 | 东 | 春 | 木 | 肝 | 胆 | 目 | 筋 | 怒 | 泪 | 呼 |
| 苦 | 赤 | 长 | 暑 | 南 | 夏 | 火 | 心 | 小肠 | 舌 | 脉 | 喜 | 汗 | 笑 |
| 甘 | 黄 | 化 | 湿 | 中 | 长夏 | 土 | 脾 | 胃 | 口 | 肉 | 思 | 涎 | 歌 |
| 辛 | 白 | 收 | 燥 | 西 | 秋 | 金 | 肺 | 大肠 | 鼻 | 皮毛 | 悲 | 涕 | 哭 |
| 咸 | 黑 | 藏 | 寒 | 北 | 冬 | 水 | 肾 | 膀胱 | 耳 | 骨 | 恐 | 唾 | 呻 |

### 三、五行的生克乘侮

五行学说的基本内容主要是以五行相生、相克来说明事物之间相互资生、制约的关系。以五行相乘、相侮说明事物之间异常的变化。

1．五行相生　生，即资生、助长。相生指五行中一行对另一行具有促进、助长和资生的作用。五行相生的次序是：木生火、火生土、土生金、金生水、水生木（图 1-1）。在五行相生的关系中，任何一行都有"生我"和"我生"两方面的联系，生我者为母，我生者为子。所以，五行相生的关系又称为"母子关系"。以"木"为例，生我者为"水"，则水为木之母；我生者为"火"，则火为木之子。

2．五行相克　克，即克制、制约。相克指五行之间存在着有序的克制、制约的关系。五行相克的次序是：木克土、土克水、水克火、火克金、金克木（图 1-2）。在五行相克的关系中，任何一行都有"我克"和"克我"两方面的联系，我克者为我所胜，克我者为我所不胜。所以，五行相克的关系又称为"所胜""所不胜"的关系。以木为例，"我克"者为土，故土为木所胜；"克我"者为金，故金为木所不胜。

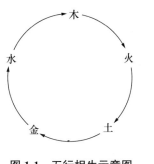

图 1-1　五行相生示意图
　　→　表示相生

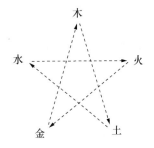

图 1-2　五行相克示意图
　　→　表示相克

五行之间的相生、相克维持和促进事物的协调平衡及发展变化。如果五行只有相生，没有相克，就不能维持正常平衡；如果仅有相克而没有相生，则万物无以生化。五行的生克关系是相互生化，相互制约的，生中有克，克中有生，在自然界属正常现象，在人体属生理活动。

3．五行相乘　乘，凌也，即以强凌弱之义，相乘指五行中的某一行对其所胜一行相克太过，超越了正常的制约程度，使事物之间失去了正常的协调关系。相乘的次序与相克同。产生相乘的原因有两个方面：一是"所不胜"的一行过于强盛；二是"所胜"的一行过于虚弱。如水克火，如果水太强或者火不足，均可导致"水乘火"相克太过的相乘现象。

4．五行相侮　即欺侮，有恃强凌弱之意，指五行中某一行本身太过，使原来克它的一行，不仅不能制约它，反而被它所克制，即反克，又称"反侮"。五行相侮的次序是：木侮金、金侮火、火侮水、水侮土、土侮木。导致五行相侮的原因有"太过"和"不及"两个方面。太过是五行中某一行过于亢盛。如木过于亢盛，金不仅不能克木，反被木反向克制，称为"木侮金"。不及是五行中某一行过于衰弱。如木过于衰弱，不仅不能克土，而且被土反侮之，称为"土侮木"。

五行之间相乘和相侮的发生，是五行生克关系因某种因素的干扰而发生不正常的克制现象，均因五行中任何一行的"太过"或"不及"所引起，在自然界属异常现象，在人体属病理变化。

### 四、五行学说在中医护理中的应用

五行学说是中医理论体系的重要组成部分，以五行的特性说明人体脏腑的生理功能，以五行的相生相克阐释人体脏腑生理功能之间的相互关系，以五行的相乘相侮分析病理情况下各脏腑间的相互影响，并指导临床诊断及治疗和护理。

#### （一）说明人体的组织结构

中医学借用五行学说将人体五脏、六腑、形体、官窍等组织构成以五脏为中心的五个系统。如五脏中的脾，在五行属土，与人体的胃、口、肉等相联系，构成脾系统。其他各脏均如此。

#### （二）说明五脏的生理功能与相互关系

1. 说明五脏的生理功能　五行学说以五行的特性来说明五脏的生理功能。如肝喜条达而恶抑郁，主疏泄，故将木配属于肝。心阳有温煦的功能，故将火配属于心。脾主运化，为气血生化之源，故将土配属于脾。肺有清肃之性，以肃降为顺，故将金配属于肺。肾主闭藏，有藏精、主水的功能，故将水配属于肾。

2. 说明五脏的相互联系　五脏之间的功能活动是相互联系、相互资生和相互制约的。五脏相互资生的关系是：肝（木）藏血以济心，心（火）阳温煦以暖脾；脾（土）运化水谷精微以充肺；肺（金）气清肃下降助肾主水；肾（水）藏精能滋养肝血。五脏相互制约的关系是：肺清肃下降，抑制肝阳上亢；肝主条达，疏泄脾土壅滞；脾主运化，抑制肾水泛溢；肾水滋润，防止心火亢烈；心阳温热，制约肺金清肃太过。

#### （三）说明五脏病变的相互影响

五脏病变的相互影响称为传变，用五行学说加以说明，概括起来有相乘、相侮和母子相及等几个方面。

1. 母子相及的传变　母病及子，指病变由母脏累及子脏。即先有母脏的证候，后有子脏的证候。如肾阴亏虚，不能涵养肝木的肾病及肝。子病及母，又称为"子盗母气"，指病邪从子脏传来，影响母脏。如心火亢盛导致肝火炽盛的心肝火旺。

2. 相乘相侮的传变　相乘是相克太过为病。如肝气横逆，导致脾失健运，出现消化功能紊乱的一系列症状，叫木乘土。相侮又称反侮，是反克为害。如肝火偏旺，导致肺失肃降，出现咳嗽气逆的一系列症状，称木侮金。

临床护理可以用五行的乘侮关系来观察疾病的预后，即母病及子或传其所胜为顺，子病犯母或传其所不胜为逆。疾病传变按相生规律发展，病变较轻浅，预后较好。按相乘相侮规律发展，病变较深重，预后欠佳。

#### （四）用于疾病的诊断、治疗及护理

1. 用于诊断　人体是一个有机整体，内脏的病变可以反映到体表。根据五行归类的理论，对患者所表现的五色、五味以及舌脉变化等，进行五脏定位诊断和观察。如面见色赤、口苦、舌红、心烦、脉洪数，可诊断为心火亢盛等。

2. 用于治疗及护理　一是控制疾病的传变。根据五行生克乘侮的规律，临床可以采取预防性治疗和护理措施。如肝气太过，必乘脾土，可以采用补脾益气的治疗方法和护理措施，防止传脾。二是确定相应的治疗、护理原则。如"虚则补其母""实则泻其子"。肝阴虚，通过补肾水以生肝木；肝热证，通过清心泻火以除热。三是指导临床用药。如白芍、山茱萸味酸入肝；白术味甘入脾；石膏色白、味辛入肺等。这些可以帮助提高临床治疗和护理效果。

总之，依据五行的生克规律指导临床的治疗和护理，确有一定的实用价值。但是，五行学说毕竟存在一定的机械性，临床必须依据具体病情进行辨证施护，不可盲目套用。

# 第三节 精气学说

精气学说是研究精气及其聚散、运动和宇宙万物生长消亡的客观规律的科学。精气是构成自然界万物最基础、最原始的物质。自然界万物的生成是精气的聚合，万物的消亡是精气的离散。作为物质元素的精气是永存的，其运动变化也是永恒的。精气学说渗透到医学领域，成为中医基础理论发生和发展的基石，对临床各科产生深刻的影响，用以说明人体生理、病理、诊断、治疗、养生等。"气化"是机体生命活动的基本形式，也是机体生死存亡的关键所在。

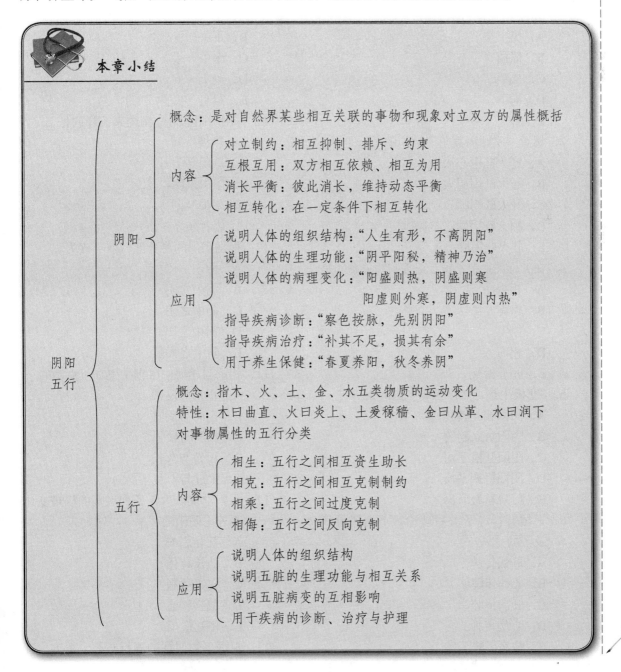

**本章小结**

阴阳五行
- 阴阳
  - 概念：是对自然界某些相互关联的事物和现象对立双方的属性概括
  - 内容
    - 对立制约：相互抑制、排斥、约束
    - 互根互用：双方相互依赖、相互为用
    - 消长平衡：彼此消长，维持动态平衡
    - 相互转化：在一定条件下相互转化
  - 应用
    - 说明人体的组织结构："人生有形，不离阴阳"
    - 说明人体的生理功能："阴平阳秘，精神乃治"
    - 说明人体的病理变化："阳盛则热，阴盛则寒 阳虚则外寒，阴虚则内热"
    - 指导疾病诊断："察色按脉，先别阴阳"
    - 指导疾病治疗："补其不足，损其有余"
    - 用于养生保健："春夏养阳，秋冬养阴"
- 五行
  - 概念：指木、火、土、金、水五类物质的运动变化
  - 特性：木曰曲直、火曰炎上、土爱稼穑、金曰从革、水曰润下
  - 对事物属性的五行分类
  - 内容
    - 相生：五行之间相互资生助长
    - 相克：五行之间相互克制制约
    - 相乘：五行之间过度克制
    - 相侮：五行之间反向克制
  - 应用
    - 说明人体的组织结构
    - 说明五脏的生理功能与相互关系
    - 说明五脏病变的互相影响
    - 用于疾病的诊断、治疗与护理

**自 测 题**

**单项选择题**

1. "孤阴不生，独阳不长"主要说明了阴阳关系的哪一方面
   - A. 对立
   - B. 互根
   - C. 消长
   - D. 转化
   - E. 动态平衡

2. 五行中"木"的特性是
   - A. 炎上
   - B. 稼穑
   - C. 从革
   - D. 润下
   - E. 曲直

3. 属于"实则泻其子"治则的泻法是
   - A. 肝火旺泻心火
   - B. 肝火旺泻胆火
   - C. 肝火旺泻肺
   - D. 肺火旺泻脾
   - E. 肝火旺泻肝

4. 在五行关系中，属于正常制约关系的是
   - A. 相乘
   - B. 相克
   - C. 相生
   - D. 相侮
   - E. 母子相及

5. "寒极生热，热极生寒"指的是
   - A. 阴阳相互转化
   - B. 阴阳对立制约
   - C. 阴阳互根互用
   - D. 阴阳协调平衡
   - E. 阴阳互为消长

6. 根据五行母子关系理论，下列属母病及子的是
   - A. 肝病传脾
   - B. 心病传脾
   - C. 肝病传肺
   - D. 心病传肺
   - E. 肺病传脾

7. 阴阳转化是
   - A. 必然的
   - B. 相对的
   - C. 偶然的
   - D. 绝对的
   - E. 有条件的

8. 属于阳中之阳的时间是
   - A. 上午
   - B. 下午
   - C. 中午
   - D. 晚上
   - E. 黎明

9. 可用阴阳的对立制约来解释的是
   - A. 热极生寒
   - B. 重阴必阳
   - C. 阳中求阴
   - D. 阴损及阳
   - E. 热者寒之

10. 根据阴阳的可分性，前半夜为
    - A. 阴中之阳
    - B. 阴中之阴
    - C. 阳中之阴
    - D. 阳中之阳
    - E. 阳中之太阳

11. 相乘与相侮的区别主要在于克制的
    - A. 正常与反常
    - B. 正向与反向
    - C. 较弱与较强
    - D. 短暂与久长
    - E. 太过与不及

12. 阴阳学说认为，各种疾病的病理变化不外乎阴阳的
    - A. 互相影响
    - B. 消长转化
    - C. 亢害承制
    - D. 偏盛偏衰
    - E. 相互格拒

13. 根据事物属性的五行归类，东方、春

天、酸味及青色归属于

A．土

B．金

C．水

D．木

E．火

14. 具有生化、承载、受纳等性质或作用的事物，归属于

A．木

B．火

C．土

D．金

E．水

15. 按五行生克规律，脾的"所不胜"是

A．心

B．肺

C．肝

D．肾

E．胃

16. 某些急性热病，持续高热，若突然出现体温下降，四肢厥冷等危象者，属于

A．阴消阳长

B．阳消阴长

C．由阳转阴

D．由阴转阳

E．阴制约阳

17. 所谓"见肝之病，知肝传脾"是指

A．木克土

B．木乘土

C．土侮木

D．母病及子

E．子病及母

18. 心病患者，面见黑色，多是

A．水克火

B．金侮火

C．水乘火

D．火侮水

E．土乘水

19. 下列哪项不属于五行的相生关系

A．肝木济心火

B．心火温脾土

C．脾土助肺金

D．肺金养肾水

E．肾水济于心

20. 在自然界的事物和现象中，阴阳的相对性表现为

A．阴阳互损

B．阴阳相互依存

C．阴阳制约消长

D．阴阳无限可分

E．阴阳对立

（张丽霞）

# 第二章　中医护理的基本理论

**学习目标**

通过本章内容的学习，学生应能：
1. 知道五脏、六腑的概念、生理功能以及五脏与形体、官窍的联系。
2. 解释气、血、津液的基本概念；以及气、血、津液之间的相互关系。
3. 领会元气、宗气、营气、卫气及津液的功能。

藏象是指藏于体内的内脏及其表现于外的生理病理征象。藏象学说是研究各脏腑的形态结构、生理功能、病理变化，以及脏腑之间、脏腑与形体官窍之间、脏腑与自然环境之间相互关系的学说，是中医理论体系中特有的研究人体生理、病理的系统理论。

# 第一节　脏　腑

脏腑是人体内脏的总称。按照脏腑的生理功能和结构特点的不同，分为五脏、六腑及奇恒之腑。五脏包括肝、心、脾、肺、肾，多为实质性器官，其生理功能为化生和贮藏精气，有"藏而不泻""满而不实"的特点。六腑包括胆、胃、小肠、大肠、三焦和膀胱，多为中空性器官，其生理功能为受盛和传化水谷，有"泻而不藏""实而不满"的特点。奇恒之腑包括脑、髓、骨、脉、胆、女子胞，奇恒之腑在形态上中空有腔与六腑相类，功能上贮藏精气与五脏相同，似脏非脏，似腑非腑，故名奇恒之腑。

一、五脏六腑

（一）心与小肠

1. 心　心位于胸中，两肺之间，膈膜之上，外有心包护卫。心的主要生理功能为：主血脉；藏神。主要生理联属为：在体合脉，其华在面，开窍于舌，在志为喜，在液为汗。手少阴心经与手太阳小肠经相互络属、互为表里。

（1）主血脉：心主血脉是指心气推动和调控血液在脉管中运行，流注全身，发挥营养和滋润作用。心气是推动血液在脉管中循行的原动力，并且以血液充盈和脉道通利为前提，心、脉、血三者构成了一个相对独立的系统，在这个系统中，心起着主导作用。《素问·痿论》曰："心主身之血脉"。心脏的搏动主要依赖于心气的推动，在心气的作用下，血液流行，脉管搏动，全身的脏腑、组织、器官才能得到血液的濡养，生命得以维持。心主血脉的功能正常与否，主要从面色、舌象、脉象、胸部的感觉等方面来观察。心气充沛，则面色红润有光泽，舌质淡红、荣润，

18

脉象和缓有力，胸部无不适感；心气不足，血脉亏虚，则面色淡白无华，舌淡，脉细无力，心慌、心悸；若心脉痹阻，则面色青紫，舌质有瘀点、瘀斑，脉涩或代脉，心胸部憋闷或刺痛。

（2）藏神：又称心主神明、主神志。神有广义和狭义之分。广义的神泛指人体生命活动的外在表现，包括面色、眼神、言语、意识、肢体活动姿态等。狭义的神是指人的精神、意识、思维活动。心藏神的功能体现在两个方面：一是心对人的精神、意识、思维、睡眠等具体的心神活动和过程起着调控作用。《灵枢·本神》说："所以任物者谓之心。"任是接受、担任的意思，是指心具有接受外来信息作出思维、判断的功能。这是心藏神理论中的实质内容。二是心主宰人的生命活动。《类经·藏象类》曰："心者，君主之官，神明出焉"。五脏六腑必须在心的统一协调下，才能维持人体的生命活动。故《灵枢·邪客》说："心者，五脏六腑之大主也，精神之所舍也。"

心主血脉和心藏神两者关系密切。心主血脉的功能受心神的主宰，而血液是神志活动的物质基础，心神依赖心血的濡养才能正常。心血充足，则精神安详，神识清晰，思维敏捷，反应灵敏，睡眠安稳；心血不足，心神失养，则疲劳健忘，思维迟钝，心悸烦躁，失眠多梦等。

（3）在体合脉，其华在面：脉，指脉管，"脉为血之府"。脉的生理作用有两方面：一是气血运行的通道；二是运载水谷精微，滋养全身。心合脉，是指全身的血脉都与心连通，互相配合，共同完成血液循环的功能。

华，是光彩、荣华之意。心之华在面，是指心主血脉的生理功能正常与否以及气血的盛衰可以从面部的色泽变化反映出来。当心气旺盛、血脉充盈时，则面部红润光泽；若心气血不足，则面色淡白、晦滞；心血瘀阻，则面色青紫。

（4）开窍于舌：心的气血与舌相通，故称"舌为心之外候""舌为心之苗"。舌的生理功能与心直接相关。舌得心血的濡养，则淡红、荣润，柔软灵活自如，发挥其司味觉、表达语言的功能。若心血不足，则舌体瘦薄，色淡少华；心血瘀阻，则舌质暗紫，或有瘀斑；心火上炎，则舌尖红，或口舌生疮。

（5）在志为喜：志，是指情志活动；喜，一般是对外界刺激所表现的良性情绪反应。心在志为喜，是指心的生理功能与喜有关。适度的喜乐有助于血流的畅通和心主血脉的功能正常。但过喜、暴喜则可伤及心，损伤心神，轻者可导致心气涣散，思想、注意力不集中；重者可致精神异常、神志错乱。所以有"喜伤心"之说。

（6）在液为汗：汗为津液所化生，由玄府（汗孔）排出，血液与津液同出一源，即"血汗同源"。而血为心所主，故"汗为心之液"。心、血、汗三者在生理上密切联系，在病理上相互影响。临床上出汗或发汗过多，不仅损伤津液，而且耗散心之气血，出现心悸、气短、神疲，甚则亡阳肢冷。

2．小肠　小肠位于腹中，包括十二指肠、空肠、回肠，上通于胃的幽门，下连大肠的阑门。小肠的主要生理功能表现为：

（1）受盛化物：受盛，即接受、容纳；化物，即变化、消化、化生。小肠受盛化物的功能表现在两个方面：一是指小肠受盛由胃腑下传的食糜；二是指食糜在小肠内进一步消化，吸收水谷精微输布全身。若小肠受盛化物的功能失调，可导致腹胀、腹痛、泄泻等。

（2）泌别清浊：泌别是分泌、分别；清是水谷精微；浊是食物糟粕。泌别清浊，是指小肠将饮食物进一步消化后形成水谷精微和食物残渣。被吸收的水谷精微经脾升清，转输到全身；食物残渣则下传至大肠。小肠在吸收水谷精微的同时，还吸收了大量的水液，故有"小肠主液"之说。因而，小肠功能障碍则会出现二便异常。

**（二）肺与大肠**

1．肺　肺居胸腔，左右各一，肺在脏腑中位置最高，覆盖诸脏，故称为"华盖"。又因肺叶娇嫩，不耐寒热，易被邪侵，称之为"娇脏"。肺的主要生理功能是：主气，司呼吸；主宣发与肃降；通调水道；朝百脉，主治节。主要生理联属为：在体合皮，其华在毛，开窍于鼻，在志为悲，在液为涕。手太阴肺经与手阳明大肠经相互络属、互为表里。

（1）主气、司呼吸：肺主气，包括主呼吸之气和主一身之气两方面。

肺主呼吸之气，是指肺有司呼吸的作用，是体内、外气体交换的场所。自然界清气由肺不断吸入，浊气由肺排出，实现了体内、外气体的交换，以维持人体的生命活动。肺司呼吸功能正常，则呼吸调匀，气息平和，清气、浊气纳出自如；若肺气虚弱，不能吐故纳新则胸闷、呼吸不利。

肺主一身之气，是指肺有主持和调节全身之气的作用，体现在两个方面：一是参与气的生成，尤其是宗气的生成。宗气是由肺吸入的自然界清气与脾运化的水谷之精气结合而成，通过肺的呼吸运动灌注心脉，周流全身，维持各脏腑、组织、器官的生理功能。二是条畅全身气机。肺气的宣肃维持全身气机正常的升降出入运动始终处于协调平衡状态。肺气运动的主要特征是降，以此保证人体的正常生命活动。

综上所述，肺主气，主要取决于肺司呼吸的功能，肺司呼吸功能又赖于肺的宣发和肃降运动。肺的呼吸均匀协调是气的生成和气机条畅的重要条件。肺司呼吸的功能正常，肺主气的功能才能得以实现，人体一身之气的生成和运行才能正常。反之，则清气不能吸入，浊气不能呼出，人的生命活动也就终结。

（2）主宣发与肃降：肺的宣发与肃降功能是由肺气的升降运动来实现的。

肺主宣发是指肺气具有向上升宣和向外布散的作用，具体表现为三个方面：①呼出体内浊气；②将脾上输的水谷精微和津液布散到全身，滋润和濡养脏腑组织器官；③宣发卫气，外合皮毛，温养肌腠，调节腠理开合。通过肺的布散作用将代谢后的津液化为汗液，排出体外。肺气不宣，则出现恶寒无汗、咳嗽、鼻塞、呼吸不利等症状。

肺主肃降是指肺气具有向内、向下清肃通降的作用，具体表现为三个方面：①吸入自然界清气；②将肺吸入的清气和脾上输的津液和水谷精微布散全身，一方面供体内各脏腑组织所用，另一方面将代谢后的水液不断地下输到肾，在肾的气化作用下生成尿液下输膀胱，排出体外；③肃清呼吸道和肺内的异物，以保持肺和呼吸道的洁净。

肺的宣发与肃降共同维持着呼吸运动协调和畅，实现体内、外气体的正常交换。

（3）通调水道：通，即疏通；调，即调节；水道，即水液运行的通道。肺主通调水道是指肺对体内水液的输布、运行和排泄有疏通和调节作用。肺的这一作用是通过肺气的宣发和肃降功能来实现的。肺气宣发，使水液布散至全身，以汗和呼吸的形式排出体外；肺气肃降，将体内水液向下输于肾，转化为尿液从膀胱排出。因为肺具有促进水液在体内正常输布、运行和排泄，维持人体水液代谢平衡的作用，所以说"肺主行水""肺为水之上源"。若肺失宣肃、通调，水液停聚体内，则出现痰饮、水肿等病变。

（4）朝百脉，主治节：朝，是朝向、汇聚之意。肺朝百脉，是指全身的血液均通过脉道汇聚于肺，通过肺的呼吸，吐故纳新，进行气体交换后输送到全身。肺气的推动和调节有助心行血的作用。肺气充足，则血行正常；肺气虚弱，则血行缓慢不畅，而出现胸闷、心悸、唇舌青紫等。

治节，即治理和调节。肺主治节主要体现在四个方面：①调节呼吸功能；②治理和调节全身的气机运动；③辅助心脏推动和调节血液的运行；④治理和调节津液的输布、运行和排泄。肺主治节实际上是对肺的生理功能的高度概括。

（5）在体合皮，其华在毛：皮毛包括皮肤、毫毛、汗腺等组织，为一身之体表，肺与皮肤的关系可概括为三点：①输布精气，温养肌腠；②宣发卫气，充养皮毛；③抵御外邪侵袭。若肺气虚弱，肌表失于温养，而致皮毛憔悴枯槁，则卫表不固，抵御外邪能力低下，外邪犯肺，出现流涕、喷嚏、咳嗽等。

（6）开窍于鼻，其液为涕：鼻为呼吸道的起始部，"鼻为肺之窍"是指鼻的通气和嗅觉功能依靠肺气宣发的作用才能正常。若肺气宣畅，则鼻窍通利，呼吸顺畅，嗅觉灵敏；肺气不利，则鼻塞不通，呼吸不利，嗅觉亦差。

涕即鼻涕，为肺津所化，能润泽、清洁鼻腔。涕液的异常与肺失宣降有关。如风寒袭肺，则鼻流清涕；肺热，则涕液黄稠；燥邪伤肺，则鼻干无涕。

（7）在志为悲（忧）：忧，即忧虑愁苦，悲忧同属肺志。悲自外来，忧自内生，略有不同，但均属于非良性刺激的情绪反应，主要是损伤肺气和肺的宣降运动。过度悲忧会出现呼吸不利、气短、音哑、干咳、咯血等症；当肺虚或肺宣降失调时，易产生悲忧情绪。

2．大肠　大肠包括结肠和直肠，其上口在阑门处接小肠，其下端连肛门。大肠的主要生理功能为传化糟粕，接上传下。大肠接受小肠下传的食物残渣，吸收其中多余的水液形成大便，经肛门排出体外，故有"大肠主津"之说。大肠传化糟粕是胃主降浊功能的延伸，并且与肾的气化作用密切相关。大肠传导功能失调主要表现为排便异常。大肠湿热，则腹痛下痢，里急后重；大肠实热，则便秘；大肠虚寒，可见腹痛、肠鸣、泄泻。

**（三）脾与胃**

1．脾　脾位于中焦，在膈之下，胃的左方。脾的主要生理功能是：主运化；主升清；主统血。主要生理联属为：在体合肉，主四肢，开窍于口，其华在唇，在志为思，在液为涎。足太阴脾经与足阳明胃经相互络属、互为表里。

（1）主运化：运，即转运输送；化，即消化吸收。脾主运化，包括运化水谷和运化水液两个方面。

运化水谷：是指脾具有把饮食物转化为水谷精微和津液，并且吸收、转输到全身各脏腑的生理功能。脾对饮食物运化的过程包括三个阶段：①助胃肠将饮食物分解成为精微和糟粕；②助胃肠吸收水谷精微物质；③把吸收来的水谷精微运输到全身。因水谷精微由脾运化所生，是维持人体生命活动所必需的营养物质的主要来源，也是生成气血的主要物质基础，故称"脾为后天之本，气血生化之源"。因此，脾的运化功能正常，才能为化生精、气、血、津液提供足够的养料，使脏腑、经络、四肢、百骸等组织都得到充分的营养。若脾失健运，则机体的消化吸收功能减退，可出现腹胀、便溏、食欲不振、以至倦怠、消瘦和气血生化不足等病变。

运化水液：指脾不但对体内水液能吸收、输布，而且具有调节人体水液代谢的作用。脾在运化水谷精微的同时，通过脾气的升清，把水液布散至各组织、器官，发挥滋养和濡润作用。将代谢后多余水液在肺和肾的协同作用下，生成汗和尿排出体外，从而维持人体水液代谢的动态平衡。若脾运化水液的功能失常，就会形成水肿、痰饮、泄泻等水湿潴留的病变。

（2）主升清：升，指上升；清，指水谷精微等营养物质。脾主升清，一是指脾气的升发转输作用，将吸收的水谷精微上输至心、肺、头目，并通过心、肺作用化生为血，运行周身，发挥其营养作用；二是维系脏腑组织生理位置的相对稳定。若脾不升清，则可出现眩晕、神疲乏力、腹胀、泄泻或久泄脱肛、内脏下垂等。

（3）主统血：统，指统摄、固摄之意。脾主统血，指脾具有统摄、控制血液在脉中正常运行，防止溢出脉外的功能。脾统血的机制是脾气的固摄作用。脾气健旺，运化正常，气血生化有源，气能摄血。若脾失健运，气血亏虚，统摄无权，则出现各种出血，如便血、尿血、皮肤瘀斑、崩漏等，称为"脾不统血"。

（4）在体合肉，主四肢：脾主运化，全身肌肉、四肢都有赖于脾胃运化的水谷精微的营养滋润，才能壮实丰满，并发挥其正常功能。脾气健运，则肌肉发达，四肢轻劲，灵活有力。若脾失健运，肢体肌肉失养，则消瘦，倦怠乏力，甚或萎弱不用。

（5）开窍于口，其华在唇：口的主要功能是摄纳水谷，饮食口味与脾的运化功能密切相关。脾气健运，则食欲旺盛，口味正常；脾失健运，则可出现口淡无味、口甜、口苦等口味异常的感觉。脾其华在唇，是指脾气的盛衰可以从口唇的色泽反映出来。若脾气健运，气血生化充足，则口唇红润光泽；脾失健运，则口唇淡白或萎黄不泽。

（6）在志为思：思，即思考、思虑，是人体精神、思维活动的一种状态，一般来说对机体的生理活动无不良影响。但思虑过度或所思不遂，就会影响气机升降出入，导致脾的运化和升清功能失常，而出现不思饮食、脘腹胀闷、眩晕健忘等症。

（7）在液为涎：涎为口津，为口腔唾液中较清稀的部分。脾主运化水液，转输而上行于口，由口腔分泌而为涎。涎具有润泽口腔、保护口腔黏膜、助食物吞咽和消化的作用。脾气健运，口涎分泌正常，则食欲好；脾虚失运，气不摄津，则口涎自出，或津液不能上承，而口干舌燥。

2. 胃　胃位于上腹部，上连食道，下通小肠，又称为胃脘。胃脘分为上、中、下三部，上口贲门部称为上脘，下口幽门部称为下脘；上、下脘之间的胃体部称为中脘。胃的主要生理功能为主受纳，腐熟水谷，主通降。

（1）主受纳，腐熟水谷：受纳指接受和容纳饮食物；腐熟指饮食物经胃初步消化，形成食糜的功能。饮食物由口摄入而容纳于胃，故称胃为"水谷之海""太仓"。经过胃的初步消化而形成易于吸收的食糜，下传于小肠，其精微物质经脾的运化作用转输至全身，发挥其营养作用。脾胃这种对饮食物消化、吸收及产生水谷精微的功能称为胃气。胃气对维持机体生命活动至关重要，故有"人以胃气为本"之说。若胃气虚弱，则胃脘胀满、纳呆厌食；胃火亢盛，则多食善饥；食积胃脘，则嗳腐吞酸，胃脘胀痛等。

（2）主通降：是相对于脾主升清而言的，是指胃气以通畅下降为顺。在藏象学说中，常以脾升胃降来概括整个消化系统的功能活动。食物经食管入胃，经胃的受纳、腐熟，下行小肠，小肠分清泌浊，清者输送至全身，营养机体；浊者下输大肠，排出体外。胃气通降是保证整个消化系统功能正常的重要条件，所以说胃主通降，以降为和。若胃失通降，则出现口臭、脘腹胀闷或疼痛、大便秘结；胃气上逆，则嗳气酸腐、恶心、呕吐、呃逆。

### （四）肝与胆

1. 肝　肝位于上腹部，横膈之下，右胁之内。肝的主要生理功能是：主疏泄；主藏血。主要生理联属为：在体合筋，其华在爪，开窍于目，在志为怒，在液为泪。胆附于肝，足厥阴肝经与足少阳胆经相互络属，互为表里。

（1）主疏泄：疏，即疏通；泄，即宣泄。肝主疏泄，是指肝对人体气机有疏散宣泄、使之通畅调达的作用。具体表现在以下几个方面：

调畅气机：气机，即气的升降出入运动。肝性主升、主动、主散。肝主疏泄，使全身气机通畅调达，散而不郁，促使气血和调，经脉通利，脏腑功能协调。肝的疏泄功能失常，称为肝失疏泄，常表现为：①疏泄不及，导致"肝气郁结"，表现为精神抑郁，胸胁、少腹胀满疼痛；②疏泄太过，导致"肝气上逆"，表现为失眠头痛，面红目赤，或血随气逆而吐血、咯血，甚则猝然昏厥。

促进消化吸收：具体表现在两个方面：①协调脾胃升清降浊。肝气疏泄，脾升胃降，保证了饮食物消化、吸收及排泄的正常进行。若肝失疏泄，影响脾胃之气的升降，则腹痛、腹泻、纳差等；或嗳气、恶心、呕吐、呃逆、脘腹胀满等。②分泌及排泄胆汁，帮助消化。胆汁为肝之余气所化生，注于肠中，帮助脾胃对饮食物的消化和吸收。肝气疏泄，则胆汁分泌与排泄正常；若肝失疏泄，胆汁排泄不畅，临床可出现食欲减退、口苦、黄疸、厌油腻、腹胀、腹痛等症。

调畅情志：情志活动与肝的疏泄功能密切相关。肝的疏泄功能正常，则气机畅达，气血和调，人体才能较好地协调自身的情志活动，表现为心情舒畅，气血平和；若肝失疏泄，气机失调，就会导致精神情志活动的异常变化，表现为抑郁不乐，悲忧善虑；或者烦躁易怒，头痛目眩。

调节生殖功能：男子的排精、女子的排卵和月经来潮与肝的疏泄功能密切相关。男子精液的贮藏与排泄和女子的按时排卵，是肝肾二脏之气的闭藏与疏泄作用相互协调的结果。肝气疏泄，则男子精液贮泄有度，女子月经周期正常，经行通畅；肝失疏泄，则男子排精异常，女子出现经、带、胎、产等疾病。

（2）主藏血：指肝有贮藏血液、调节血量及防止出血的功能。包括三个方面：①贮藏血液。肝贮藏一定的血量，既可濡养自身，维持肝主疏泄的功能冲和条达，又可以供机体活动所需，所以肝又称为"血海"。②对外周血量的调节。当人体处于安静状态时，机体对外周血量的需要减少，部分血液就回流到肝并贮藏起来；当人体处于活动状态时，贮藏的血液又输送到全身，供给各组织、器官需要。所以说"人动则血运于诸经，人静则血归于肝"。③防止出血。肝藏血具有收摄约束血液于脉管中，不溢于脉外的功能。若肝不藏血，则出现呕血、咯血、月经量多等症。

（3）在体合筋，其华在爪：筋，即筋膜，包括肌腱和韧带，附着于骨而聚于关节，是连接关节、肌肉，主司关节运动的组织。五脏之中，肝与筋关系最为密切，这是因为全身筋膜有赖于肝血的滋养。若肝血充盛，筋膜得养，则强健有力，运动自如，能耐受疲劳；若肝血不足，筋膜失养，则四肢无力、手足震颤、肢体麻木、抽搐拘挛、屈伸不利。

爪，即爪甲，包括指甲和趾甲，乃筋之延续，所以有"爪为筋之余"之说。爪甲亦赖肝血以濡养。肝血充足，则爪甲坚韧，红润光泽；若肝血不足，则爪甲软薄，色泽枯槁，或变形、脆裂。

（4）开窍于目：目为视觉器官，又称"精明"。"肝气通于目"，肝之经脉上连目系，目能视物有赖于肝气的疏泄和肝血的濡养。"肝受血而能视"。肝血充足，肝气调和，目才能正常发挥其视物辨色的功能。若肝血不足，则两目干涩、视物不清、目眩；肝胆湿疣，熏蒸于目，则两目发黄；肝经风热则目赤痒痛。肝病常反映于目，所以称"目为肝之外候"。

（5）在志为怒：怒为肝之志，是人们在情绪激动时的情志变化，对机体是一种不良的刺激，有时适当的情绪发泄对维持机体的生理平衡有一定的意义。但大怒或郁怒不解，"怒则气上""怒则气逆"，可导致肝气升发太过而伤肝，出现呕血，甚至昏厥。若肝的阴血不足，肝阳升泄太过，往往使人善怒。

（6）在液为泪：肝开窍于目，泪从目出，为肝阴所化生，有濡润和保护双目的作用，故泪为肝之液。如肝血不足，则两目干涩；肝经风热，则目赤痒痛或迎风流泪；肝经湿热，则眵增多。

2.胆　胆位居右胁，与肝相连，贮藏精汁，又称为"中精之府""中清之府""清净之府"。胆因有别于其他各腑，所以既属六腑，又属奇恒之腑。胆的生理功能主要是贮藏排泄胆汁和主决断。

（1）贮存和排泄胆汁：胆汁由肝分泌，贮存于胆，根据需要适时排泄于小肠，有助于饮食物的消化，是脾胃运化功能正常进行的重要保障。胆汁的化生与排泄全赖于肝的疏泄功能的控制和调节。若肝主疏泄正常，则胆汁分泌排泄畅达，协助脾胃消化；若肝失疏泄，导致胆汁化生排泄障碍，则胁下胀满疼痛、腹胀、食欲不振、便溏；胆汁外溢，则出现口苦、黄疸。

（2）主决断：胆主决断，是指胆具有判断事物并作出决定的作用。由于肝胆相表里，肝主谋虑，但要做出决断，还要取决于胆。胆气充旺，表现在自我意识和言行上准确、果敢、有胆识等。若胆气虚则决断无能，表现出言行准确失度，或处事优柔寡断，所以日常生活中有"胆小如鼠""胆大包天""肝胆相照"等说法。

**（五）肾与膀胱**

1.肾　肾位于腰部，脊柱两侧，左右各一，所以说"腰者，肾之府"。肾为先天之本，生命之源。肾的主要生理功能是：藏精；主水；主纳气。主要生理联属为：在体合骨，主骨生髓，其华在发，开窍于耳及二阴，在志为恐，在液为唾。足少阴肾经与足太阳膀胱经相互络属，互为表里。

（1）藏精，主生长发育生殖：藏，即闭藏。肾藏精，是指肾具有贮存和封藏精气的作用。《素问·上古天真论》曰："肾者主水，受五脏六腑之精而藏之"。精是构成人体和推动人体生命活动最基本的物质，有广义和狭义之分。广义的精，泛指一切与生命活动有关的精微物质，如气、血、津液及饮食物中的营养物质等。狭义的精，即肾精，又称生殖之精。

　　肾所藏的精包括"先天之精"和"后天之精"。先天之精禀受于父母，与生俱来，是构成胚胎的原始物质；后天之精来源于饮食，由脾胃所化生，用以营养五脏，灌溉六腑，维持人体的生命活动。先天之精与后天之精虽然来源不同，但同藏于肾，相互依存、相互为用：先天之精有赖于后天之精的不断培育和充养，才能发挥其生理功能；后天之精又依赖于先天之精的活力资助，才能不断摄入和化生。

　　肾所藏之精称肾精，肾精所化之气，称为肾气。肾精与肾气密不可分，统称为肾中精气。肾中精气的作用表现在：①促进机体的生长、发育与生殖。《素问·上古天真论》曰："女子七岁，肾气盛，齿更发长；二七而天癸至，任脉通，太冲脉盛，月事以时下，故有子……七七，任脉虚，太冲脉衰少，天癸竭，地道不通，故形坏而无子也。丈夫八岁，肾气实，发长齿更；二八，肾气盛，天癸至，精气溢泻，阴阳和，故能有子……七八，肝气衰，筋不能动，天癸竭，精少，肾脏衰，形体皆极；八八，则齿发去"。可见，人体肾中精气充盈，可以促进人体生殖器官发育、成熟和维持人体生殖功能；人到老年，肾中精气渐衰，形体衰老，生殖功能逐渐减退或消失。说明肾中精气的盛衰是人体生、长、壮、老、已的根本，而齿、骨、发的变化是观察肾中精气盛衰的标志。当精气不足时，小儿会出现生长发育迟缓。②促进脏腑的功能活动。肾中精气是人体生命活动的根本，其生理功能可概括为肾阴、肾阳两个方面，又称元阴与元阳或真阴与真阳。肾阴对各脏腑组织起滋润、濡润的作用，是人体阴液的根本；肾阳对各脏腑组织起到温煦、生化作用，是人体阳气的根本。肾阴、肾阳相互依存、相互制约，共同维系着全身阴阳的相对平衡。若这种相对平衡遭到破坏，就会出现阴阳失调的病理变化。若肾阳不足，各脏腑的生理功能活动减弱，则畏寒、肢冷、精神萎靡、生殖功能减退等。若肾阴不足，津液分泌减少，则潮热，五心烦热，脉细数，舌干红少苔，阳事易举和遗精、早泄等。

　　(2) 主水：肾主水，是指肾具有主持和调节人体水液代谢的功能，故肾有"水脏"之称。主要体现在：①升清降浊。水液下行到肾，经肾之气化作用分为清浊两个部分。其清者，复经三焦上升归肺，赖肺之宣降布散周身；其浊者，下输膀胱，化为尿液排出体外。②司膀胱开合。膀胱适时自主地排出尿液，主要依赖于肾的气化功能。③推动、温煦肺、脾、三焦等脏腑的功能活动，维持水液代谢的正常进行。由于肾的气化作用贯穿于水液代谢之始终，故有"肾主水液"之说。如果肾主水的功能失常，气化不利，则出现尿少、水肿，或小便清长、尿量增多。

　　(3) 主纳气：纳，即受纳、摄纳。肾主纳气，是指肾具有摄纳肺所吸入之清气而调节呼吸的功能。呼吸运动由肺主管，但必须有赖于肾的摄纳作用，才能保持呼吸有一定的深度，所以说"肺为气之主，肾为气之根"。肾主纳气功能正常，则呼吸均匀和调，气道通畅。若肾摄纳无权，则呼吸表浅，呼多吸少，动辄喘甚，称为"肾不纳气"。

　　(4) 在体合骨，主骨生髓，其华在发：骨髓为肾精所化，骨的生长、发育有赖于肾精的滋养。只有肾精充足，骨髓生化有源，骨骼得到滋养，才能坚固有力；若肾精不足，骨髓生化无源，不能营养骨骼，小儿则囟门迟闭，骨软无力；老年人则骨质脆弱，易于骨折等。髓上通于脑，脑为髓汇聚而成，故称"脑为髓之海"。肾中精气充足，脑髓充盛，则精力充沛，思维敏捷，耳聪目明；若肾中精气亏虚，髓海不足，则神疲倦怠，健忘，思维迟钝，耳鸣目眩等。

　　"齿乃骨之余"。牙齿依赖于肾精的滋养而生长。"齿者，肾之标，骨之本"。肾中精气充沛，则牙齿坚固；肾中精气不足，则牙齿松动、脱落。

　　肾之华在发，"发为血之余"，发的营养源于血，生机根于肾，发的生长与脱落、润泽与枯槁均与肾的精气盛衰有关。肾藏精，精化血，精血旺盛，则头发润泽；肾精亏虚，则发稀枯槁、脱落。青壮年头发无华，早脱早白，与肾精亏虚有关。

　　(5) 开窍于耳及二阴：肾精上充于耳，耳的听觉功能依赖于肾中精气的充养。若肾中精气充盛，则听觉聪慧；肾中精气不足，则出现耳鸣、耳聋等。老年人肾精亏损，故多见听力减退。

　　二阴指前阴（尿道和外生殖器）和后阴（肛门）。尿液的贮存和排泄虽在膀胱，大便的排泄虽属大肠的传导功能，但其调控与肾的气化功能密切相关。肾气充盈，气化正常，开合有度，二便通利；肾气虚弱，气化失常，则尿频、遗尿，大便不通或滑脱不禁。

（6）在志为恐：恐是一种恐惧、害怕的情志活动，对人的生理活动来说是一种不良刺激。惊自外来，不自知；恐自内生，为自知，但均与肾有关。过度惊恐使肾的气机紊乱，封藏不固，肾气下沉，精气不藏，导致遗尿、二便失禁，或遗精滑泄等。所以说"恐伤肾""恐则气下"。

（7）在液为唾：唾是唾液中较为稠厚的部分。唾乃肾精所化，有滋润口舌，清洁和保护口腔的作用。肾精充足，则口腔润泽，吞咽流利；肾精亏虚，则唾液少、口舌干燥；而多唾或久唾易耗伤肾精。

2．膀胱　膀胱位于下腹部，上经过输尿管与肾相通，下连尿道，开口于前阴。膀胱的主要生理功能是贮存和排泄尿液。津液经肾的气化作用后，生成尿液，下注于膀胱，排出体外。然而，膀胱的贮尿和排尿功能，有赖于肾气的固摄与气化作用。肾气充沛，则膀胱开合有度；若肾气不固，膀胱失约，则遗尿、尿后余沥，甚则小便失禁；气化失司，膀胱不利，则排尿不畅、尿闭、水肿。所谓膀胱气化，实际是属于肾的气化作用。

附：命门

命门，即生命之门，有生命的关键、根本的意思。历代医家对命门的形态、部位和功能有不同的认识。从形态来讲，有有形和无形之说，从部位来讲，有右肾和两肾之间之说，从功能来讲，有主火与非火之说。虽然争议颇多，但归纳起来不外乎两个方面：①命门与肾的关系密切；②命门是人体生命的根本。"肾为先天之本"，所以命门之火相当于肾阳；命门之水相当于肾阴。肾阴和肾阳，即真阴和真阳、元阴和元阳。临床上补命门之火就是温补肾阳，提出命门是强调肾阴和肾阳的重要性。《景岳全书·传思录》中说："命门为元气之根，为水火之宅。五脏之阴气非此不能滋，五脏之阳气非此不能发"。

（六）心包与三焦

1．心包　心包亦称心包络，是包在心脏外面的包膜。心包的生理功能主要是保护心脏。前人认为，当外邪侵袭于心时，首先是心包受病，心包在病理上有"代心受邪"的特点。在温病学说中，将外感热病中出现的高热神昏、谵语等症，称为"热入心包"。实际上，心包受邪所出现的病证与心是一致的，临床辨证与治疗也是相同的。

2．三焦　三焦属六腑之一，有"孤腑"之称。三焦的概念有二：①指"脏腑之外，躯体之内，包罗诸脏，一腔之大腑也。"是根据脏腑之间的生理、病理联系及部位特点建立起来的一个独特的功能系统，并不是一个单独的实质性器官。②对人体上、中、下三个部位及其相应脏腑功能的概括。即为上焦（膈以上）、中焦（膈至脐）、下焦（脐以下）之合称。

（1）三焦的主要生理功能

1）主持诸气，总司人体气化：三焦是元气通行的道路，是人体之气升降出入的通道，气化的场所。元气根源于肾，通过三焦运行至全身，以激发、推动各脏腑组织器官的生理功能活动。

2）运行水液：全身的水液代谢由肺、脾、肾等脏腑协同配合完成，但必须以三焦为通道才能正常地升降出入。三焦水道不通利，则肺、脾、肾等脏器调节水液的功能难以实现，就会出现水肿、尿少、小便不利等。所以，又把三焦对人体水液代谢的协调平衡作用称为"三焦气化"。

（2）上焦、中焦、下焦部位的划分及主要生理功能

1）上焦：膈以上部位，包括心、肺两脏。上焦的主要功能是宣发卫气，敷布水谷精微和津液，以营养滋润全身，如雾露之溉，故称"上焦如雾"。

2）中焦：膈以下、脐以上的部位，包括脾、胃。中焦主要功能是腐熟水谷，运化精微，化生气血津液，其化生气血的过程有如酿酒发酵，故称"中焦如沤"。

3）下焦：脐以下的部位，包括小肠、大肠、肾和膀胱等脏器。下焦主要是排泄糟粕和尿液，有如渠道排泄水浊，畅通无阻，故称"下焦如渎"。

二、奇恒之腑

奇恒之腑，包括脑、髓、骨、脉、胆、女子胞。奇恒之腑的形态似腑，多为中空的管腔或囊性器官，而功能似脏，主藏精气而不泻。其中除胆为六腑之一外，余者皆无表里配合，也无五行配属，但与奇经八脉有关。这里只介绍脑及女子胞，其他如脉、骨、髓、胆已在"五脏六腑"中述及。

1. 脑　脑居颅内，由髓汇集而成，故称"脑为髓之海"。其主要生理功能为主持精神活动和感觉运动。

(1) 主持精神活动：脑是精髓汇聚之处，为元神之府。人的精神活动、思维意识等都是大脑对外界客观事物的反映。中医学在论述脏腑功能时，理论上心主神志与脑主精神活动是并存的，且有所区别，但在实践上，脑的功能仍统归于心而分属于五脏。脑的功能正常，则精力充沛、思维敏捷、记忆力强。脑髓不充，则精神萎靡、反应迟钝、健忘等。

(2) 主持感觉运动：《本草纲目》说"脑为元神之府"，指脑与人的视觉、听觉、嗅觉、语言、记忆、行为、动作等密切相关。脑功能正常，则视物清晰，听力聪颖，嗅觉灵敏，言语如常，肢体轻劲有力；反之，则可出现视物不清，听觉失聪，嗅觉不灵，感觉迟钝，运动迟缓，言语謇涩等症。

2. 女子胞　又称为胞宫、子宫，位于小腹正中，居直肠之前，膀胱之后，下连阴道口，是女性的内生殖器官，主要生理功能为主持月经和孕育胎儿。

(1) 主持月经：胞宫是女子月经发生的器官，女子"二七而天癸至，任脉通，太冲脉盛，月事以时下"。"天癸"是具有促进人体生长发育以及维持生殖功能的物质。在天癸的作用下，胞宫逐渐发育完善，气血充盛，月经应时来潮，并具备生育能力。进入老年期，肾中精气渐衰，天癸竭，月经停止。

(2) 孕育胎儿：女子月经正常来潮，受孕后，女子胞就成为孕育胎儿的场所。母体中大量气血汇聚胞宫以养胎，促进胎儿的正常发育。女子胞成为保护胎儿和孕育胎儿的重要器官，直至十月怀胎期满分娩。

三、脏腑之间的关系

人体是一个统一的有机整体，各脏腑、组织、器官之间并非是孤立的，而是整体活动的一个组成部分，脏腑之间通过经络联系达到协调统一，不仅在生理功能上相互为用、相互制约、相互依存，而且在病理上也相互影响。

**（一）五脏之间的关系**

五脏之间的关系以各脏的生理功能及特性为依据，说明脏与脏之间的密切联系，揭示机体内在的自我调节机制。

1. 心与肺　心与肺之间主要是血和气的关系。心主血，肺主气，心肺两脏配合，以保证气血正常运行。气是血液运行的动力，血液是气运行的载体，积于胸中的宗气是联结心血与肺气的中心环节。心主血与肺主气，实际是互相依存，互相为用的关系。病理上，若肺气虚弱，会导致心血瘀阻，则胸痛、心悸、唇青、舌紫；若心气不足，会影响肺的宣降，则咳嗽、气喘、胸闷。

2. 心与脾　心与脾的关系主要表现在血液的生成和运行两个方面。血液生成方面：脾主运化，为气血生化之源，脾气健运，血有所生，则心血充盈，也促进了脾气运化。血液运行方面：心行血，推动血液运行；脾统血，固摄血液运行于脉道而不外溢，相辅相成，保证血液正常循环。病理上，若脾气虚弱，化源不足；或统血无权，慢性失血，均可导致心血不足。而心血亏虚，无以养脾，又可导致脾失健运，最终形成心脾两虚，出现心悸健忘、失眠多梦、腹胀、食少、便溏等症。

3．心与肝　心与肝的关系主要表现在血液运行和神志活动两个方面。血液运行方面：心行血，是血液运行的枢纽；肝藏血，随人体的动静活动调节血量，心与肝密切配合，维持血液的正常运行。所以心血不足与肝血亏虚常互为因果，最终导致"心肝血虚"。神志活动方面：心主神，心神正常，有助于肝气疏泄；肝气疏泄有度，情志畅快，有利于心神内守。病理上，心神不安与肝气郁结，心火亢盛与肝火亢逆，可两者并存或相互影响，出现精神恍惚、情绪抑郁；或心烦失眠、急躁易怒的病理变化。

4．心与肾　心与肾的关系主要表现在水火既济和精血互化两个方面。心属火，位居于上而属阳；肾属水，位居于下而属阴。生理状态下，心火必须下降于肾，温煦肾阳，使肾水不寒；肾水必须上济于心，滋养心阴，使心火不亢，这种关系称为"心肾相交"或"水火既济"，保持心肾阴阳升降的动态平衡，维持心肾之间生理功能的协调。若心肾之间的动态平衡失调，就会出现一系列的病理表现。如肾阴不足，不能上济于心，心阳偏亢，则表现失眠、心悸、健忘、耳鸣、梦遗等心肾不交的证候；如心阳不振，心火不能下温于肾，以致水寒不化，上凌于心，则表现心悸、水肿等水气凌心的证候。此外，心主血，肾藏精，血能生精，精可化血，精与血相互转化。

5．肺与脾　肺与脾的关系主要体现在气的生成和水液代谢两方面。气的生成方面：肺吸入自然界之清气，脾运化水谷之精气，二者在胸中结合而生成宗气，宗气充沛，既能促进血行，又能协助呼吸，所以称"肺为主气之枢，脾为生气之源"。津液代谢方面：肺主宣肃，通调水道，有助于脾运化水液；脾主运化，转输津液，散精于肺，既助肺宣肃，也为肺的生理活动提供了必要的营养。在肺与脾的协调作用下，保证了津液的正常生成、输布与排泄。如脾失健运，水液停滞，聚而成痰，影响肺的宣肃，则咳嗽、气喘、痰多、胸闷。故有"脾为生痰之源，肺为贮痰之器"之说；若肺气虚衰，宣降失职，可引起水湿停留；脾气受困，而出现腹胀、便溏，甚则水肿等症。

6．肺与肝　肺与肝的关系主要表现在人体气机升降方面。肝主升发，肺主肃降，二者既相互制约，又相互为用，互相协调。若肝郁化火，或肝气上逆，肝火上炎，可耗伤肺阴，使肺气不得肃降，而出现咳嗽、胸痛、咯血等肝火犯肺证；如肺失清肃，燥热内盛，也可伤及肝阴，致肝阳亢逆，而出现头痛、易怒、胁肋胀痛等肺病及肝之候。

7．肺与肾　肺与肾的关系主要表现在水液代谢、呼吸运动及相互资生三个方面。水液代谢方面：肺为水之上源，通调水道，有赖于肾阳的温煦和气化；肾主持水液代谢，有赖于肺的宣降和通调水道，肺、肾配合，共同完成水液的正常输布和排泄。呼吸运动方面：肺司呼吸，肾主纳气。呼吸虽然由肺所主，但必须依赖肾的摄纳作用，才能维持呼吸的深度。所以说"肺为气之主，肾为气之根"。

肺肾之阴相互资生：肾阴为一身阴液之根本，肾阴充盈，上润于肺，水能润金；肺宣降正常，输精于肾，则肾阴充盛，金能生水。病理情况下，肺肾阴虚常并见，表现为颧红、潮热、盗汗、干咳、喑哑、腰膝酸软等。

8．肝与肾　肝与肾的关系主要表现在精血同源和藏泄互用两个方面。精血同源方面：肝藏血，肾藏精，精与血互相资生、相互转化。肝血的充盈有赖于肾精的化生；肾中精气充盛有赖于肝血的滋养。精能生血，血能化精，故有"精血同源""肝肾同源"之说。藏泄互用方面：肝主疏泄，肾主封藏，肝气疏泄可促使肾气开合有度，肾气闭藏可防肝气疏泄太过。疏泄与封藏，相反而相成，从而调节女子的月经来潮、排卵和男子的排精功能。若藏泄失调，女子则月经周期紊乱，经量过多，闭经等；男子则出现遗精、滑泄、阳强、不排精等表现。

9．肝与脾　肝与脾的关系主要表现在疏泄与运化的相互为用、藏血与统血的相互协调方面。表现在饮食物消化方面：肝主疏泄，调畅气机，疏利胆汁，促进脾的运化；若肝失疏泄，气机郁滞，易致脾失健运，而见精神抑郁，胸闷太息，纳呆腹胀，肠鸣泄泻等肝脾不调之候。脾虚生湿化热，湿热郁蒸肝胆，胆热液泄，可形成黄疸。血液运行方面：肝主藏血，调节血量；脾主生血，统摄血液。脾气健旺，生血有源，统血有权，使肝有所藏；肝血充足，藏泻有度，血量得以正常调节，气血才能运行无阻。若脾气虚弱，则血液生化无源而血虚，或统摄无权而出血，均可导致肝血不足。

10. **脾与肾**　脾与肾的关系主要表现在先、后天相互资生和水液代谢过程中的相互协调两个方面。先、后天互相资生方面：脾主运化，为后天之本；肾主藏精，为先天之本。脾运化水谷精微，有赖于肾阳的温煦，即先天温养后天。肾中精气，有赖于脾运化水谷精微的不断补养，即后天充养先天。病理上，肾阳不足不能温脾阳，或脾阳亏虚损及肾阳，均可导致脾肾阳虚，出现腹部冷痛，五更泄泻，下利清谷，腰膝酸冷等。水液代谢方面：脾主运化水湿，有赖肾阳的温煦；肾为主水之脏，对水液的吸收、排泄又需脾气的制约才能开合有度，即所谓"土能制水"。脾、肾相互配合，共同维持人体水液代谢的平衡。病理方面，脾虚失运，肾失气化，均可造成水液代谢障碍，出现尿少、水肿、痰饮等。

### （二）五脏与六腑之间的关系

五脏和六腑之间主要是阴阳表里的配合关系。脏属阴，腑属阳；阳主表，阴主里。一脏一腑，一表一里，一阴一阳，相互配合，并由其经脉相互络属，构成表里关系。生理上相互联系，病理上相互影响。

1. **心与小肠**　心与小肠通过经络相互络属构成表里关系。生理上：心主血脉，心阳之温煦，心血之濡养，有助于小肠的化物功能；小肠主化物，泌别清浊，吸收水谷精微，经脾转输于心，化血以充心脉。病理上：如小肠有热，可循经上熏于心，出现心烦、口舌生疮等；心经有火，可循经下移于小肠，而见尿赤、尿痛、排尿灼热等小肠实热证。

2. **肺与大肠**　肺与大肠通过经络相互络属构成表里关系。生理上：肺气清肃下降，气机调畅，布散津液，能促进大肠的传导，有利于糟粕的排出。大肠传导正常，糟粕下行，亦有利于肺气的肃降。病理上：肺失肃降，则影响大肠的传导，见大便干燥、秘结；大肠实热，腑气不通，又可引起肺气不降，出现胸满、咳喘等。

3. **脾与胃**　脾与胃通过经络相互络属构成表里关系。生理上：体现在升降相因、纳运协调、燥湿相济、阴阳相合。脾主运化、主升清，胃主受纳、主降浊；脾气升，则水谷精微得以吸收、输布；胃气降，则水谷及糟粕得以下行。脾为湿土属阴，喜燥恶湿；胃为燥土属阳，喜润恶燥，两者相互为用，相互制约，保证脾胃的正常纳运和升降，共同完成饮食物的消化吸收和水谷精微的输布，以滋养全身，所以合称"后天之本""气血生化之源"。病理上脾胃相互影响：如脾为湿困，运化失职，清气不升，可影响胃的受纳与和降，而见纳呆、呕恶、脘腹胀满等；若饮食失节，食滞胃脘，浊气不降，也影响脾的升清与运化，而见腹胀、腹泻等。

4. **肝与胆**　肝与胆通过经络相互络属构成表里关系。生理方面，胆汁源于肝之余气。肝气疏泄，促进胆汁排泄通畅；胆汁排泄正常，又有利于肝的疏泄，共同发挥帮助消化的作用。病理方面，常相互影响，往往肝胆同病，如肝胆湿热、肝胆火旺等。此外，肝主谋略，胆主决断，谋略后而决断，决断来源于谋略，肝胆配合，则思维敏捷，遇事果断。

5. **肾与膀胱**　肾与膀胱通过经络相互络属构成表里关系。生理方面，肾为主水之脏，开窍于二阴；膀胱贮尿排尿，为水腑。膀胱的贮尿和排尿依赖于肾的固摄与气化。肾气充足，则固摄有权，膀胱开合有度，小便贮存和排泄正常。若肾气虚弱，膀胱气化不利，则小便排泄不畅或癃闭；膀胱失约，则尿频、小便失禁。

### （三）六腑之间的关系

六腑以"传化物"为其生理特点。六腑之间的关系主要体现于饮食物的消化、吸收和废物排泄过程中的相互联系和密切配合。

饮食物入胃，经胃的腐熟和初步消化，下传于小肠，胆排泄胆汁于小肠帮助消化，小肠受盛化物，泌别清浊。清者经脾的传输以营养全身；浊者为剩余的水液和食物残渣，水液经肾的气化形成尿液渗入膀胱，排出体外；糟粕由小肠进入大肠，经大肠吸收水液和向下传导，形成大便，由肛门排出体外。在整过消化、吸收和排泄过程中，又有赖于三焦通行元气，总司人体气化，推动整个传化功能的正常进行。由此可见，人体对饮食物的受纳、消化、吸收、传导和排泄，是由六腑分工合作共同完成的。由于六腑传化水谷，需要不断地受纳排空，虚实更替，宜通不宜滞，故有"六腑以通为用""六腑以通为补"之说。

六腑之间在病理上也相互影响，而以壅塞不通为多见。如胃有实热，消灼津液，可使大肠传导不利，大便燥结。若大肠失润、便秘，腑气不通，可导致胃气上逆，而见恶心、呕吐、口臭等表现；肝胆火盛，可导致胃失和降，而见呕吐苦水；脾胃湿热，熏蒸肝胆，迫使胆汁外溢，可发生黄疸。

# 第二节　精、气、血、津液

精、气、血、津液是构成人体和维持人体生命活动的基本物质，既是脏腑功能活动的物质基础，也是脏腑生理活动的产物。精、气、血、津液与脏腑、经络等组织、器官之间相互依存，相互作用，相互影响，关系密切，共同维持机体正常的生理活动。

## 一、精

### （一）精的基本概念

精泛指体内的精微物质，是构成人体和维持人体生命活动的物质基础。精的概念源于古代的"水地说"，认为自然界的水、地是万物赖以生长发育的根源，由此引申出"精"的学说。精有广义和狭义之分。狭义之精是指具有繁衍后代功能的生殖之精，即肾精；广义之精是指一切与生俱来的生命物质及后天获得的精微物质，包括气、血、津液以及从饮食物中摄取的水谷精微等。

### （二）精的生成及其生理功能

精的生成禀受于父母，充实于水谷。分为先天之精和后天之精两类。

1. 先天之精　禀受于父母，与生俱来，藏于肾，是构成人体的原始物质，并且不断得到水谷之精的充养。

2. 后天之精　来源于水谷，又称"水谷之精"。从饮食物中获得的水谷精微，经脾、肺的升清和宣散转输到全身，维持人体的生命活动。

精的生理功能主要有以下三个方面：

1. 繁衍生命，促进生长发育和生殖　肾藏精，主生长、发育和生殖，肾中精气的盛衰决定着机体的生命过程，随着精气由盛而衰的变化，人体从幼年、青年、壮年到老年，呈现出生、长、壮、老、已的生命运动规律。

2. 濡养脏腑，促进机体生理功能　精能滋润濡养人体各脏腑形体官窍，全身脏腑组织器官得到精的充养，才能发挥正常的生理功能。

3. 化血化气　精可化生气血，是气血生成的来源之一。精足则气血旺盛，精亏则气血虚弱。

## 二、气

### （一）气的基本概念

中医学气的概念，既有物质属性，又有功能属性，其含义包括两个方面：①构成人体和维持人体生命活动的精微物质，如呼吸之气、水谷之气等；②脏腑、组织的生理功能，如经络之气、脏腑之气等。故曰"人以天地之气生，四时之法成""天地合气，命之曰人"。

### （二）气的生成

气来源于三个方面：①先天之精气禀受于父母，藏于肾，是构成人体的原始物质；②水谷之精气，来源于饮食物中的营养物质，饮食物经过胃的腐熟、脾的运化，化生水谷精微，输布全身，濡养脏腑，成为人体生命活动的主要物质基础；③自然界之清气通过肺的呼吸运动作用吸入人体，吐故纳新，参与人体气的生成。由此可见，人体之气的生成、强弱，除与先天禀赋，后天营养，自然环境等状况有关外，还与肺、脾胃、肾等脏腑的生理功能密切相关，其中脾胃功能尤为重要。

### （三）气的运动

气的运动称为气机，升、降、出、入是气运动的基本形式。气在人体内不停地运动，流行于各脏腑组织器官，推动和激发人体的生理活动。如肺的呼吸功能有宣有肃，吐故纳新；脾胃的消化功能有升有降；肺主呼气，肾主纳气；心火下降，肾水上升等。虽然各个脏腑的生理活动体现的运动形式有所侧重，但气的升降出入协调平衡，才能发挥其维持生命活动的作用，气的运动平衡协调的生理状态称为"气机调畅"。若"气机失调"，就会产生气滞、气逆、气脱、气闭等各种病变。

### （四）气的生理功能

气的生理功能主要概括为以下几方面：

1．推动作用　气能激发和促进人体的生长发育及各脏腑经络等组织器官的生理功能，气是活力很强的精微物质，还具有推动血液运行，促进津液的生成、输布以及排泄的作用。当气的推动功能减退时，可影响人体的生长、发育，使脏腑、经络功能衰减，出现血液和津液的生成不足，运行迟缓，输布、排泄障碍等病理变化。

2．温煦作用　气具有温煦人体脏腑经络等组织器官的作用，保证其发挥正常的生理功能。故有"气主煦之"之说。具体体现在：①维持人体体温的相对恒定，保证各脏腑组织的正常生理活动；②有助于血与津液的正常运行、输布和排泄。当气的温煦作用失常时，可出现体温下降，四肢不温，血液、津液运行迟缓，脏腑功能减弱等表现。

3．防御作用　气能护卫肌表，防御外邪入侵的功能。"正气存内，邪不可干"。气的防御作用正常时，邪气不易侵袭人体，即使邪气入侵，也可以驱邪外出，不易发病，或者发病也容易治愈。如果气的防御作用下降，机体抗病能力随之减弱，不但易感邪致病，而且病后难愈。所以，气的防御作用与疾病的发生、发展、转归有着密切的关系。

4．固摄作用　气对机体内的液态物质血、津液、精等具有统摄、固护作用。主要体现在：①固摄血液，保证血液在脉中循行，防止血液溢出脉外；②固摄汗液、唾液、尿液、胃肠液等，控制其分泌、排泄，以防机体津液流失；③固摄精液，防止妄泄；④固摄冲任，防止经血妄行，稳固胎元。若气的固摄作用减弱，则可能导致机体内津液流失。例如，气不摄血，则引起各种出血；气不摄津，则自汗、多尿、小便失禁、流涎、呕吐清水、泄泻滑脱等；气不固精，则遗精、滑精、早泄等；气虚而冲任不固，则小产、滑胎等。

气的固摄作用与推动作用是相辅相成的：一方面，气能推动血液的运行和津液的输布与排泄；另一方面，气能固摄机体内的津液，防止其外流。固摄与推动作用相互协调，共同调节和控制着机体内津液的正常运行，维持人体正常的生理功能。

5．气化作用　指通过气的运动而产生的各种变化，包括精、气、血、津液等物质的生成、转化、利用和排泄的过程。如饮食物转化为水谷精微，再化生为气、血、津液；津液代谢后转化成尿液和汗液；饮食物经过消化、吸收后转化成为糟粕等。气化存在于人体生命的始终，实际就是体内物质的新陈代谢、能量转换，是生命最基本的特征，没有了气化就没有生命。

气的推动、温煦、防御、固摄、气化作用等，其功能虽然各不相同，但是缺一不可，它们之间相辅相成，相互为用，密切配合，共同维持人体正常的生命活动。

### （五）气的分类、分布与作用

人体的气多种多样，根据其来源、分布及功能的不同，分成元气、宗气、营气、卫气。

1．元气 又名原气、真气，是人体中最根本、最重要的气，是人体生命活动的原动力。元气由肾所藏的先天之精化生，依赖后天水谷精微的充养。其盛衰不仅取决于先天禀赋，还有赖于后天的营养和锻炼。元气根于肾，通过三焦分布于全身，内至五脏六腑，外达肌肤腠理。元气的主要功能有两方面：①促进人体的生长发育和生殖。元气的盛衰变化体现在机体生、长、壮、老、已的生命过程；②激发和推动脏腑经络、组织器官的生理功能。元气充沛，则脏腑活力旺盛，机体强健而少病。若先天禀赋不足，或后天失养，或久病耗损，均可导致元气虚衰而产生各种病变。

2．宗气 宗气由肺吸入自然界的清气与脾胃化生的水谷精气结合而成，积聚于胸的"上气海"，又名"膻中"，贯注于心肺。宗气的功能主要有两个方面：①走息道以司呼吸，推动肺的呼吸运动。所以语言、呼吸、声音的强弱都与宗气的盛衰关系密切。宗气充盛，则语言清晰、呼吸均匀、声音洪亮；宗气不足，则语言不清、呼吸微弱、声音低微。②贯心脉而行气血，即"助心行血"。所以气血的运行，肢体寒温，视听感觉，心搏的强弱节律等，皆与宗气盛衰有关。

3．营气 营气是行于脉中具有营养作用之气，又称"荣气"。营与血关系密切，常以"营血"并称；营气与卫气相对而言属阴，所以又称营阴。

营气由脾胃运化的水谷精微中的精华部分所化生，行于脉中，营运全身。营气的主要功能有两个方面：①营养全身。营气循脉流注全身，滋养五脏六腑、四肢百骸、皮毛筋骨，为脏腑、经络等的生理活动提供必要的营养物质。②化生血液。营气经肺贯注脉中，成为血液的组成部分。

4．卫气 卫气是运行于脉外具有防御作用之气，与营气相对而言，卫气行于脉外，属阳，故又称卫阳。

卫气由脾胃运化的水谷精微化生而来，具有活动力强、流动迅速，即"慓悍滑利"的特性；运行于皮肤、肌肉之间，散行于全身。卫气的功能有三个方面：①温煦脏腑、肌肉、皮毛等。正常情况下，人体的体温相对恒定，是卫气温煦作用的具体体现。②调节、控制腠理开合、汗液的排泄，维持机体内、外环境的阴阳相对平衡。③护卫肌表，防御外邪侵袭。

营气与卫气都来源于水谷精微，但分别从脉内脉外两条途径运行全身，阴阳相随，内外相贯，协调而不失其常，营养和温煦各脏腑组织，以维持机体的正常生命活动。

### 三、血

#### （一）血的基本概念

血是运行于脉中而循环流注全身的富有营养和滋润作用的红色液体，是构成和维持人体生命活动的基本物质之一。脉是血液运行的管道，所以将脉称为"血府"，有约束血液运行的作用，为人体的生命活动不断提供营养物质。

#### （二）血的生成

营气和津液是生成血的最基本物质，由于营气和津液均来源于脾胃化生的水谷精微，所以脾胃是气血生化之源。血的生成具体表现在两方面：①水谷精微化血。饮食物经胃的腐熟和脾的运化作用，化生为水谷精微，上输于肺，与肺吸入之清气相结合，通过心肺气化作用，贯注心脉，化生为血，循行周身，故《灵枢·决气》说"中焦受气取汁，变化而赤，是谓血"。②精化为血。精血同源，精与血之间互相资生和转化。血液的生成与五脏六腑密不可分，是脏腑整体功能活动的综合体现。

#### （三）血的生理功能

1．营养滋润功能 血在脉中循行，内至五脏六腑，外达皮肉筋骨，不断地对全身各脏腑组织器官起着濡养和滋润作用，以维持各脏腑组织器官发挥生理功能，保证了人体生命活动的正常进行。《素问·五脏生成篇》说："肝受血而能视，足受血而能步，掌受血而能握，指受血而能摄"。如血液充盈，则面色红润，肌肉丰满、壮实，皮肤、毛发润泽；血液亏虚，则面色无华、萎黄，肢体麻木或屈伸不利，毛发、皮肤干燥枯槁，头晕眼花等。

2. 神志活动的物质基础　人体精神活动的正常发挥，离不开血液对脏腑的充分营养，血是机体精神活动的主要物质基础。气血充盛，则精力充沛，神志清晰，感觉灵敏，思维敏捷，活动自如；若血液亏耗，则精神疲惫，健忘，失眠，多梦，烦躁，惊悸，甚至神志恍惚，谵妄，昏迷等。

### （四）血的循行

血液的正常循行必须具备三个条件：①脉管系统完整而通畅；②血液充盈；③全身各脏腑生理功能正常，尤其与心、肺、脾、肝等脏器密切相关。

1. 心主血脉　心、脉管和血液构成了一个相对独立的系统。血液有赖于心气的推动，通过脉管输送至全身各处。心气的推动作用是血液运行的基本动力。所以，心气的盛衰是血液运行的关键。

2. 肺朝百脉　肺司呼吸，主一身之气，调节全身气机，通过肺朝百脉的功能，辅助心脏推动和调节血液的正常运行。

3. 脾主统血　血液运行有赖于脾气的统摄，才能循行于脉道内。脾气健运，则血行正常；若脾不统血，则血溢于脉外，出现各种形式的出血。

4. 肝主藏血　肝具有贮藏血液和调节血量的功能。通过肝对血液的贮藏和调节，使脉管中循环的血量始终保持相对恒定的水平；肝又能疏泄气机，有利于血液和畅地运行。

综上所述，血液的循行是在心、肺、脾、肝四脏的相互配合、相互协调下完成的。任何一个脏腑功能失调，都可能会引起血液运行失常。

## 四、津液

### （一）津液的基本概念

津液是机体一切正常水液的总称，包括各脏腑组织的内在体液及其正常的分泌物。如唾液、胃液、肠液、涕和泪液等，是构成人体和维持生命活动的基本物质之一。津与液虽均属水液，同源于水谷精微，但就其性状、功能和分布等方面而言又有一定差别。一般来说，津的性质稀薄，流动性大，运行于全身体表，分布在皮肤、肌肉和孔窍等部位，并能渗注血脉，能够起到滋润作用；液的性质黏稠，流动性小，运行于脏腑，灌注于骨节、脏腑、脑、髓等部位，能够起到濡养作用。津与液互相补充、相互转化，在病理过程中又相互影响，故一般不予以严格区分，并称为津液。

### （二）津液的生成、输布和排泄

津液在体内的生成、输布和排泄是肺、脾、肾等多个脏腑相互协调配合的结果，是一个复杂的生理过程。《素问·经脉别论》指出："饮入于胃，游溢精气，上输于脾，脾气散精，上归于肺，通调水道，下输膀胱，水精四布，五经并行。"

1. 津液的生成　津液来源于饮食水谷，与脾胃的运化及大、小肠的功能活动有关。胃主受纳、腐熟，"游溢精气"而吸收水谷中的部分精微，小肠泌别清浊，吸收大部分营养物质和水分，大肠主液，将剩余水液重新吸收，转输至脾，通过脾的运化、升清而生成津液，布散全身。因此，津液的生成是在脾的主导下，由胃、小肠、大肠共同参与完成的。

2. 津液的输布　津液的输布有赖于脾、肺、肾、肝和三焦等多个脏腑相互配合共同完成。

（1）脾气散精：脾主运化，一方面将津液上输于肺，通过肺的宣发、肃降输布全身，灌注脏腑、器官；另一方面通过脾主升清，将津液向四周布散，濡养形体组织。若脾失健运，津液输布代谢障碍，则水液停聚，或为痰饮，或为水肿。

（2）肺主行水：肺为水之上源，接受来自脾转输的津液。一方面通过宣发作用，将津液向上、向外宣发至人体上部及体表；另一方面通过肃降作用，将津液向下输布到肾和膀胱。

（3）肾主水：肾对津液的输布起主宰作用。一方面肾中阳气的蒸腾气化功能是脾气散精、胃"游溢精气"、肺通调水道、小肠分清泌浊等的动力，推动津液的输布；另一方面下输于肾的水液通过肾的气化作用，清者蒸腾上输于肺，布散全身，浊者化为尿液下注膀胱。

（4）肝主疏泄：肝主疏泄，调畅气机，气行则水行，促进津液的输布。

（5）三焦决渎：三焦为"决渎之官"，是津液在体内输布的通道。

3．津液的排泄　津液的排泄主要途径是汗、呼气、尿、大便四个方面。肺的宣发作用将代谢的水液通过汗液排出体外，肺在呼气时会随之带走部分水分；肾将蒸腾气化后生成的尿液排出体外，大肠排泄的粪便会带走部分水液。因为尿液是津液排泄的重要途径，所以肾的生理功能在津液排泄过程中占主导地位。

#### （三）津液的生理功能

津液的生理功能主要有以下几个方面：

1．滋润、濡养作用　津液富含营养物质，具有滋润、濡养的作用。外至皮肤毛发，内至脏腑筋骨，均离不开津液的滋养。一般来说，津的质地清稀，滋润作用较强；液的质地稠厚，营养作用较强。

2．化生血液　津液是血液的基本成分之一。津液通过经络渗入脉中，成为血液的组成部分，充养血脉。当血液浓度增高时，津液就渗入脉中稀释血液，并补充了血量。当机体的津液亏少时，血中之津液可以从脉中渗出脉外以补充津液，从而起调节血液浓度的作用。

3．排泄代谢产物　津液在代谢过程中能够把机体的代谢产物以汗、尿等形式不断排出体外，保证脏腑、组织、器官的正常生理活动。

4．运载全身之气　津液为气的载体之一，人体无形之气必须依附于有形的津液存在，发挥其作用。所以，当大汗、大吐、大泻等大量津液流失时，气也随之亡失，即"气随液脱"。

### 五、气、血、津液间的关系

气、血、津液相互依赖、相互制约，又相互转化、相互促进，共同维持着人体的生命活动。

#### （一）气与血的关系

气属阳，血属阴，具有互根互用的关系。《难经·二十二难》说："气主煦之，血主濡之。"气有推动、激发、固摄等作用，血有营养、滋润等作用。"气为血之帅，血为气之母"。

1．气能生血　气的运动变化是血液化生的动力。从饮食物转化成水谷精微，最后化生为血液，每一个过程无不依赖于气化作用。因此，气旺则血足，气虚则血少。临床上治疗血虚的病变，常以补气药配合补血药使用，取得较好疗效，即是源于气能生血的理论。

2．气能行血　血液运行有赖于气的推动。一方面气是血液运行的动力，另一方面气又可激发脏腑功能活动，促进血液运行，通过心气的推动、肺气的宣肃、肝气的疏泄条达协同完成。所以说，气行则血行，气滞则血瘀。

3．气能摄血　气对血具有统摄作用，使血液行于脉内而不外溢。气能摄血实际上是通过脾统血来实现的。若脾气虚弱，失去统摄，往往导致各种出血病变，临床上称为"气不摄血"或"脾不统血"。

4．血能生气　血为气的生成和功能活动提供物质基础，使气不断得到充养，并且正常运行。血液充盈，则脏腑功能活动旺盛；脏腑组织得不到血的濡养，则功能活动减弱或功能丧失。所以说血盛则气旺，血虚则气衰。

5．血能载气　气存在于血中，血是气的载体，气依附于血而到达全身。因此，大失血的患者，气亦随之大量丧失，往往导致气涣散不收，漂浮无根的气脱病变，称为"气随血脱"。

**（二）气与津液的关系**

气属阳，津液属阴，两者均来源于脾胃运化的水谷精微。气与津液在生理上相互依存，在病理上相互影响。

1．气能生津 气是津液生成的动力。津液源于脾胃化生的水谷精微，气可推动和激发脾胃的功能活动，脾胃之气旺盛，则津液生成充足。若脾胃气虚，化生津液的功能减弱，则津液不足。所以，津液的生成离不开气的作用。

2．气能行津 津液的输布、排泄有赖于气的推动和气化作用。津液的运行主要靠气的升降出入运动，尤其是肺气的宣发和肃降、脾气的散精和转输、肾气的蒸腾气化，共同配合完成津液在体内的输布和排泄。所以说气行则水行，气停则水聚。若气虚，则气不化水，可以引起津液的输布、排泄障碍，形成痰、饮、水、湿等病理产物。

3．气能摄津 气的固摄作用能控制津液的随意排泄。津液在体内代谢保持着一定的平衡，有赖于气的固摄作用。例如，卫气司汗孔开合，固摄肌腠，不使津液过多外泄；肾气固摄下窍，使膀胱正常贮尿，不使津液过多排泄等，都是气对津液发挥固摄作用的体现。若气虚，固摄失常，则多汗、多尿或小便失禁等，导致体内津液丢失。

4．津能化气 津液能促成气的生成，为气的生成提供充分的物质基础，脾胃运化的水谷精微在元阳的蒸腾作用下化生为气，滋养脏腑，保证机体正常的生理功能。

5．津能载气 津液是气的载体之一，气依附于津液而存在，故有"津能载气"之说。因此，津液的丢失必定导致气的损耗。如大汗、大吐、大泻等津液大量丢失时，气亦随之大量外脱，称为"气随津脱"。

**（三）血与津液的关系**

血和津液都由饮食水谷精微所化生，具有滋润濡养作用，二者之间可以相互资生，相互转化，这种关系称为"津血同源"。

1．血对津液的作用 脉中的血液渗于脉外转化为津液，所以当血虚时，可见津液不足的现象。如大失血时，脉外的津液渗入增多，补充血容量的不足，导致脉外的津液亏损，则出现口渴、尿少、皮肤干燥等。故有"夺血者无汗"之说。

2．津液对血的作用 津液渗于脉内，成为血的组成部分。所以，当津液亏虚时，可见血虚现象。而大汗、大吐、大泻等导致津液耗伤时，血中的部分津液又渗于脉外，使血量减少，出现血脉空虚。因此说"夺汗者无血"。

**本章小结**

中医护理的基本理论

- 脏腑
  - 五脏
    - 共同功能：化生、贮藏精气血津液
    - 心：主血脉，藏神，主汗，其华在面，开窍于舌
    - 肺：主气，主宣发、肃降、通调水道，其华在毛，开窍于鼻
    - 脾：主运化，主统血，主肌肉、四肢，其华在唇，开窍于口
    - 肝：主疏泄，主藏血，主筋，其华在爪，开窍于目
    - 肾：主藏精，主水，主纳气，主骨，其华在发，开窍于耳及二阴
  - 六腑
    - 共同功能：受盛、传化水谷
    - 小肠：受盛化物，泌别清浊
    - 大肠：传化糟粕
    - 胃：受纳、腐熟水谷，主通降
    - 胆：贮存和排泄胆汁，主决断
    - 膀胱：贮存和排泄尿液
  - 奇恒之腑
    - 共同功能：主藏精气
    - 脑：主精神活动，主感觉运动，为髓海
    - 髓：充养脑、骨
    - 骨：身体支架，为髓之府
    - 脉：气血运行的通道，为血之府
    - 胞宫：主持月经和孕育胎儿
  - 脏腑的关系：脏属阴，腑属阳，一表一里，经脉相互络属

- 精气血津液
  - 精
    - 人体生命活动的基本物质
    - 狭义：生殖之精，即肾精
    - 广义：一切精微物质
    - 功能：繁衍生命，濡养脏腑，化生气血
  - 气
    - 活力很强的精微物质
    - 运动形式：升、降、出、入
    - 生理功能：推动、温煦、防御、固摄、气化作用
  - 血
    - 运行于脉中红色精微物质
    - 功能：营养滋润作用，是神志活动的物质基础
    - 循行条件：完整而通畅的脉管，血液充盈，脏腑功能正常
  - 津液
    - 人体正常水液的总称
    - 功能：滋润作用，化生血液，调节平衡，运载全身之气
    - 生成、输布、排泄：肺、脾、肾等多脏相互协调配合完成
  - 关系
    - 气与血的关系
      - 气属阳，血属阴
      - 气能生血，气能行血，气能摄血，血能生气，血能载气
    - 气与津液的关系
      - 气属阳，津液属阴
      - 气能生津，气能行津，气能摄津，津能化气，津能载气
    - 血与津液的关系：津血同源，津血互相转化

**自测题**

**单项选择题**

1. 气血生化之源指的是哪个脏
   - A. 肝
   - B. 心
   - C. 脾
   - D. 肾
   - E. 肺

2. 六腑的主要功能是
   - A. 行血气
   - B. 藏精气
   - C. 传化物
   - D. 主生殖
   - E. 行津液

3. 五脏生理功能的特点是
   - A. 传化物而不藏，实而不能满
   - B. 藏精气而不泻，实而不能满
   - C. 藏精气而不泻，满而不能实
   - D. 传化物而不藏，满而不能实
   - E. 虚实交替，泻而不藏

4. 人的视觉功能与下列哪项关系最为密切
   - A. 心主血脉功能
   - B. 肺主气的功能
   - C. 脾主运化的功能
   - D. 肝藏血的功能
   - E. 肾藏精的功能

5. 机体生长发育主要取决于
   - A. 血液的营养
   - B. 津液的滋润
   - C. 水谷精微充养
   - D. 肾中精气的充盈
   - E. 心血的充盈

6. 成人牙齿松动，过早脱落的主要原因是
   - A. 肾阳虚衰
   - B. 肾中精气虚衰
   - C. 命门虚寒
   - D. 肾气不固
   - E. 肾阴亏乏

7. 毛发的荣枯主要与体内哪两种物质的盛衰有关
   - A. 精与气
   - B. 精与液
   - C. 气与血
   - D. 气与津
   - E. 精与血

8. 下列哪一项是错误的
   - A. 心在志为喜
   - B. 肺在志为惊
   - C. 肝在志为怒
   - D. 脾在志为思
   - E. 肾在志为恐

9. 与津液代谢关系密切的是
   - A. 肺肝肾
   - B. 肝脾肾
   - C. 心肺肾
   - D. 心脾肾
   - E. 肺脾肾

10. 情志抑郁与下列哪项因素有关
   - A. 心神不定
   - B. 肝失疏泄
   - C. 肺气不足
   - D. 肝血亏虚
   - E. 脾气亏虚

11. 治疗血虚证时配伍补气药的理论依据是
   - A. 气能摄血
   - B. 气能行血
   - C. 气能生血
   - D. 血能养气
   - E. 血能载气

12. 下列哪一项不属于肺的生理功能
   - A. 主宣发
   - B. 主肃降
   - C. 通调水道
   - D. 主纳气
   - E. 司呼吸

13. 肝开窍于
   - A. 舌

B. 目

C. 耳

D. 口

E. 鼻

14. 既属六腑又属奇恒之腑的是

A. 脉

B. 脑

C. 髓

D. 女子胞

E. 胆

15. 下列哪项不属气的主要功能

A. 温煦

B. 推动

C. 固摄

D. 滋润

E. 防御

16. 促进人体生长、发育和生殖的气是

A. 元气

B. 宗气

C. 营气

D. 卫气

E. 中气

17. 某男，43岁，牙齿松动易落，头发稀疏早白，辨证为

A. 精亏

B. 气衰

C. 血虚

D. 津枯

E. 液乏

18. 鲁某，男，42岁。经常自汗出，夜尿多，近日出现小便自遗，并见遗精，早泄，舌淡苔白，尺脉虚。此证为气的何种功能减退

A. 温煦作用

B. 气化作用

C. 固摄作用

D. 推动作用

E. 防御作用

19. 称为"生痰之源"的是

A. 脾

B. 肺

C. 胃

D. 肾

E. 三焦

20. 推动血液运行的是

A. 心

B. 肺

C. 脾

D. 肝

E. 肾

（简亚平）

# 第三章 病因病机

**学习目标**

通过本章内容的学习，学生应能：
1. 解释六淫、痰饮、瘀血的基本概念和致病特点。
2. 领会情志致病的特点和发病规律；以及邪、正的基本概念。
3. 知道饮食、劳逸、外伤致病的特点。

病因是指破坏人体生理动态平衡而导致疾病发生的原因，又称"致病因素""病邪""病原"等。病因学说是研究致病因素及其性质、致病特点和临床表现的学说。病机，即疾病发生、发展变化及转归的机制。病因病机学说以阴阳五行、脏腑经络、气血津液理论为基础，研究致病因素的性质与致病特点、疾病发生与人体产生病理反应的全过程及其规律，揭示疾病的发生、形成、演变、转归的机制所在，为辨证施治提供理论依据。

# 第一节 病 因

疾病发生的原因很多，如气候异常、疠气侵袭、精神刺激、脏腑功能失调、饮食失宜、劳逸不当、跌扑损伤及虫兽所伤等。此外，在疾病过程中某一阶段产生的病理产物如痰饮、瘀血等，可能成为疾病的继发因素，引起新的病理改变而成为某些病变的致病因素。

中医探求病因的方法主要有两种：一是问诊求因，即详细询问疾病发生、发展的经过，以推断其病因。二是辨证求因，是以疾病的临床表现为依据，通过对病变的症状和体征进行分析以探求致病因素，又称为"审证求因"。

## 一、外感致病因素

外感致病因素是指来自外界，从皮毛、口鼻等肌表侵入人体而引起疾病发生的因素，亦称之为外邪。外感病一般发病较急，初起多见恶寒发热、头痛身痛等表证症状。外感致病因素包括六淫和疫疠两类。

### （一）六淫

六淫是风、寒、暑、湿、燥、火六种外感致病因素的统称。风、寒、暑、湿、燥、火是自然界六种不同的气候变化，在正常情况下称为六气。六气是万物赖以生长变化和人类赖以生存的条件，人体的生理活动一般与六气变化规律相适应，所以正常的六气一般不会使人致病。当气候变化异常，六气发生太过或者不及，或者非其时而有其气（如春天应温而反寒，冬天应寒而反暖），以及气候变化过于急骤而超过了人体适应的限度时，或者人体抵抗力下降，不能适应气候变化，六气才能成为致病因素侵犯人体而发生疾病。这种情况下六气便称为六淫，"淫"有太过、浸淫的意思，又称为六邪。

六淫致病一般具有下列共同特点：

1．外感性　六淫邪气来源于自然界，从肌表或口鼻而入，或同时从两个途径侵犯人体而发病，故又称外感六淫，六淫所致的疾病又称外感病。

2．季节性　六淫致病多具有明显的季节性，如春季多风病，夏季多暑病，长夏多湿病，秋季多燥病，冬季多寒病等。

3．地域性　六淫致病常与生活、工作的区域和环境密切相关，不同的地理环境有不同的发病特点。如西北高原多寒病、燥病；东南沿海多湿病；久居潮湿之处多湿病；高温环境工作多燥热或火邪为病等。

4．相兼性　六淫邪气既可单独致病，又可两种或两种以上邪气相兼同时侵犯人体而致病，如风热感冒、风寒湿痹、寒湿腰痛等。

5．转化性　六淫邪气在致病过程中，不仅相互影响，而且在一定条件下相互转化。如寒邪入里可以化热，暑湿日久可以化燥伤阴等。

六淫之邪的性质及致病特点：

1．风　自然界的风是一种无形流动的气流。因此，自然界中具有风之轻扬开泄、善动不居特性的外邪，称为风邪。风为春季的主气，四季皆有，故风邪致病四时皆会发生，以春季为多。风邪多从皮毛入侵人体，常与其他邪气杂合伤人，为寒、湿、燥、火（热）等邪气的先导，为"六淫之首"，如风寒、风湿等。

（1）风轻扬开泄，易袭阳位：风邪具有轻扬、升散、向上、向外的特性，属阳邪，故风邪伤人常易侵袭人体的上部（头面）、阳经、腰背和肌表等阳位，而出现头痛、鼻塞流涕、项背痛等。开泄指易使皮毛腠理疏泄而出现汗出、恶风等症状。

（2）善行而数变：善行指风邪性善动不居，游移不定。故其致病有病位游移、行无定处的特性，如行痹（又称风痹）的四肢关节游走性疼痛。数变指风邪致病有发病急、变化快的特点，如风中于头面，可突发口眼歪斜，又如风疹皮肤瘙痒，发无定处，此起彼伏。

（3）风性主动：动指动摇不定，是风邪致病出现肢体异常运动的特点。如风邪入侵，常见颜面部肌肉震颤、四肢抽搐、颈项强直、角弓反张、两目上视等症状。

（4）风为百病之长：风邪是外感疾病的先导，致病极为广泛，寒、湿、燥、热诸邪多依附于风邪而侵犯人体，故称风为"百病之长"，如风热、风寒等。另外，风邪袭人致病最多，风邪侵犯无孔不入，表里内外均可遍及，侵害不同的脏腑组织，可发生多种病症。

2．寒　寒为冬季的主气，自然界中具有寒冷、凝滞、收引等特性的外邪称为寒邪，故冬季多寒病，亦可见于其他季节气温骤降，汗出当风、淋雨冒雪或者饿冻露宿，或生活、饮食失调，感受寒邪而致病。寒邪伤于肌表，郁遏卫阳，称为"伤寒"；寒邪直中于里，伤及脏腑阳气，称为"中寒"。

（1）寒为阴邪，易伤阳气：寒为自然界阴寒气盛的表现，其性清冷，属阴，"阴盛则寒"。寒邪侵袭人体，体内阳气与之抗争，势必要消耗大量的阳气，体内失去阳气正常的温煦气化作用，故呈现阳气衰退的寒证。如寒邪侵袭肌表，卫阳被遏，则发热、恶寒无汗等；寒邪直中脾胃，阳气受损，脾胃纳运升降失常，则脘腹冷痛，呕吐腹泻等。

（2）寒性凝滞：凝滞即凝结、阻滞不通。寒邪侵袭人体，阳气受损，经脉气血失于温煦，为寒邪所凝闭，运行不畅，气机阻滞，不通则痛，故寒邪伤人多见疼痛症状。如寒袭肌表，则头项强痛，骨节疼痛；寒邪直中于里，则脘腹冷痛。感受寒邪所致的疼痛，一般有明显的受寒原因，多为局部冷痛，得温则减，遇寒加重，故有"寒主疼痛"之说。

（3）寒性收引：收引，即收缩牵引。寒邪侵袭人体，使气机收敛，腠理闭塞，筋脉收缩挛急，如寒袭肌表，毛窍闭塞，则恶寒、无汗；寒邪客于经络关节，则四肢拘急疼痛、屈伸不利。寒邪侵于肌肉血脉，则全身颤抖、面色苍白、脉紧。

（4）寒性清澈：寒邪致病临床上多表现为排泄物及分泌物清稀。如寒邪袭表，则鼻流清涕；寒邪束肺，则咳痰清稀；寒邪中里，损伤脾阳，则脘腹冷痛，吐泻清稀。

3. 暑　暑为夏季的主气，为火热所化，有明显的季节性，独见于夏令。大凡发生在夏至之后、立秋之前，自然界中的火热外邪，称为暑邪。炎夏季节气温过高，或者烈日之下长时间露天作业，或工作环境闷热，皆容易感受暑热之邪而患病。暑邪纯属外邪，无内暑之说，这是暑邪与其他五种邪气的不同点。暑邪致病，有伤暑、中暑及暑厥之别。起病缓慢，病情较轻者为伤暑；发病急骤，病情较重为中暑；如伴有神志昏迷、四肢厥冷、抽搐者为暑厥，是暑病中的危重证候。

（1）暑为阳邪，其性炎热：暑为夏季火热之气所化，其性炎热，为阳邪。致病多表现为火热炽盛症状，如壮热、口渴、面赤、心烦、脉洪大等。

（2）暑性升散，伤津耗气：升散即上升发散。暑为阳邪，性升散。暑邪伤人，易使腠理开泄而多汗，汗出过多，津液耗伤，则口渴喜饮、唇干舌燥、尿少色黄。气随津泄而致气虚，则气短乏力、倦怠懒言；甚则气随津脱而突然昏倒，不省人事，手足厥冷等。

（3）暑多夹湿：夏季气候炎热，多雨而潮湿，热蒸湿动，水气弥漫，故暑邪致病多合湿邪而弥漫肌体，出现暑湿夹杂证候。临床除发热、烦渴等暑热症状外，常兼见身热不扬，四肢困倦，胸闷呕恶，大便溏泄不爽等湿阻症状。暑湿并存，一般以暑热为主，湿邪次之。

4. 湿　自然界中具有水湿之重浊、黏滞、趋下特性的外邪称为湿邪。湿为长夏的主气。夏秋之交，暑热未消，水气上腾，空气湿度加大，是一年之中湿气最盛的季节。长夏季节，气候潮湿、淋雨涉水、以水为事、居住湿地等湿邪易侵袭人体致病，所以长夏多湿病。

（1）湿为阴邪，损伤阳气，阻遏气机：湿为水气所化，属阴。湿邪致病，最易阻滞气机，使气机升降失常。湿性类水，水属阴，阴盛则阳病，故湿邪容易损伤人体阳气。湿喜归脾，脾喜燥恶湿，所以湿邪常先困脾阳，从而影响脾胃的运化功能，出现食少纳呆，脘痞腹胀，小便短涩，大便不爽。湿为阴邪，入侵人体，使脾阳不振，运化无权，水湿停聚，导致泄泻、水肿、小便短少等。

（2）湿性重浊：重即沉重、重着。湿邪致病常有沉重或重着不移的特点。如湿邪侵袭肌表，则周身困重，四肢酸楚；湿困于头，则头重如裹、昏昏欲睡；湿留关节，则肢体关节疼痛重着，肌肤不仁，甚或难以转侧。浊即秽浊，湿邪为患，临床多见分泌物、排泄物秽浊不清，黏滞不爽。如湿浊在上，则面垢眵多、苔厚腻；湿阻中焦，则大便溏泄，下痢脓血黏液，小便浑浊；湿浊下注，则妇女带下量多，黄白黏稠有秽臭；湿邪侵淫肌肤，则出现疮疡、湿疹、脓水秽浊等。

（3）湿性黏滞：黏滞即黏腻停滞。湿邪具有黏腻停滞的特性。致病表现在两个方面：一是症状的黏滞性。表现为排泄物黏滞不爽，如大便黏腻，排出不畅，下痢脓血，里急后重；小便涩滞不畅，以及分泌物黏浊和舌苔垢腻等。二是病程的缠绵性。湿性黏滞，蕴蒸不化，胶着难解，故湿邪致病，多起病缓慢，病程长，缠绵难愈，易复发，如湿疹、湿痹、湿温等。

（4）湿性趋下，易袭阴位：湿性类水而趋下，具有沉降之性。故湿邪致病，多见人体下部症状，如下肢水肿、湿疮、带下、淋证、泄泻下痢、阴部湿疹，皆因湿邪下注所致。

5. 燥　燥为秋季的主气。秋季天气收敛，空气中湿度降低，气候干燥，故多燥病。大凡自然界具有干燥、收敛清肃特征的外邪称为燥邪。其他季节也可以感受燥邪，如久晴无雨，骄阳久曝，火热烘烤等均可感受燥邪而发病。燥邪从口鼻、皮毛而入，侵犯人体，致病有温燥、凉燥之分。初秋夏热之余气未尽，久晴无雨，秋阳以曝，燥与热结合侵犯人体，为温燥；深秋近冬之寒气，西风肃杀，燥与寒结合侵犯人体，为凉燥。

（1）燥性干涩，易伤津液：干涩，即干燥涩滞。燥为秋季敛肃之气所化，其性干涩枯涸。燥邪伤人，最易耗伤人体的津液，出现各种津亏液损的干涩症状和体征。如皮肤、鼻、咽干燥，口唇皲裂，毛发不荣，两目干涩，小便短少，大便干结等。所以说"燥胜则干"。

（2）燥易伤肺：肺为娇脏，喜清肃滋润而恶燥，主司呼吸，与自然界大气相通。燥邪伤人，经口鼻而入，故最易伤肺，使肺津受损，宣肃失职，出现干咳少痰，痰黏难咳，或痰中带血，咽干而痛，甚则喘息胸痛等。

6．火（热）　火以温暖、炎热为特点，旺于夏季。自然界中具有火之炎热特性的外邪称为火邪。火、热、温三者属同一性质，仅在程度上有差异。一般认为温为热之渐，火为热之极，温能化热，热能化火，所以临床常称温热之邪、火热之邪，在炎热的夏季比较多见。外感火热致病，多为直接感受温热邪气所致，亦可因感受风、寒、暑、湿、燥等邪气转化而来，即"五气化火"。

（1）火（热）为阳邪，其性炎上：火（热）性燔灼、升腾上炎，故属阳邪。火热邪气致病，多表现为人体上部的症状，如头痛、面红目赤、口舌生疮、齿龈肿痛等；并具有明显的热象，如高热、面赤、烦渴、汗出、脉洪大等。

（2）易伤津耗气：火热之邪燔灼蒸腾，一是迫津外泄，使汗出津伤；二是消灼耗损阴津。火热致病，除发热外，常见口渴引饮、咽干舌燥、小便短赤、大便秘结等津液亏耗的症状；并且伴随体倦乏力、少气懒言等气虚现象；严重者津气两脱而出现气脱亡阴的危象。

（3）易生风、动血：生风指肝风内动；动血指血液妄行。火（热）邪气侵袭人体易引起肝风内动和血热妄行的病证。热灼肝经，伤阴耗液，使筋脉失养，引动肝风，出现高热神昏，四肢抽搐，两目上视，颈项强直，角弓反张等"热极生风"的表现。火热之邪灼伤脉络，迫血妄行，则吐血、衄血、尿血、便血，皮下瘀斑及妇女月经过多，崩漏等。

（4）易扰心神：心属火，火热之邪入营伤血，易扰心神，轻者见心神不宁，烦躁不安，惊悸失眠；重者神不守舍，狂躁妄动，神昏谵语。

（5）易致肿疡：火热之邪入于血分，使气血壅聚不散，腐蚀血肉发为痈肿疮疡，局部红肿热痛，甚至肿疡溃破流脓血。所以说"痈疽原是火毒生"。

**（二）疫疠**

1．疫疠的概念　疫疠是一种具有强烈传染性和流行性的致病因素，又称"疫气""毒气""异气""戾气""乖戾之气"等。疫气引起的疾病称为"疫病"或"瘟疫病"，其致病种类很多，如大头瘟、疫痢、白喉、天花、霍乱、鼠疫、非典型性肺炎、甲型流感等，包括了现代许多传染病和烈性传染病。

2．疫疠的致病方式　疫气不同，其致病及传染方式各异，有自口鼻、饮食、蚊虫叮咬等途径致病，或相互接触传染而发病。

3．疫疠的发生与流行因素　疫疠属于外感致病因素，但有别于六淫，是六淫邪气以外的一种异气。一般认为其发生和流行与气候的持久或急骤的反常变化，环境污染和饮食不洁，对疫疠的预防和隔离措施不力，以及社会因素，如战乱不断、社会动荡不安、生活极度贫困、灾荒等有关。

4．疫疠的致病特点

（1）发病急骤，病情危重：疫疠发病急骤，来势凶猛，病情危重，变化多端，传变较快，如果治疗不及时，其死亡率较高。如白喉、霍乱、天花等，均发病急骤、来势凶猛、病情危笃。所以说"人感乖戾之气而生病，则病气转相染易，乃至灭门"。

（2）传染性强，易于流行：疫疠致病有强烈的传染性和流行性，这是疫疠有别于其他病邪的显著特点。其通过空气、食物、接触等多种途径在人群中传播流行。

（3）一气一病，症状相似：一种疫疠常导致一种疫病的发生，即"一气一病"。某一种疫病流行时，其临床症状及传变规律基本相似。所以说"五疫之至，皆相染易，无问大小，症状相似"。

## 二、内生五邪

临床上还有某些并非因为六淫之邪外感，而是由于脏腑、气血津液功能失调所产生的化风、化寒、化湿、化燥、化热、化火等病理变化。由于它们与外感六淫在发病过程中常相互影响，且性质特点和致病表现又相近似，为了与外感六淫相区别，便冠以"内"字，称其为"内生五邪"，即内风、内寒、内湿、内燥、内火（内热）等。

## 三、情志因素

### （一）七情的基本概念

七情指喜、怒、忧、思、悲、恐、惊七种情志变化，是人体对客观外界事物和现象作出的不同情感反应，包括精神、意识及情绪活动，一般不会导致疾病发生。当突然、强烈或持久的情志刺激，使情感过于剧烈地波动，超越了正常人体生理活动所能调节的范围，引起脏腑、气血功能紊乱、阴阳失调，才会导致疾病的发生，成为致病因素。另外，个体脏腑气血虚弱，或者个性脆弱，对情志刺激的适应能力下降，也容易诱发疾病。七情是造成内伤病的主要致病因素之一，故又称为"内伤七情"。

### （二）七情与脏腑、气血的关系

1．七情与脏腑的关系 人体的情志活动必须以五脏化生的精、气、血作为物质基础，在一定程度上精神情志活动是脏腑、气血的外在表现。只有五脏精气充足，功能协调，才能对来自外界的各种精神刺激作出相应的、适度的情感反应。外界的精神刺激只有作用于内脏，才能表现出不同的情志变化。中医学将人体情志变化分属于五脏，即心在志为喜，肝在志为怒，脾在志为思，肺在志为忧，肾在志为恐。脏腑内在功能异常会影响情志的变化，而七情太过也会损伤相应的内脏，出现情志病变。

2．七情与气血的关系 情志活动是脏腑、气血生理的反映。不良的情志刺激可影响脏腑、气血的正常生理活动；脏腑、气血的生理活动异常，则可表现出异常的情志变化。所以说"血有余则怒，不足则恐"。

### （三）七情内伤形成的因素

七情作为致病因素，一方面取决于情志异常变化是否超出了人体的适应范围，另一方面与个体耐受能力和调节能力的强弱有关。七情具有生理和病理的双重性，致病的原因很复杂。首先是社会因素：如战争、社会地位、工作环境、经济收入、家庭婚姻等，都是导致七情内伤的原因；其次是疾病因素：无论患急性病还是慢性病，均可能导致脏腑功能失调，气、血、津液受损，精神受到不同程度的影响，而致七情内伤。此外是体质因素，人体对外界不良刺激的心理适应能力和调节能力是有较大差别的。如先天禀赋、个人修养、体质强弱、年龄差异等，都能对情志刺激作出不同程度的反应。

### （四）七情的致病特点

1．从心而发 心既主宰人体生理活动，也主宰心理活动，包括情志活动。外界事物的刺激首先通过感官内传于心，由心作出相应的反应。各种精神刺激均可损及心神，然后波及其他脏腑。所以说七情皆发于心，心在七情致病中起主导作用。

2．直接伤及内脏 七情过激可直接影响内脏的生理活动而产生疾病。由于五脏与情志活动的对应关系，不同的情志刺激可伤及不同脏腑，如喜伤心、怒伤肝、思伤脾、忧伤肺、恐伤肾，而以伤心、肝、脾三脏多见。因为心主血而藏神，为五脏六腑之大主，七情太过首先伤及心神，然后影响其他脏腑而引起疾病。所以说"悲哀愁忧则心动，心动则五脏六腑皆摇"。肝藏血、主疏泄，调节情志，使全身功能活动处于协调和畅的状态。脾为全身气机枢纽。故情志为害，多造成心、肝、脾三脏气血失调。七情致病，主要表现在三个方面：一是一种情志可以伤及多脏；二是多种情志可以同伤一脏；三是既可单独发病，也常互相影响。如思虑劳神，同时损伤心脾，致心脾两虚；郁怒伤肝，肝气逆乱可以横逆乘脾犯胃，导致肝脾不调，肝胃不和；且七情内伤，均可影响心神。

3. **影响脏腑气机**　七情直接影响脏腑气机，使气血运行紊乱，升降出入失常而发病。怒则气上，影响肝主疏泄；喜则气缓，影响心主神明；悲则气消，影响肺主宣肃；恐则气下，影响肾主闭藏；思则气结，影响脾胃气机升降。另外，忧则气郁，忧亦为肺志，往往与悲、愁、思等相兼为病。忧思太过，既可伤肺，亦可伤心、脾。惊与恐均指受惊吓所产生的情志异常，但有区别，一般来说，对来自外来的刺激不自知者为惊，自知者为恐。惊则气乱，主要导致心气紊乱，神无所归。

4. **影响病情变化**　七情不仅是导致内伤病的重要因素，而且对疾病的演变也有着重要的影响。良好的精神状态和自我调节能力使五脏安和，气机顺畅，"气和志达，营卫通利"，促进疾病康复。不良的精神刺激、剧烈的情绪波动可加重脏腑、气血逆乱，促使病情加重，甚至急剧恶化。如胸痹、心痛患者，可因暴喜或暴怒而引起怔忡，心痛暴作，大汗淋漓，四肢厥冷，面色青紫等心阳暴脱的危重证候。疾病初愈，猝然遭受强烈的精神刺激，可使人体气血逆乱而导致病情复发。

### 四、继发因素

痰饮、瘀血是人体在致病因素的影响下，导致脏腑功能失调，气、血、津液代谢异常所形成的病理产物。这些病理产物一旦产生，又成为新的致病因素，引发更为复杂的病证。所以痰饮、瘀血具有既是病理产物又是致病因素的双重性，故称之为继发性致病因素。

#### （一）痰饮

1. **痰饮的概念**　痰饮是体内水液代谢失常所形成的病理产物，一般将较稠浊的称为痰，较清稀的称为饮。因二者同出一源，故合称"痰饮"。痰饮与水湿同源而异流，一般认为，津停为湿，湿聚为水，积水成饮，饮凝成痰。

临床常将痰分为有形的和无形的两类：有形之痰是指视之可见，闻之有声，触之可及的痰液，如咳嗽咳出的痰，喘息之痰鸣。无形之痰是指只见其症，不见其形的痰病，如眩晕、神昏、癫狂等证。中医学对"痰"的认识，主要是通过临床一些特殊症状和体征来确定痰的病因。饮多停留在人体脏腑、组织间隙，根据其所留滞的部位不同而有不同的病名。饮停胁下者称为悬饮，饮留胸膈者称为支饮，饮停四肢、肌肤者称为溢饮，饮留胃肠者称为痰饮（狭义）。

2. **痰饮的形成**　痰饮是由于外感六淫，或饮食不节，或七情内伤等因素，导致肺、脾、肾、三焦等脏腑功能失调，气化不利，水液代谢障碍，津液不能正常地输布和运行，水湿停聚而成。因此，外感、内伤是形成痰饮的初始病因，肺、脾、肾、三焦功能失常是形成痰饮的中心环节。

3. **痰饮的致病特点**

（1）阻滞气机，阻碍气血运行：痰饮既可影响脏腑气机升降出入，又可阻碍气血运行，出现多种病理变化。痰阻于肺，则胸闷气促，咳喘咳痰；痰困脾胃，则腹胀纳呆、恶心、呕吐、痞满不舒；痰流注经络，则骨节疼痛肿胀、肢体麻木、屈伸不利，甚至半身不遂；痰气凝结于咽喉，出现咽中似有物阻，吞之不下，吐之不出的"梅核气"。

（2）扰乱心神：痰浊为病，随气上逆，最易蒙蔽清窍，干扰心神，出现一系列神志活动失常的病症。痰蒙心神，则头昏目眩，胸闷、心悸，精神困倦；扰乱神明，则神昏，痴呆；痰火扰心，则神昏谵语，甚则发狂。

（3）致病广泛，变化多端：痰饮随气上下，无处不到，周身内外皆可为病。病证较多，症状复杂，变化多端，故有"百病多由痰作祟""怪病多痰"之说。一般归纳为：咳、喘、悸、眩、呕、满、肿、痛八大症状。

（4）病势缠绵难愈：痰饮为阴邪，具有黏滞特性，所以痰饮为病多病势缠绵难愈，病程较长，反复发作，难以速愈，如咳喘、癫痫、中风等。

（5）多见滑腻舌苔：水湿痰饮内停，舌苔一般是腻苔或者滑苔，脉滑或弦。

### （二）瘀血

1．瘀血的概念　瘀血是指血液运行障碍或停滞而不能及时消散所形成的病理产物。包括离经之血积聚于体内，以及气血运行不畅，阻滞于经脉或脏腑内的血液，均称为瘀血。

2．瘀血的形成　凡能影响血液正常运行，或造成血离经脉而瘀积的内、外因素，均可导致瘀血的产生。一因外邪入侵、情志所伤、饮食、劳逸等导致气虚、气滞、血寒等，使血行不畅而凝滞；二因内外伤、气虚失摄或者邪热迫血妄行等，造成出血，血虽离经，但是积存体内而形成瘀血。

（1）气虚致瘀：气虚无力行血，血行迟缓涩滞；或统摄无权，血溢脉外，不能及时消散或排除，停留于体内而成瘀血。

（2）气滞致瘀：气行则血行，气滞则血亦滞。情志郁结，或痰饮、水湿等邪气积留于体内，阻遏脉道，使脏腑气机升降失常，血液运行不畅，停滞不行而成瘀血。

（3）血热致瘀：外感火热之邪，或脏腑郁热化火，热入营血，血热搏结，血液黏稠，运行不畅；或热伤脉络，迫血妄行，血溢脉外，留于体内，均可形成瘀血。

（4）血寒致瘀：寒性凝滞，阴寒之邪侵袭人体，或阳气虚衰，机体经脉气血失于温煦推动，血行涩滞而成瘀血。

（5）出血致瘀：各种外伤使脉道破损而出血；或脾不统血、肝不藏血而血溢脉外，成为离经之血，未能及时消除，滞留于体内则成为瘀血。

3．瘀血致病的病机特点　瘀血形成后，不仅失去了血液的正常滋养作用，反而成为致病因素，产生各种各样的病理变化。

（1）阻滞气机：气能行血，血能载气，两者相互为用。瘀血内阻，必然影响气的运行，导致气的升降出入失常而气滞，使气滞与血瘀并见，互为因果，如肿胀、疼痛等。

（2）阻塞经脉：瘀血无论瘀滞于脉内还是脉外，均可影响其功能，导致局部或脏腑、组织气血运行失常，使被阻部位得不到血液的濡养，引发更为复杂的病理变化。如瘀阻于心，则心悸、心痛、胸闷、唇甲青紫。

（3）影响新血生成：瘀血阻滞，影响脏腑、组织生理功能的正常发挥，使新血不生。久瘀之人常见肌肤甲错，毛发不荣。故有"瘀血不去，新血不生"之说。

4．瘀血致病的症状特点

（1）疼痛：瘀血疼痛多为刺痛，痛处固定不移，拒按，夜间痛甚，或久痛不愈，反复发作。

（2）肿块：肿块固定不移，在肌肤可见青紫肿胀；在脏腑则为癥积肿块，质地坚硬，固定不移。

（3）出血：经脉瘀阻，血不归经，出血常反复不止，血色紫黯并伴有瘀块。故有"瘀血不去，出血不止"之说。

（4）青紫：瘀血阻滞，机体失去气血濡养，面部、爪甲、肌肤、口唇青紫。

（5）舌质紫暗，或有瘀点、瘀斑，或舌下静脉曲张；脉细涩、沉弦或结代。

（6）瘀血日久，可见面色黧黑、肌肤甲错、皮肤紫斑或者赤丝红缕，腹壁脉络怒张等。

临床判断是否为瘀血致病，可从以下几个方面进行分析：一是有瘀血特征者；二是发病有外伤、出血、月经或胎产史；三是瘀血特征虽不明显，但病程较长，且屡治无效，根据"初病在气，久病入血"的理论，也可考虑有瘀血的存在。

### 五、其他因素

饮食、劳动和休息是人类生存与保持健康的必要条件，但需要合理安排和调节，否则会影响人体生理功能，使气机紊乱或正气损伤，产生疾病。

### （一）饮食

饮食是人类生存与保持健康的必要条件之一，是摄取营养、维持人体生命活动必不可少的物质。民以食为天，但需要科学、合理地安排。饮食不节主要是损伤脾胃，导致脾胃纳运失调、升降失常，或形成食积、湿聚、生痰、化热，或累及脏腑变生他病。

1．饮食不节　节，为节制，含有定质、定量、定时之意。饮食不节，一是指饮食的质量和数量明显低于或高于本人的饮食量，二是指进食时间没有规律。

（1）饥饱失常：饮食以适量为宜，过少及过多均可导致疾病。过饥则摄入食量不足，人体长期处于饥饿状态，气血生化无源，日久造成脏腑亏虚，正气不足，抗病能力低下而容易生病。饮食过量，或暴饮暴食，超过了脾胃的消化、吸收和运化能力，则导致饮食积滞，脾胃损伤，出现脘腹胀满、厌食、嗳腐吞酸、呕吐、排便不调等。所以说："饮食自倍，肠胃乃伤"，尤其小儿，脾胃薄弱。饮食不足，营养缺乏，影响生长发育；过量则食积，积滞日久，化热，生痰，生湿，使脾胃功能更加虚弱，酿成"疳积"。

（2）饮食无时：定时、有规律的进餐可以保证胃主受纳腐熟、脾主运化水谷的功能正常发挥，水谷精微布散全身，营养各脏腑、组织、器官。饮食不定时，损伤脾胃，破坏脏腑功能的有序性，使脾胃升降功能失调，导致气滞血瘀，生湿酿痰，发生疾病。

2．饮食不洁　是指进食不清洁、不卫生或腐败变质的食物，导致胃肠道疾病或肠道寄生虫病的发生，如腹痛、呕吐、泄泻、痢疾或嗜食异物、面黄肌瘦、肛门瘙痒等。若进食腐败变质或者有毒食物，造成食物中毒，则剧烈腹痛、吐泻等，重者可致昏迷或死亡。

3．饮食偏嗜　饮食种类要合理搭配，五味调和，寒热适中，无所偏嗜，才能使人体获得各种需要的营养物质。膳食结构失宜，可导致某些营养元素缺乏而发生疾病。

（1）偏嗜寒热：偏嗜生冷寒凉，损伤脾胃阳气，导致寒湿内生，则腹痛、泄泻等，甚或阳气耗损，出现机体失温。偏嗜辛温燥热，导致胃肠积热，则口渴、口臭、腹胀满、大便秘结等，甚或化热、生痰，出现痰热内蕴。

（2）偏嗜五味：饮食五味与人体五脏有着密切的联系，如果长期偏嗜某种饮食滋味，会造成相应的脏腑功能偏盛，并损伤他脏，使五脏的平衡协调和制约关系遭到破坏，发生多种病变。如过食酸，肝气易旺，肝气旺，则乘脾，出现脾失健运的病变，或皮肉变皱，口唇干裂；如过食苦味，心火易旺，则乘肺，导致皮肤干燥，毫毛脱落，或火气灼土而脾胃失调。所以平时要五味配合，不能偏嗜，患者更应注意饮食宜忌，"药治不如食治"。

（3）偏嗜饮酒、肥甘厚味：偏嗜饮酒可损伤脾胃，生湿酿热，可出现脘腹胀满、胃纳减退、口苦口腻、舌苔厚腻等症；而偏嗜肥甘厚味，易使机体产生内热，亦可致脘腹胀满等症，或发生疔疮、消渴、中风等病症。

#### （二）劳逸

正常的劳作和体育锻炼有助于气血流通，增强体质，延缓衰老，促进健康。必要的休息、清闲可以消除疲劳，恢复体力和脑力。劳逸结合是维持人体健康的重要条件。长时间的过度劳累或者过度安逸会损伤肌体而成为致病因素。

1．过劳　指过度劳累又称劳伤，包括劳力过度、劳神过度和房劳过度三个方面。

（1）劳力过度：指长时间从事繁重或超负荷的持续劳作，使机体始终处于疲劳状态，导致脏腑、组织、器官功能受损，导致血液运行障碍，积劳成疾而引发疾病；或承受力不能及的持重，超大强度运动，导致疾病的发生。所以说"久立伤骨，久行伤筋，久坐伤肉"，说明劳倦过其都能损害人体健康。

（2）劳神过度：劳神指脑力劳动负担过重。若长期思考、谋虑、记忆等，精神经常处于紧张状态，得不到缓解，则损伤心、脾，心血暗耗，积劳成疾。出现精神萎靡，头晕目眩，失眠多梦，记忆力减退，面色无华，纳呆腹胀，便溏等。

（3）房劳过度：指性生活过于频繁，没有节制，人体精气过度耗伤而致病，又称"肾劳"。肾主藏精，房事过度，肾精耗损，根本动摇，则出现腰膝酸软，耳鸣失聪，毛发稀疏脱落，女子月经不调，男子阳痿早衰等肾虚症状。

2．过逸　是指贪图享受，过度安逸，很少从事劳作和体育锻炼，长期形体少动，使人体气血运行不畅，脏腑功能减退而产生的病理变化。表现为气机阻滞，脾胃运化功能下降，食少乏力，筋骨软弱，肌肉松弛，肥胖臃肿，所谓"骨弱肌肤盛"；或阳气不振，正气虚弱，抵抗力下降，动则心悸、气喘、汗出，易感外邪。

**（三）外伤**

外伤是指因机械暴力导致的损伤或人体的意外伤害，包括枪弹伤、金刃伤、跌打损伤、持重努伤，以及化学伤、电击伤、烧烫伤、冻伤、虫兽咬伤等。主要造成皮肤、肌肉、筋骨损伤，严重者可伤及内脏，危害生命。

1．外力伤　指枪弹、金刃、跌打、持重等引起的外伤。轻者可引起受伤部位的皮肤、肌肉、血脉破损而出血，或瘀血肿痛。重则筋伤骨折，伤及内脏，或出血过多，导致昏迷、亡阳虚脱，危及生命。

2．烧烫伤　指因高温引起的灼伤，包括水火烫伤，以及光电、化学物质等引起的烧灼伤。轻则损伤皮肤，受伤部位红肿、灼热、疼痛，或起水疱，或皮肉糜烂；重则伤及肌肉筋骨；严重烧烫伤或大面积烧伤不但局部受损很重，而且常因热毒炽盛，伤津损液，火毒内攻脏腑，影响心神，出现躁动不安，尿少尿闭，发热神昏，甚至亡阴、亡阳而导致死亡。

3．冻伤　指人体在低温环境下遭受寒冷侵袭时所引起的全身或局部性损伤，冬季常见。温度越低，受冻时间越长，则冻伤程度越重。全身性冻伤使阳气严重受损，失去温煦、推动作用，血行凝滞。出现寒战，面色苍白，唇甲青紫，呼吸微弱，体温逐渐下降，甚至昏迷，如不及时救治，则致死亡。局部冻伤多发于面颊、鼻尖、耳郭、手足等暴露部位。初起出现皮肤苍白、冷麻，继则肿胀青紫、痒痛灼热，发为冻疮。溃后常易感染，要尽早防治。

4．虫兽咬伤　指毒蛇咬伤，猛兽咬伤，狂犬咬伤，昆虫咬（蜇）伤及其他家畜、动物咬伤。轻则局部损伤，出现肿痛、出血等，或伴有头晕、呕吐等轻度中毒症状；重者可伤及内脏，或出血过多而危及生命；毒蛇、蜂、蝎等蜇伤，不仅局部肿胀、出血、剧痛，而且可见神志恍惚、肢体抽搐、恶心呕吐，甚至昏迷等全身中毒症状。中毒严重者可导致死亡。被狂犬咬伤，除局部破损、肿痛、出血外，经过一段时间后，可发为狂犬病，病情严重。为猛兽所伤，与外力损伤相类似。

**（四）药邪**

药邪是指中药运用不当而导致疾病发生的相关致病因素。

1．药邪的形成　用药过量，如超剂量用药，或用药时间过长，发生药物毒副作用；中药炮制不当或者有毒药物不按规定炮制，或未经炮制即入药，发生中毒；违背配伍禁忌，如十八反、十九畏；用法不当，如不讲究煎煮方法、服用方式、服药禁忌等；滥用补药，未虚进补，助邪益疾。

2．药邪致病的表现

（1）中毒：药物中毒的轻重与毒性药物的成分、剂量有关。轻者头晕、恶心、呕吐、腹痛、腹泻等；重者嗜睡，或烦躁，黄疸，出血，昏迷，甚至死亡。

（2）过敏：药物过敏虽然有明显的个体差异和遗传因素，但发病仍然取决于用药。轻则发生荨麻疹，哮喘，恶心，呕吐，腹痛等；重则休克。

（3）损伤内脏：药邪致病与用药有明显的因果关系。轻者停药后可缓解；重者损伤人体重要脏器，如心、肝、肾、胃等，病势危笃。

（4）加重病情：用药不当不仅对治病无益，而且会加重病情，导致其他疾病的发生。如药物中毒、过敏损害脏器，导致孕妇流产、畸胎等。

# 第二节　病　机

病机是指致病因素侵袭肌体所产生的基本病理反应，也就是疾病发生、发展、变化及转归的机制。疾病种类虽然繁多，临床表现错综复杂，但从整体来说，离不开邪正盛衰、阴阳失调等基本规律。

## 一、邪正盛衰

邪正盛衰是指病变过程中，正气与邪气之间力量对比所发生的变化，直接影响疾病的发展与转归。所以说，疾病的发展过程也是邪气与正气的盛衰变化和较量的过程。

### （一）邪正与发病

正气是指人体正常的脏腑功能活动和抗病能力，简称为"正"，具有抵御、消除各种有害因素对人体的伤害，或受到伤害后促使其迅速康复的作用。邪气泛指各种致病因素，简称为"邪"，其不同程度地损伤人体、破坏脏腑功能活动而致病。

1. 正气不足是发病的主要原因　中医学强调正气在发病过程中的主导作用。人体脏腑功能强健，正气旺盛，邪气不易侵犯人体，即使邪气入侵，也难以伤害机体，疾病无从发生，或迅速驱邪外出。只有在正气相对虚弱，卫外不固，防邪无力时，邪气方能乘虚而入，导致疾病发生。所以说"正气存内，邪不可干""邪之所凑，其气必虚"。

2. 邪气是发病的重要条件　中医学重视正气，但并不排除邪气在发病中的重要作用，任何邪气都有不同程度的致病性，在某些特殊环境下，邪气在发病中也起主导作用，即使正气旺盛，也难免被伤害，如高温、化学毒剂、冻伤、毒蛇咬伤、疫毒之邪等。因此，中医学提出"避其毒气"，以及"虚邪贼风，避之有时"的预防措施，防止疾病的发生。

3. 正邪斗争的胜负决定发病与否　正邪相争，正胜邪去则不发病，一则正气强盛，抗邪有力，病邪难以侵入；二则即使病邪已经入侵，正气能及时消除或者祛除邪气不产生病理改变，也不会发病。邪胜正负则发病，一是正气虚弱抗邪无力，邪气趁虚而入，造成阴阳气血失调而发病；二是邪气毒烈、致病作用强，正气相对不足，也能损害机体而致病。

### （二）正邪盛衰与病邪出入

当疾病发生后，正邪斗争及其消长盛衰的变化，会直接影响疾病的发展趋势，表现出表邪入里或者里邪出表。

1. 表邪入里　指外邪入侵肌体，首先伤及肌肤卫表层次，然后内传入里，转为里证的病理过程。多因邪气过盛，或者失治、误治，正气受到损害，无力抵抗邪气，正不胜邪，疾病向纵深发展。如外感风温，初见发热恶寒、头痛鼻塞、咽喉肿痛、脉浮数等邪气在表的症状，失治或者误治，继而出现发热不恶寒、口渴汗出、咳嗽胸痛、咳痰黄稠、脉滑数等邪热壅肺的症状，这就是表热证转化为里热证的表现。

2. 里邪出表　指病变原在脏腑等属里的层次，正邪斗争，病邪由里透达于外的病理过程。多是治疗护理得当，正气逐渐恢复，邪气逐渐衰败，正气驱邪外出，预示病势好转和趋向痊愈。如温热病内热炽盛，出现汗出热退，或者斑疹透发于外等，均属于里邪出表的病理过程。

### （三）邪正盛衰与疾病的虚实变化

正邪相争贯穿在病变的全过程，正邪双方在抗争过程中，不断发生消长、盛衰的改变，或正邪相持，或正盛邪退，或邪盛正衰，或正虚邪恋。

1. 虚实病机　实是指邪气亢盛而正气未衰，正邪剧烈抗争所产生的一系列以亢盛、有余为特征的病理变化。一般多见于疾病的初期或中期，病程相对较短，如壮热、狂躁、呼吸气粗、脘腹胀痛拒按、二便不通等都属于实证。虚是指正气虚弱，邪气亦不盛，以机体生理功能减退，抗病能力低，表现出以衰退、虚弱为特征的虚性病理变化。一般多见于疾病的后期和慢性疾病过程中，病程相对较长。如面色苍白、神疲体倦、心悸、气短、自汗、盗汗、五心烦热、畏寒肢冷等都属于虚证。

2．虚实错杂　指疾病过程中，正邪相争，邪盛与正衰同时并存的病理变化，包括虚中夹实或实中夹虚。一般是由于病程较长，失治误治，邪气久留，损伤正气；或正气亏虚，无力驱邪，使水湿、痰饮、瘀血等病理产物停滞，形成虚实错杂的病变。如肾阳衰微的患者，既有畏寒、心悸、四肢逆冷、脉沉迟无力等阳虚之证，又有面浮身肿、按之凹陷不起等水气泛滥之实证，以虚为主，虚中夹实。

3．虚实转化　是指疾病在发生、发展和变化过程中，尤其是一些慢性疾病，随着邪正双方力量的消长，形成复杂的虚实病理变化。如先有实邪为病，继而正气损伤，邪气虽去而正气大虚，即由实转虚或因实致虚。若先有正气不足，脏腑功能减退，继而出现食积、水湿、痰饮等病理产物停积，即由虚成实或因虚致实。

**（四）邪正盛衰与疾病转归**

1．正胜邪退　正胜邪退是疾病向好转和痊愈的方面转归的一种趋势，也是在临床治疗中最理想的一种结局。病变过程中，患者得到及时、正确的治疗和护理，正气逐渐旺盛，抗御病邪的能力不断增强，脏腑、组织器官的功能活动逐渐恢复，疾病告愈。

2．邪胜正衰　邪胜正衰是疾病趋向恶化，甚至向死亡方向转归的一种趋势。病变过程中由于正气虚弱，抗病能力日趋低下，不能阻止邪气对肌体的损害；或邪气过盛，正气难复；或不能及时给予正确的治疗和恰当的护理；或脏腑功能严重衰竭，病情日趋恶化和加剧，导致"阴阳离决"，病情恶化。

总之，正胜邪退，疾病趋向好转和痊愈；邪胜正衰，疾病趋向恶化，甚至死亡。若邪正双方相持不下，则出现正虚邪恋，或邪去而正气未复等，常是疾病由急性转化为慢性，或慢性病持久不愈的主要原因之一。

### 二、阴阳失调

阴阳失调是机体在疾病的发生、发展过程中，由于各种致病因素的作用导致阴阳失去相对平衡，出现偏盛、偏衰，或阴不制阳、阳不制阴的病理状态。

**（一）阴阳偏盛**

阴阳偏盛是指阴或阳单方面的亢盛而导致的阴阳平衡失调。其本质是"邪气盛则实"的实证。

1．阳偏盛　即阳胜，是指机体在疾病过程中所出现的一种阳气偏盛，功能亢进，阳热过剩的病理状态。多因感受热邪，或感受阴邪从阳化热，或五志化火所致，多表现为阳盛而阴未衰的实热证。以热、动、燥为特点，如壮热，躁动不安，面红，目赤，汗多，口干咽燥等。

2．阴偏盛　即阴胜，是指机体在疾病过程中所出现的一种阴气偏盛，功能减退的阴寒性病理状态。多因感受寒邪，或过食生冷所致，多表现为阴寒盛而阳未衰的实寒证。以寒、静、湿为特点，如形寒肢冷，身体蜷缩，脘腹冷痛，下利等。

**（二）阴阳偏衰**

阴阳偏衰是指阴或阳单方面不足而导致的阴阳平衡失调。其本质是"精气夺则虚"的虚证。

1．阳偏衰　即阳虚，是指机体阳气虚损，脏腑功能减退，阳热不足，机体失温的病理状态。多因先天禀赋不足，或后天营养失调，或劳倦内伤，或久病损伤阳气所致。临床表现为阳气不足，阴相对偏盛的虚寒证。如畏寒喜暖、身冷蜷卧、下利清谷、小便清长、舌淡脉迟等。一般以脾、肾阳虚多见，肾阳虚在阳偏衰的病机中占有重要地位。

2．阴偏衰　即阴虚，是指机体阴血亏耗，阴不制阳，阳气相对亢盛，功能活动呈虚性亢奋的病理状态。多因热病伤阴，或五志化火伤阴，或久病耗伤阴液，或精血流失过多所致。临床表现为机体阴液不足，不能制阳，阴虚阳亢的虚热证。如五心烦热、潮热、盗汗、颧红、消瘦、口燥咽干、舌红少津、脉细数等。一般以肝肾阴虚多见，肾阴不足在阴偏衰的病机中占有重要地位。

**（三）阴阳互损**

阴阳互损是指在阴或阳任何一方虚损的前提下，病变发展影响到相对的一方而不足，形成阴阳两虚的病理变化。

1. 阳损及阴　阳损及阴是指由于先有阳气虚损，继而累及阴液生成、运化不足，在阳虚的基础上又导致了阴虚，形成了以阳虚为主的阴阳两虚的病理状态。如水肿一证，首先是阳气不足、水液代谢障碍所致，随病变发展，患者出现形体逐渐消瘦，烦躁不安，甚则筋脉拘急等阴虚症状，即由阳气不足转化为阳损及阴的阴阳两虚证。

2. 阴损及阳　阴损及阳是指由于先有阴液亏损，继而累及阳气生化不足，在阴虚的基础上又导致阳虚，形成了以阴虚为主的阴阳两虚的病理状态。如肝阳上亢一证，首先是"水不涵木"的阴虚阳亢，随着病变发展，患者出现畏寒，肢冷，面色苍白，脉沉弱等阳虚症状，即由阴液不足转化为阴损及阳的阴阳两虚证。

**（四）阴阳格拒**

阴阳格拒是阴阳失调中比较特殊的一类病机。由于某些原因引起阴或阳任何一方偏盛至极而壅遏于内，将另一方格拒于外，使阴阳之间不能维系，从而出现真寒假热或真热假寒等复杂的病理现象。多见于疾病过程中的极盛阶段，病情一般较危重。

1. 阳盛格阴　阳盛格阴指邪热极盛，深伏于里，阳气郁闭于内，不能透达，格阴于外，使阴阳之气不相顺接，出现内真热、外假寒的一种病理变化。由于阳热内盛是疾病的本质，临床表现为面红、气粗、胸腹扪之灼热、口干舌燥；寒是一种假象，如手足厥冷、脉沉伏等。这种病理改变属于"热深厥亦深"的真热假寒证。

2. 阴盛格阳　阴盛格阳是指阳气极虚，而阴寒之邪壅阻于内，逼迫阳气浮越于外，使阴阳之气不相顺接，出现内真寒、外假热的一种病理变化。由于阴寒内盛是疾病的本质，临床表现为四肢厥冷、下利清谷、脉微欲绝；热是一种假象，如面颊泛红如妆、烦躁、口渴等。这种病理改变属于"寒极似热"的真寒假热证。

**（五）阴阳转化**

在疾病发展过程中，阴阳失调在一定条件下可出现阴阳的相互转化，即阳证转化为阴证，阴证转化为阳证。阴阳转化相当于物质运动中的量变到质变过程，如果说"阴阳消长"是量变，那么"阴阳转化"就是质变。所谓"物极必反"，这个"极"就是阴阳转化的条件，"寒极生热""热极生寒"。条件是主要的，没有一定的条件不可能转化。

1. 阳转化为阴　由阳转阴是指疾病的性质原属阳气偏盛，当阳气亢盛到一定程度时，会向阴的方面转化，表现出阴寒的症状。如外感热病，高热、口渴、汗出不但损伤津液，也耗伤阳气，属邪热壅盛、内遏不达的阳证，若突然出现面色苍白、四肢厥冷、脉微欲绝等阴寒危象，就形成了阳转化为阴、热极生寒的病理变化。

2. 阴转化为阳　由阴转阳是指疾病的性质原属阴气偏盛，当阴气亢盛到一定程度时，会向阳的方面转化，表现出阳热的症状。如外感风寒，出现恶寒、身痛、无汗、脉浮紧等证，为寒束肌表、肺气不宣的风寒表证，若日久不去，寒邪郁闭，遏而化热，出现高热、烦渴、汗出、脉数等阳热亢盛的症状，就形成了阴转化为阳、寒极生热的病理变化。

**（六）阴阳亡失**

阴阳亡失是指机体的阴液或阳气突然大量地丧失，导致脏腑功能活动严重衰减，出现生命垂危的一种病理变化，包括亡阴和亡阳两种情况。

1. 亡阳　亡阳是指在病变过程中，机体的阳气突然亡失，导致脏腑组织功能活动严重衰竭的一种病理变化。多因感邪太盛，正不胜邪；或素体阳虚，因过度疲劳，阳气消耗过甚；或汗、吐、下太过，气随液脱；或慢性消耗性疾病，阳气耗散严重所致。亡阳时，由于阳气的温煦、推动、固摄功能严重衰竭，所以，临床多见大汗淋漓、手足逆冷、面色苍白、呼吸微弱、精神疲惫、脉微欲绝等危重证候。

2.亡阴　亡阴是指在病变过程中，机体的阴液突然大量丧失或耗损，导致机体脏腑组织功能活动严重衰竭的一种病理变化。多因热邪炽盛，或邪热久留，或久病严重耗伤阴液；或大吐、大汗、大泻、大失血等因素大量耗损阴液所致。亡阴时，由于其制阳、内守的功能严重衰退，所以，临床多见烦躁不宁、气喘、口渴、汗出欲脱、脉细数无力等危重证候。

总之，阴阳失调是以阴阳的属性、阴阳之间的相互制约、相互消长、互根互用、相互转化关系的理论来阐述、分析机体发病情况，说明临床的病变机制，是涉及疾病寒热性质变化的基本病机。

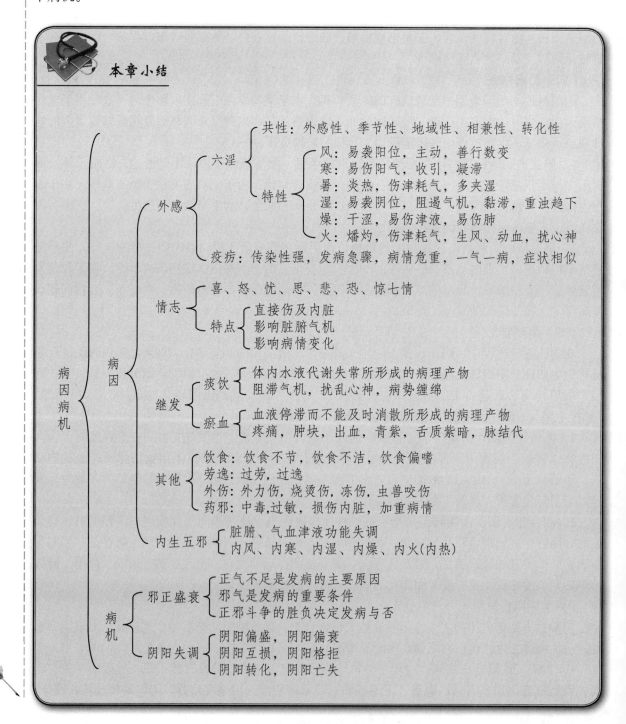

**本章小结**

病因病机
- 病因
  - 外感
    - 六淫
      - 共性：外感性、季节性、地域性、相兼性、转化性
      - 特性
        - 风：易袭阳位，主动，善行数变
        - 寒：易伤阳气，收引，凝滞
        - 暑：炎热，伤津耗气，多夹湿
        - 湿：易袭阴位，阻遏气机，黏滞，重浊趋下
        - 燥：干涩，易伤津液，易伤肺
        - 火：燔灼，伤津耗气，生风、动血，扰心神
    - 疫疠：传染性强，发病急骤，病情危重，一气一病，症状相似
  - 情志
    - 喜、怒、忧、思、悲、恐、惊七情
    - 特点
      - 直接伤及内脏
      - 影响脏腑气机
      - 影响病情变化
  - 继发
    - 痰饮
      - 体内水液代谢失常所形成的病理产物
      - 阻滞气机，扰乱心神，病势缠绵
    - 瘀血
      - 血液停滞而不能及时消散所形成的病理产物
      - 疼痛，肿块，出血，青紫，舌质紫暗，脉结代
  - 其他
    - 饮食：饮食不节，饮食不洁，饮食偏嗜
    - 劳逸：过劳，过逸
    - 外伤：外力伤，烧烫伤，冻伤，虫兽咬伤
    - 药邪：中毒，过敏，损伤内脏，加重病情
  - 内生五邪
    - 脏腑、气血津液功能失调
    - 内风、内寒、内湿、内燥、内火(内热)
- 病机
  - 邪正盛衰
    - 正气不足是发病的主要原因
    - 邪气是发病的重要条件
    - 正邪斗争的胜负决定发病与否
  - 阴阳失调
    - 阴阳偏盛，阴阳偏衰
    - 阴阳互损，阴阳格拒
    - 阴阳转化，阴阳亡失

**自测题**

**单项选择题**

1．六淫之中最易导致疼痛的邪气为
   A．风邪
   B．寒邪
   C．燥邪
   D．暑邪
   E．火邪

2．六淫之中致病后可致肢体困重的邪气是
   A．风邪
   B．寒邪
   C．湿邪
   D．暑邪
   E．火邪

3．六淫致病最易伤及肺的邪气是
   A．风邪
   B．寒邪
   C．湿邪
   D．暑邪
   E．燥邪

4．瘀血引起出血的特点是
   A．出血量多
   B．出血颜色鲜明
   C．出血量少
   D．出血伴有血块
   E．出血色淡质清稀

5．劳逸损伤中，易损伤心脾的是
   A．安逸过度
   B．劳力过度
   C．房劳过度
   D．劳神过度
   E．久行

6．七情致病首先伤及
   A．脾
   B．肝
   C．心
   D．肺
   E．肾

7．六淫中易阻遏气机，损伤阳气的邪气是
   A．风邪
   B．火邪
   C．湿邪
   D．暑邪
   E．燥邪

8．下列除哪一项之外，均与水湿痰饮的产生有关
   A．脾失健运
   B．肺失宣肃
   C．肾虚气化失司
   D．肝失疏泄
   E．心主血脉失常

9．外邪中最易导致动摇症状的是
   A．风邪
   B．寒邪
   C．湿邪
   D．暑邪
   E．燥邪

10．形成实证的病机是
   A．邪盛正衰
   B．邪盛正未衰
   C．正虚邪未盛
   D．邪去正衰
   E．正胜邪退

11．疾病发生与否取决于
   A．正气强弱
   B．邪气盛衰
   C．邪侵部位
   D．体质因素
   E．正邪斗争的胜负

12．疾病发生的内在因素是
   A．邪气强盛
   B．正气不足
   C．邪胜正负
   D．正虚邪不胜
   E．正胜邪衰

13．疾病发生的重要条件是
   A．邪气
   B．正气

C．地域因素

D．饮食习惯

E．生活和工作环境

14．在下列形成"阳偏胜"的病机中，最主要的是

A．感受阳邪，从阳化热

B．情志内伤，五志过极化火

C．气郁化火

D．瘀热在里

E．痰食积滞，郁而化热

15．患者先有阴虚内热病症，以后又出现畏寒肢冷，大便溏泄，其病机应是

A．阴损及阳

B．阳损及阴

C．阴盛格阳

D．阳盛格阴

E．阴阳亡失

（陈硕旋）

# 第四章　中医护理程序

**学习目标**

通过本章内容的学习，学生应能：
1. 应用中医基本知识完成望诊、问诊、闻诊、切诊的基本操作。
2. 知道望神、"五色诊"、舌诊、望小儿示指络脉的基本内容和临床意义。
3. 知道八纲辨证、脏腑辨证、卫气营血辨证的基本概念，以及中医护理的基本方法。

中医认为人是一个有机整体，局部的病变可影响全身，内脏的病变可反映到体表，主张"司外揣内"，以求得对疾病的病因、病性、病位以及与内在联系的认识，为辨证施护提供依据。

## 第一节　四　诊

四诊是指望、闻、问、切四种诊察疾病的基本方法。四诊方法各有其独特之处，临床运用时，必须将它们有机地结合起来，才能全面、系统地了解病情，做出正确诊断，即四诊合参。

### 一、望诊

望诊是对患者的神、色、形态、舌象以及分泌物和排泄物等进行有目的的观察，以获得与疾病有关的辨证施护资料的一种诊察方法，在中医诊断中占有重要地位，列为四诊之首。望诊的主要内容有：全身望诊、局部望诊、望舌、望小儿示指络脉等。中医认为："有诸内者，必形诸外"，因此，"欲知其内者，当以观乎外；诊于外者，斯以知其内。"

#### （一）全身望诊

全身望诊是通过对患者的神、色、形态进行观察，以诊断疾病的一种方法。包括望神、望色、望形态等。其中望神色最好在明亮柔和的自然光线或接近自然光线的条件下进行。

1. 望神　神是指人体生命活动总的外在表现，又指人的精神、意识及思维活动。望神尤以望眼神最重要，因为五脏六腑之精气皆上注于目。一般来说，精气充盛则神旺，精气虚衰则神疲，通过望神的得失，可以了解患者精气的盛衰，判断病情的轻重，推测疾病的发展、转归及预后。

（1）有神：亦称得神。表现为神志清楚，思维敏捷，语言清晰，面色荣润，表情自然，两目灵活，明亮有神，反应灵敏，体态自如，呼吸调匀等。有神是精气充足的表现，是人体的正常状态，或表明脏腑功能未衰，正气未伤，预后良好。

（2）少神：亦称神气不足。表现为精神倦怠，动作迟缓，气短懒言，两目呆滞，反应迟钝，面色无华等。表明正气已伤，脏腑功能不足，多见于虚证。

（3）无神：亦称失神。表现为神志昏迷，或语言错乱，或循衣摸床，撮空理线，目乏光彩，瞳仁呆滞，面色晦暗，反应迟钝，呼吸异常等。无神是精气亏损的表现，表明脏腑功能衰竭，属病情严重阶段，多预后不良。

（4）假神：垂危患者突然出现精神暂时好转的假象，为临终前的预兆，多见于久病、重病之人。如原本神志昏迷不清，目无光彩，不欲言语，语声低微，突然神志清醒，精神转佳，目光明亮，言语不休，声音响亮，欲见亲人。表明病情恶化，脏腑功能将绝。喻为"残灯复明""回光返照"，预后不良。

2. 望色　通过观察患者皮肤的色泽变化来了解病情的方法。一般分为青、赤、黄、白、黑五色，其变化可以反映疾病的不同性质和不同脏腑的病证。望色以望面部色泽为主，又称望气色。色为颜色，气为生机和光泽。

面色分为"常色"和"病色"。常色即正常面色，为红黄隐隐，明净含蓄，荣活润泽。由于体质禀赋的不同、气候条件或生活、工作环境等因素的影响，亦可出现偏红、偏白、偏黑等差异。病色是指在疾病过程中出现的异常色泽。根据患者面部五色变化进行诊察疾病的方法，称为"五色诊"或"五色主病"。

（1）青色：主寒证、痛证、瘀血、惊风。青色多由寒凝气滞，气血运行不畅，经脉瘀阻而成。面色苍白淡青，多属寒邪外袭，或阴寒内盛；面色青灰，口唇青紫，伴心胸闷痛或刺痛，为心阳不振，心血瘀阻；小儿鼻柱、眉间及口唇四周青紫，常见于惊风或惊风先兆。面色青而晦暗，常见于肝病患者。

（2）赤色：主热证。热则血流急速，脉络充盈，故肤色发红。满面通红，为外感发热或脏腑阳盛之实热证；两颧潮红娇嫩，为阴虚阳亢之虚热证；久病、重病患者，面色苍白，却时而泛红如妆，嫩红带白，游移不定，多为虚阳外浮的"戴阳证"，属真寒假热之危重证候。

（3）黄色：主虚证、湿证。黄色为脾失健运，水湿不化，或气血乏源，肌肤失养之候。面色萎黄，枯槁无泽，多为脾胃虚弱、气血不足；面黄而虚浮，为黄胖，多因脾虚湿阻所致。面目一身尽黄为黄疸，黄而鲜明如橘皮色，为湿热熏蒸之阳黄证；黄而灰暗如烟熏，为寒湿内蕴之阴黄证。

（4）白色：主虚证、寒证、失血证。白色为气虚血少，肌肤失荣之候。面白而虚浮，多为阳虚；苍白无华为血虚或失血；淡白无华为气虚；面白而颧红为阴虚；产后面色㿠白，多为失血伤气；面色突见苍白，伴冷汗淋漓，多为阳气暴脱。

（5）黑色：主肾虚证、寒证、水饮、瘀血。黑色为阴寒水盛或气血凝滞之候。面色黧黑，为肾阳虚衰、阴寒凝滞之证；面黑而干焦，为肾阴亏虚，虚火上蒸；色黑伴肌肤甲错，为瘀血；眼眶黑为肾虚或有水饮，或经常熬夜，妇女则多为寒湿带下证。

无论何色，若明亮润泽，生机隐隐，则表明病情较轻易治；若晦暗枯槁，缺乏生机，多表明病情较重、预后不良。

3. 望形态　形是形体，态是动态。望形态是通过观察患者形体的强弱、胖瘦及动静姿态、体位变化等以了解辨识病证的方法。依据"阴主静、阳主动"，可窥知阴阳的盛衰和病势的顺逆。

（1）望形体：主要观察患者形体的强弱、胖瘦等情况。

形体强弱：一般形体强壮者多表现为骨骼粗壮，胸廓宽厚，肌肉充实，皮肤润泽，反映内脏坚实，气血旺盛，其抗病力强，虽患病预后较好。形体衰弱者多表现骨骼细弱，胸廓狭窄，肌肉瘦削，皮肤枯槁，反映内脏脆弱，气血不足，其抗病力弱，患病则预后较差。

形体胖瘦：形体肥胖，多阳气不足、脾气虚弱而致痰湿内盛，多伴精神不振，体倦乏力，短气胸闷。形体瘦削，多阴血不足、阴虚火旺而致虚热内生，常伴面色苍黄，皮肤枯燥，烦热寐差。朱丹溪说："肥人湿多，瘦人火多"。

（2）望姿态：通过对患者动静姿态及形体异常动作的观察，以测知内在脏腑的病变。患者的动静姿态和体位与疾病有密切关系。"阳主动，阴主静"。如患者喜仰卧者，多属阳证；喜俯卧者，多属阴证。卧时身体多转侧，且面常向外，多属阳、热、实证，为邪热内盛，正气未衰的表现；卧时身重难以转侧，面常向里，多属阴、寒、虚证，是正气亏虚，阴寒内盛所致。卧时仰面伸足，欲揭衣被，不欲近火者，多属热证；卧时蜷曲，喜加衣被，向火取暖者，多属寒证。口眼歪斜，行动蹒跚或半身不遂者，多为中风或中风后遗症。高枕卧位或半坐卧位者，多为肺胀、喘咳、水肿。弯腰曲背，执胯撅臀，转动艰难，步履迟缓者，多见于腰腿疼痛。表情痛苦，以手护胸，呼吸浅短者，多为心胸疼痛。突然动作停止，眼神失灵，手中所持之物跌落，或口泛白沫、喉中如作猪羊叫声者，多为癫痫发作。

**（二）局部望诊**

局部望诊是对患者的头颈、五官、二阴、皮肤以及分泌物、排泄物等进行有目的的观察，以测知疾病的一种方法。

1. 望头颈、五官、躯体、二阴

（1）望头颈：主要望头的外形、动态和头发的色泽变化。

1）望外形：小儿头形过大或过小，伴有智力障碍者，多属先天禀赋不足或肾精不足所致。小儿囟门下陷者，多属津液损伤，髓海不足之虚证；囟门高突者，多属痰热内蕴或温病之邪上攻；囟门迟闭，多为肾精不足，发育不良，可见于小儿佝偻病。头颈无力抬起，多为虚证或病重，小儿出生后即头颈抬起无力，多为先天性脑积水或其他脑发育不良，属中医"五软"之一；头颈强直，多为温病火邪上攻引起。颈前颔下结喉之处，有肿物或瘤，可随吞咽移动，皮色不变也不疼痛，缠绵难消，且不溃破者，为颈瘿，俗称"大脖子"；颈侧颔下，肿块如垒，累累如串珠，皮色不变，初觉疼痛者，谓之瘰疬。

2）望头发：发黑浓密润泽，是肾气盛而精血足的表现。头发稀疏不长，是肾气亏虚；发黄干枯，稀疏易落，多为精血不足；突见片状脱发，多属血虚受风，或痰淤阻滞，气血不荣；小儿发结如穗，常见于疳积病。

（2）望五官：观察五官的形色变化可测知五脏的病变。

1）望眼：望眼应注意观察眼神、外形、颜色及动态等变化。眼睛黑白分明，精彩内含、神光充沛、视物清晰，为有神之象，虽病易治；两目暗浊，呆滞无光，视物模糊，为无神之象，病多难治。目赤红肿，多属风热或肝火；目眦红赤为心火；白睛发黄为黄疸；眼睑淡白，为气血不足；眼睛肿如卧蚕状，多为水肿病；目窠凹陷，是津液耗损所致；瞳仁散大，为肾精枯竭，或心神散乱；小儿睡眠露睛，多为脾虚。眼睑下垂，多属脾肾不足；瞪眼直视，横目斜视，或吊睛上翻，多为肝风扰动，神明逆乱等危重证。眼部不同部位的形色变化，可反映相应脏腑的病变，此即"五轮"学说。具体如下：心主血，血之精为络，故内眦及外眦的血络属心，称血轮；肝主筋属风，筋之精为黑睛，故黑睛属肝，称为风轮；肺主气，气之精为白睛，故白睛属肺，称为气轮；肾属水，主骨生髓，骨之精为瞳仁，故瞳仁属肾，称为水轮；脾主肌肉，肌肉之精为约束，故眼睑属脾，称为肉轮（图4-1）。

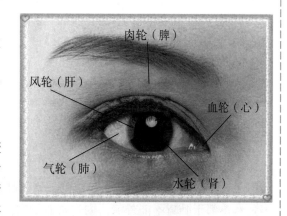

**图4-1 眼部五脏分属图**

2）望耳：望耳应注意耳轮色泽及分泌物的变化。耳轮肉厚，色红明润为肾精充沛；肉薄干枯为肾精不足；耳色淡属寒，青黑属痛，焦黑多属肾精亏极之凶兆；小儿耳背见红络，伴有耳根发凉，多为麻疹先兆；耳中疼痛，耳聋流脓，多为肝胆湿热，或少阳经风热上壅所致。

3）望鼻：主要望鼻内分泌物和鼻的外形。鼻流清涕，多为外感风寒；鼻流浊涕，多属风热；久流浊涕而有腥臭味者，多为"鼻渊"；鼻头色红生粉刺者，称"酒渣鼻"，多属肺胃蕴热，肺络血壅所致；鼻翼煽动，呼吸喘促，初病为肺热、久病为肺肾虚衰；鼻柱溃陷，常见于梅毒或麻风病。

4）望口唇：主要望口唇的色泽和形态变化。口唇红润而有光泽为正常。唇色深红为实热证，鲜红为阴虚，淡红为虚寒，樱红为煤气中毒；唇色淡白为血虚证；唇色青紫为寒凝或血瘀；唇深红而干焦为热极伤津；环口黧黑，唇卷露齿者，是脾气将绝；睡时口角流涎，多属脾虚湿盛或胃中有热。

5）望齿龈：主要是观察齿龈的色泽、形态和润枯情况，从而了解胃津和肾精的虚实。睡中齘齿，多为胃热或虫积；齿龈色淡白为血虚；齿龈红肿为胃火上炎；齿龈萎缩而色淡，多是胃阴不足，或肾精虚乏；牙齿松动稀疏，齿龈外露，多为肾虚或虚火上炎。

6）望咽喉：主要观察咽喉的色泽和形态的变化。咽喉红肿而痛多为肺胃有热，兼有黄白脓点为肺胃热盛；咽喉漫肿色淡红，多为痰湿凝聚；咽部嫩红，肿痛不甚，多为阴虚火旺；咽喉腐点成片，色呈灰白，不易拭去，重剥出血者为白喉。

（3）望躯体：躯体部望诊包括胸、腹、腰、背的诊察。

1）望胸部：望胸部要注意外形变化。正常人胸部外形两侧对称，呼吸时活动自如。如小儿胸廓外突，变成畸形，肋部硬块突起，连如串珠，称为鸡胸，属佝偻病，多因先天不足，后天失调，骨骼失于充养。若胸似桶状，咳喘、羸瘦者，是风邪痰热，壅滞肺气所致；肋间饱胀，咳则引痛，常见于饮停胸胁之悬饮证。

2）望腹部：主要诊察腹部形态变化。如腹皮绷急，胀大如鼓者，称为臌胀。其中立、卧位腹部均高起，按之不坚者为气臌；若立位腹部膨胀，卧位则平坦，摊向身侧的，则属水臌。腹部凹陷如舟者，称腹凹，多见于久病之人，脾胃元气大亏，或新病阴津耗损，不充形体。

3）望背部：由项至腰的躯干后部称为背。主要观察背部形态变化。脊骨后突，背部凸起称为龟背，俗称驼背，常因小儿时期先天不足，后天失养，骨骼失充，脊柱变形所致。痈、疽、疮、毒生于脊背部位的，统称发背，多因火毒凝滞肌腠而成。

4）望腰部：主要观察腰部形态变化。腰部皮肤生有水疱，如带状簇生，累累如珠的，称"缠腰火丹"。

（4）望二阴：二阴指前阴和后阴。前阴包括男女生殖器与尿窍；后阴指肛门，又称魄门。

凡阴囊紧束，不坠不弛，属气盛形足之象；阴囊松弛下坠，为气虚体弱；阴囊肿大而透明者，为水疝；阴囊肿大，不痛不硬，卧则入腹，立则入囊，多为小肠下坠而致的颓疝或狐疝；阴部生疮，或红肿湿痒，多为湿热下注所致；阴部或阴茎有红肿硬结，溃破流脓血，久延难愈，属下疳。妇女阴中有物突出如梨状，称阴挺，多属中气不足或产育过多致中气下陷所致。

后阴以脱肛、痔瘘为多见。脱肛是肛门有物突出，颜色鲜红或粉红，呈环状或花瓣状。轻则便时脱出，可以缩回，重者脱出不易缩回。多见于小儿、老人、妇女产后或泻痢日久者，此属气虚下陷所致。肛门内外生有小肉突出如峙，周围疼痛，甚至便时出血，为痔疮，系由湿热内积、血脉瘀阻所致。生于肛外，质地较硬，光滑，时或肿痛者，为外痔；生于肛内，肿起如核，初起小而软，呈鲜红色或青紫色，久后痔核增大，小如蚕豆，大若杨梅者，为内痔；内外皆有，称混合痔。痔疮溃烂，日久不愈，可形成瘘管，管道或长或短，或有分支，通入直肠者，为肛瘘。

2．望皮肤

（1）望斑疹：主要观察斑疹色泽与形态变化。斑疹点大成片，色红或紫，平摊于皮肤，摸之不碍手者，谓之斑；点小如粟，色红或紫，高于肤面，扪之碍手者，谓之疹。斑疹见于外感热病，多是邪热郁于肺胃不能外泄，内迫营血所致。斑疹的色泽以红活润泽为顺。若深红如鸡冠色，多为热毒炽盛；色紫黯者，多为热毒盛极，阴液大伤；色淡红或淡紫者，为气血不足，或阳气衰微。

斑疹的形态以分布均匀、疏密适中为顺；稀疏松浮，为病邪轻浅；稠密紧束，压之不褪色，为热毒深重；疹点疏密不匀，或先后不齐，或现而即陷者，多为正气不足，病邪内陷之危候。

（2）望白㾦、水痘：白㾦，又名白疹，是皮肤上出现晶莹如粟的透明小疱疹，以胸部及颈项部多见，偶见于四肢，唯不见于面部，多系湿郁肌表，汗出不彻所致。白㾦晶莹饱满者为顺，称为"晶㾦"，乃湿热外达之候；若色枯白，空窍无液者为逆，称为"枯㾦"，是津液枯竭的表现。水痘是一种发疹性疾病，常在幼儿中传染。患者皮肤出现斑丘疱疹，痘粒椭圆，大小不等，浆薄如水，晶莹明亮，皮薄易破不结厚痂，不留瘢痕。多由外感时邪，内蕴湿热所致。

（3）痈疽疔疖：痈、疽、疔、疖皆属疮疡一类外科疾患。其中皮肤局部红肿高大，根盘紧束，伴有焮热疼痛者为痈；漫肿无头，肤色不变，病位较深，无热少疼者为疽；初起如粟，根角坚硬，或麻或痒，顶白而痛者为疔；起于浅表，形圆而红、肿、热、痛，化脓即软，脓溃即愈者为疖。

3. 望排泄物与分泌物　排泄物与分泌物包括呕吐物、痰、涎、涕、唾、泪及二便、经、带、汗液、脓液等，观察其形、色、质、量的变化，可以了解有关脏腑的病变情况以及病邪的性质，为辨证分析提供必要的参考资料。

一般而言，排出物与分泌物清稀者，多为寒证；黄稠黏者，多属热证。寒凝则阳气不运，功能衰退，水湿不化，以致水液澄澈清冷，排出物及分泌物质地清稀；热邪熏灼，煎熬津液，故排出物及分泌物黄浊而稠黏。

（1）痰涎：痰是由肺和气道排出的黏液，属病理性产物。痰色白而清稀者，多为寒证；痰色黄而黏稠者，多属热证；痰少色白，难以排出者，多为燥痰；痰白量多，易咳出者多为湿痰；痰色白而多泡沫者为风痰；咳吐腥臭脓血痰，或吐脓痰如米粥者，为热毒蕴肺，多属肺痈。

（2）呕吐物：呕吐是胃气上逆所致。呕吐物清稀而夹有食物，且无酸臭味者，多属胃寒；呕吐物秽浊酸臭，多为胃有实热或食积；呕吐清水痰涎，多属痰饮；呕吐黄绿苦水，多为肝胆湿热，邪热犯胃；呕吐鲜血或紫暗有块，夹杂食物残渣者，多属肝火犯胃或瘀血内停；呕吐脓血，味腥臭者，多属内痈。

（3）大便：虚寒之证大便溏薄，实热之证大便燥硬。便如羊粪为肠燥津枯；粪便稀溏，色深黄而黏，多属肠中有湿热；便稀薄如水样，夹有不消化食物，多属寒湿；便如黏胨，多属痢疾。先便后血，其色黑褐的是远血；先血后便，其色鲜红的是近血。

（4）小便：小便短赤，多为热证、实证；小便清长，多为寒证、虚证。尿有砂石，见于石淋；小便混浊如米泔水或滑腻如脂膏，见于尿浊、膏淋。小儿尿如米泔，多是食滞肠胃，内生湿热，或为脾虚。

**（三）望舌**

望舌又称舌诊，是观察患者舌质和舌苔变化以诊察辨识病证的方法。望诊是中医诊法的重要组成部分，也是中医诊病辨证的特色项目之一。凡脏腑虚实、气血盛衰、津液盈亏、病性寒热及病位深浅、病势预后，均能客观地从舌象上反映出来。

1. 舌与脏腑的关系　舌为心之苗窍，又为脾之外候，舌通过经络与脏腑联系，脏腑的精气上荣于舌，故舌象为脏腑生理病理之外候。前人在长期的临床实践中发现舌面的不同部位分别内应于不同脏腑，并反映出相关脏腑的病理变化。舌有舌尖、舌中、舌根、舌边四个部分，分属于心肺、脾胃、肾、肝胆等有关脏腑。这种以舌面分部来诊断脏腑病变的方法，在临床上有一定的参考价值（图4-2）。

2. 舌诊的方法及注意事项　望舌时应在充足而柔和的自然

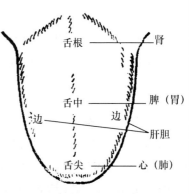

图4-2　舌诊脏腑部位分属图

光线下进行。患者应自然地将舌伸出口外，暴露舌体，舌尖略向下，不可太过用力。医务人员应循舌尖、舌中、舌根及两边的顺序察看，先看舌苔，后看舌质。某些食物与药物可使舌苔染上颜色，称之为"染苔"。如乌梅、橄榄、咖啡、中药丸等可使舌苔染黑；黄连、核黄素可使舌苔染黄等。临床如见到舌苔突然变化，或苔色与病情不相符时，应注意询问其饮食及服药情况，以防假象，避免诊断错误。

3. 舌诊的内容　望舌主要是观察舌质与舌苔两方面的变化。舌质又称舌体，是舌的肌肉脉络组织，由脏腑气血所荣；舌苔是舌面上附着的苔状物，由胃气上蒸而成。舌质和舌苔的综合变化统称舌象。正常的舌象是舌体柔软，活动自如，颜色淡红，不胖不瘦，舌面上铺有薄薄的、颗粒均匀、干湿适中的白苔，一般简称为"淡红舌、薄白苔"。舌质的变化主要反映人体脏腑的虚实、气血的盛衰；舌苔的改变主要反映病位的深浅、疾病的性质、津液的存亡、病邪的进退和胃气的有无。

（1）望舌质：主要观察舌质的颜色和形态的变化。

1）望舌色：常见的有淡白舌、红舌、绛舌、紫舌四种。

淡白舌：主虚证、寒证。较正常舌色浅淡的称淡白舌。若淡白不泽或舌体瘦薄，属气血两虚；淡白少津，属阳虚津亏；淡白湿润，舌体胖嫩，属阳虚水湿内停。

红舌：主热证，有虚实之分。较正常舌色深，甚则呈鲜红色为红舌。舌色鲜红而起芒刺，或兼黄厚苔，属实热证；色鲜红而少苔，或有裂纹，或舌红无苔，多为虚热证；舌尖红为心火亢盛；舌边红为肝胆火旺。

绛舌：主热盛证。舌色深红为绛舌，主邪热入营，有外感与内伤之分。外感热病见绛舌，为邪热已深入营血；内伤杂病见绛舌少苔或有裂纹，属阴虚火旺，常见于久病、重病之人；若舌色绛红，舌面光如镜者，为胃津大伤；舌色绛红而干枯者，为肾阴枯涸。

紫舌：主瘀血、寒证、热证。舌质呈紫色为紫舌，其主病又有寒热之分。舌绛紫而干枯少津，为热盛伤津；舌淡紫或青紫润滑，为寒凝血瘀；舌色紫暗或见瘀斑、瘀点，多为气滞血瘀。

2）望舌形：是观察舌体的形状，包括老嫩、胖大、瘦薄、裂纹、齿痕和芒刺等。

老嫩：辨虚实的关键。舌质纹理粗糙，形色坚敛苍老者为老舌，不论苔色如何，都属实证、热证；舌质纹理细腻，形色浮胖娇嫩者为嫩舌，主虚证、寒证。

胖大：较正常舌大，甚则肿胀满口者，称胖大舌。舌淡胖，苔白滑，属脾肾阳虚，水津不布之象；舌红而胖大，苔黄腻，为脾胃湿热；舌体肿胀而青紫晦暗，多为中毒之象。

瘦薄：舌体瘦小而薄，称为瘦薄舌。瘦薄色淡，为气血两虚；瘦薄色红绛而干燥者，为阴虚火旺，津液耗伤。

裂纹：舌面上有明显裂沟者，称裂纹舌。舌红绛而有裂纹，为热盛伤津；舌淡白而有裂纹，为气血不足；舌淡白胖嫩，边有齿痕而见裂纹者，为脾虚湿侵。

齿痕：舌边缘见牙齿的痕迹者，为齿痕舌。多因舌体胖大而受齿缘压迫所致，故齿痕舌常与胖大舌同见，多属脾虚。若舌质淡白而湿润，为寒湿壅盛；淡红而见齿痕，多属脾气不足。

芒刺：舌乳头增生、肥大，高起如刺，摸之棘手，称为芒刺舌，多属邪热内盛。舌尖芒刺为心火亢盛；舌中芒刺为胃肠热盛；舌边芒刺为肝胆火盛。

3）望舌态：即观察舌体运动时的状态。

强硬：舌体失其柔和之性，屈伸不便或不能转动，以致语言謇涩者，为强硬舌，或称"舌强"。舌质红而强硬，兼神志不清者，属热扰心神；舌红干而强硬，为热盛伤津；舌强不语，口眼歪斜，为中风；舌胖苔厚腻，舌体强硬者，为痰湿内阻。

痿软：舌体软弱，屈伸无力者，称痿软舌。新病舌干红而痿者，为热灼津伤；久病舌淡而痿，多因气血虚极；久病舌绛而痿，为阴亏已极。

颤动：舌体震颤抖动不定，不能自主者，为颤动舌，亦称"舌战"。舌红绛而颤动者，为热极生风，或见于酒精中毒之人；舌淡白而颤动者，属血虚生风，或气血不足。

歪斜：舌体伸出时，舌尖或舌体向一侧偏斜者，为歪斜舌。多为风中经络，或风痰阻络所致，常见于中风或中风先兆。

吐弄：舌伸出口外者为吐舌；舌微露出口又立即收回，或不时舐口唇上下者，称为弄舌。若全舌青紫而吐舌者，见于疫毒攻心或正气已绝；弄舌常见于小儿智能发育不全，中风先兆或心脾二经有热者。

短缩：舌体紧缩不能伸长者，为短缩舌。若舌淡或青而湿润短缩，为寒凝经脉；舌胖苔腻而短缩，为痰浊内阻；舌红干而短缩，为热盛津伤。

须注意裂纹舌、齿痕舌、短缩舌常有可能在健康人中出现，此时属于正常变异。

（2）望舌苔：主要观察苔色、苔质的变化。

1）望苔色：常见的有白、黄、灰、黑四种舌苔颜色的变化。

白苔：主表证、寒证。舌苔薄白，多为表证；舌苔厚白或白润，多为寒证；舌苔白腻，为寒湿或湿浊；舌苔白腐，多为食积；舌苔白如积粉，为暑湿秽浊之邪内蕴，常见于瘟疫病。

黄苔：主热证、里证。黄苔表示病已传里，邪已化热。一般黄色越深，热邪越重。如淡黄为热轻，深黄为热重，焦黄为热极。又有"有一分黄苔，就有一分里证"之说。舌苔薄黄，为风热在表；舌苔黄腻，为湿热，或热痰，或食积化热；舌苔黄燥，属里热亢盛，津液已伤。

灰黑苔：主里热证或里寒证。苔色呈浅黑色者为灰苔；苔色呈深黑色者为黑苔。灰苔与黑苔仅是程度轻重的差别，故常灰黑苔并称。灰黑苔多由白苔或黄苔转化而成，因此，多见于里热或里寒之重证。润者为寒，燥者为热。如苔灰黑而润滑，舌质淡白者，为阴寒内盛或痰湿久郁之证；苔灰黑干燥，甚则起芒刺者，为里热炽盛，津液干涸之象。

2）望苔质：主要观察舌苔厚薄、润燥、腐腻、剥落等变化。

厚薄：舌苔的厚薄以"见底"和"不见底"为分辨依据，即透过舌苔能隐隐见到舌质者为薄苔，不能见到舌质者为厚苔。舌苔薄厚可反映病邪的浅深和轻重。苔薄者多表示邪气在表，病势较轻；苔厚者多表示病邪在里，病情较重。舌苔由薄变厚，为邪渐入里，病势渐进；舌苔由厚变薄，为邪去正复，病势渐退。

润燥：反映津液之存亡。舌苔润泽是津液上承之征象。若苔面干燥无津者，为燥苔，见于热盛津伤或阴液亏耗；若舌面水分过多，滑润而湿，甚至伸舌流涎欲滴者为滑苔，多为水湿内停。

腐腻：苔质颗粒粗大，疏松而厚，形如豆腐渣堆积舌面，刮之易去者为腐苔，多因实热蒸腾胃中腐浊邪气所致，常见于食积胃肠或痰浊内蕴证。苔质颗粒细腻致密，如涂油彩，黏滑不易刮去者为腻苔，多为湿浊内盛，常见于痰饮、湿温等病证。腐苔属阳热有余，腻苔属阳气被遏。

剥脱：舌苔全部退去，不再复生以致舌面光洁如镜，为光剥苔，又称镜面舌，多为胃阴枯竭，胃气衰败之象。舌苔剥脱不全者为剥苔，多为胃之气阴两伤。其中苔剥多处而呈不规则的，称为花剥苔；若不规则的大面积脱落，界限清楚，形似地图的，称为地图舌。

4．舌诊的临床意义　舌象的变化能较客观地反映病情，所以舌诊对于临床辨证施护，判断疾病转归及其预后，都有十分重要的意义。

（1）判断正气盛衰：人体正气强弱可从舌象变化上反映出来。舌质红润为气血旺盛，舌质淡白则气血虚损；舌苔薄白而润者为胃气充盛，舌光无苔者为胃气衰败、胃阴衰竭。

（2）分辨病位深浅：舌苔的薄厚可反映病位的浅深。舌苔薄者，为疾病初起，病位在表，病势较轻；舌苔厚者，为病邪入里，病位较深，病情较重。

（3）区别病邪性质：白苔多主寒证；黄苔多主热证；腻苔多属痰湿；腐苔多属食积；黄腻苔主湿热；舌质绛者，为热入营血。

（4）推断病情进退：舌苔的变化常反映着邪正消长与病位浅深，所以，察舌苔常可推断病势进退。舌苔由薄白转黄厚、变灰或黑色，说明疾病由表入里，由寒化热，由轻变重；舌苔由润转燥，多是热盛而津液耗伤；舌苔由厚变薄，由燥转润，常为病邪渐退，津液来复之佳兆。

（5）测知病情预后：诊察舌质、舌苔可借以推断病情，估计预后。舌体胖瘦适中，活动自如，淡红润泽，舌面有苔等，是正气内存，胃气旺盛，预后多佳；若舌质干枯，舌苔骤剥，舌体强硬或歪斜等，多属正气亏虚，胃气衰败，病情危重，预后不良。

### （四）望小儿示指络脉

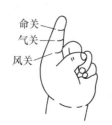

图4-3　小儿指纹三关示意图

望小儿示指络脉称望小儿指纹，是指对3岁以内的小儿示指桡侧浮露可见的络脉色泽与形态的观察。望小儿示指络脉的变化与成人诊寸口脉有相似的临床意义。

1. 三关部位　小儿示指络脉分为风、气、命三关：示指第一节部位为风关；第二节部位为气关；第三节部位为命关（图4-3）。

2. 诊察方法　医生用左手的拇指与小指捏住小儿示指，以右手拇指轻推其示指桡侧络脉，一般由指端向掌侧（由命关推向气关、风关）连推数次，边推边诊察。

3. 望络脉内容　正常小儿示指络脉为：色泽红黄相兼，隐隐显露于风关之内。其形色变化多与疾病有关，应侧重以下几点：

（1）三关测轻重：络脉显露于风关之内，为邪气入络，邪浅而病轻；络脉显至气关，为病邪入经，病情较重；络脉延伸至命关，邪气深入脏腑，病情危重。若络脉直至甲端者，称"透关射甲"，为病情凶险，预后不佳。

（2）浮沉分表里：络脉浮现明显者，主病在表；络脉沉隐不明显者，主病在里。

（3）形色辨寒热：络脉色鲜红，多属外感风寒表证；色紫红者，多主热证；色青主风证、痛证；色紫黑为邪热深重或气滞血瘀。络脉增粗，属热证、实证；络脉变细，属寒证、虚证。络脉增长者为病进；络脉渐短者为病退。

（4）淡滞定虚实：络脉色淡不泽者属虚证，为气血不足；色深暗滞者属实证，是邪气有余。

望小儿示指络脉是中医诊断特色之一，在临床应用时，必须与其他方法相结合，才能做出全面正确的诊断。

## 二、闻诊

闻诊是通过听声音和嗅气味诊断疾病的方法。听声音是指诊察患者的语言、呼吸、咳嗽、呃逆、嗳气等各种声响；嗅气味是指嗅患者的口气、体气及排泄物等异常气味。

### （一）听声音

1. 语声　正常人的声音发声自然，音调顺畅，音速协调，音质刚柔互济。语声的强弱和语言的错乱可反映出正气的盛衰与邪气的性质。

（1）语声强弱：说话的语声响亮有力，多言而躁动者，属实证、热证；语声低微无力，少言而沉静者，属虚证、寒证。语声重浊，常见于外感病，亦见于湿浊阻滞，为肺气失宣所致。声音嘶哑者为"音哑"，发音不出者为"失音"，二者有新久虚实之分：新病音哑，多是外邪客肺，肺气失宣所致，属实证；久病失音，见于肺肾阴虚，津不上承，属虚证。

（2）语言错乱：语言错乱多属心的病变。神志不清，语无伦次，声高有力者，称"谵语"，属热扰心神之实证；神志不清，语言重复，时断时续，声音低弱者，称"郑声"，属心气大伤，神无所依之虚证。精神抑郁，自言自语，或喃喃独语，或哭笑无常者，多为痰气郁闭之癫证；神志失常，狂躁妄动，言语粗暴，多为痰火扰心之狂证。

2. 呼吸　正常人呼吸调匀，深浅适中。呼吸异常多责之于肺肾。常见有少气、气粗、哮、喘、叹息等。

（1）少气与气粗：呼吸微弱，言语无力，气少不足以息者，称少气，见于久病体虚，肺气虚弱；呼吸急促，气粗息短，鼻翼煽动者，称气粗，多见于外感急性热病，邪热犯肺，肺失清肃，属实证、热证。

（2）喘与哮

1）喘：指呼吸困难，短促急迫，甚则张口抬肩，鼻翼煽动，难于平卧。有虚实之分：发作急骤，呼吸深长，息粗声高，以呼出为快，为实喘，多由邪气壅肺，肺失宣降所致；发作缓慢，呼吸短浅，急促难续，息微声低，以深吸为快，动则喘甚，为虚喘，多由肺肾虚损，摄纳失常所致。

2）哮：指呼吸时喉间有痰鸣声，哮必兼喘。症见气息急迫，呼吸困难，喉间鸣响，缠绵难愈。多为痰饮内伏，复感外邪而诱发。

（3）太息：指呼气时有明显可闻的深长呼吸声，或长吁短叹。多为情志不舒，肝气郁结所致。

3. 咳嗽　咳嗽是肺失清肃，气机上逆的表现。有声无痰谓之咳，有痰无声谓之嗽，有痰有声谓之咳嗽。咳声重浊有力，多属实证；咳声低微无力，多属虚证。咳痰清稀者，多为外感风寒；咳痰黄稠者，多为肺热；痰多易咳出者，多为寒湿或痰饮；干咳无痰或少痰，多属燥邪犯肺或阴虚肺燥。咳声阵发，连声不绝，终止时伴喉间一长鸣声，名为"顿咳"或"百日咳"，常见于小儿，属肺实证。

4. 呃逆、嗳气

（1）呃逆：俗称"打嗝"。是胃气上逆，冲膈动喉而发出的冲击声，其声短而频。呃声频频，连续有力，高亢而短者，多属实热；呃声低沉而长，声弱无力，良久一作者，多属虚寒。久病见呃逆者，声音低怯，断断续续，为胃气将绝之兆。

（2）嗳气：为胃中之气体上冲喉咙发出的声音，声长而缓，是胃气上逆的一种表现。饱食之后偶有嗳气，并非病态。若嗳气酸腐，兼胃脘胀满者，为饮食积滞；嗳声响亮，频频发作，嗳气后腹胀得减者，为肝气犯胃；嗳气低沉，无酸腐气味，纳谷不香者，为脾胃虚弱，常见于久病体虚或老人。

**（二）嗅气味**

1. 口气　常人口中无异常气味。口气臭秽，多属胃热，或消化不良，或龋齿、口腔不洁；口气酸馊，多为胃有宿食；口气腐臭，多为牙疳或有内痈。口中散发烂苹果味，可见于消渴病。

2. 排泄物与分泌物　包括二便、经带等。恶臭者多属实热证；腥臭者多属虚寒证；粪便臭秽为热结肠道；便溏腥臭为脾胃虚寒；矢气酸臭多为消化不良，宿食停滞。小便臊而黄少多为下焦湿热；妇女带下清稀腥秽者，多属脾肾虚寒；带下黄稠而臭秽者，多属湿热下注。

### 三、问诊

问诊是医生通过对患者或陪诊者进行有目的的询问，从而了解疾病的发生、发展、治疗经过和现在症状、既往病史等情况，以诊察疾病的一种方法。古代医家谓其为"诊病之要领，临证之首务"，说明了问诊的重要性。

问诊的内容包括：一般情况、主诉、现病史、既往病史、个人生活史、家族病史等。应根据患者就诊的情况，有针对性地进行询问。

**（一）问一般情况**

1. 基本情况　包括患者的姓名、性别、年龄、职业、民族、婚否、籍贯、工作单位、住址等。询问基本情况有两方面的意义：一方面根据患者的一般情况，获得与疾病有关的资料，为诊断治疗提供一定的依据；另一方面便于与患者或家属进行联系和随访，对患者的诊断和治疗负责。

2. 现病史　现病史是患者从起病到此次就诊时疾病的发生、发展和变化，以及治疗的经过。

（1）发病情况：包括发病的时间、发病原因或诱因，最初的症状及性质、部位，当时曾作何种处理等。一般起病急、时间短者，多属实证；患病久，反复发作，经久不愈者，多属虚证或虚实夹杂证。医生通过询问患者的发病情况，对辨别疾病的病因、病位、病性有重要作用。

（2）病变过程：询问病变过程，对了解疾病邪正斗争情况，以及病情发展趋势有重要的临床意义。一般按疾病时间先后顺序进行询问，如某一阶段出现哪些症状，其性质、程度的变化以及有无新病情出现，病情变化有无规律等。

（3）诊治经过：有些患者，尤其是患病较久者，在就诊前已经过他人诊断和治疗。所以，对就诊者很有必要询问曾作过哪些检查，结果怎样；作过何种诊断；经过哪些治疗，治疗的效果及反应等。了解诊治经过，可作为当前诊断与治疗的参考。

3．既往病史和家族病史

（1）既往病史：又称过去病史，包括患者平素健康状况，过去曾患疾病的情况；是否接受过预防接种、有无药物或其他物品的过敏史、做过何种手术治疗等。

（2）家族病史：主要询问与患者长期生活相处的父母、兄弟姐妹、配偶、子女等接触密切的人的健康和患病情况，必要时应注意询问直系亲属的死亡原因。

了解家族史和既往史，可帮助诊断某些传染病和遗传性疾病，为诊断现有疾病作参考。

（二）问现在症状

现在症状是指患者就诊时所感到的痛苦与不适，以及与其病情相关的全身情况等。医生应首先抓住重点，有目的、有步骤地进行询问。明代张景岳写有《十问歌》，经后人修改补充为："一问寒热二问汗，三问头身四问便，五问饮食六胸腹，七聋八渴俱当辨，九问旧病十问因，再兼服药参机变。妇女尤必问经期，迟速闭崩皆可见。再添片语告儿科，预防接种全占验"。《十问歌》内容言简意赅，可作为临床问诊时的参考。

1．问寒热　指询问患者有无怕冷与发热的感觉。寒有恶寒、畏寒之分：患者感觉寒冷，虽复加衣被或近火取暖仍觉寒冷者，称为恶寒，多为外感寒邪所致；患者身寒怕冷，但复加衣被或近火取暖而有所缓解者，称为畏寒，多为阳气内虚所致。热包括体温高于正常的发热，以及体温正常而患者自我感觉的发热。

（1）恶寒发热：是指恶寒与发热同时出现，多为外感病的初期，属表证，是外邪袭表，正邪相争的表现。一般来说，恶寒重发热轻，为外感风寒；恶寒轻发热重，为外感风热。

（2）但寒不热：患者只觉畏寒而不发热者，称但寒不热，多见于里虚寒证。多因久病阳气虚于内，不能温煦肌表所致，常伴面色苍白、肢冷蜷卧等虚寒证候。新病则多见于寒邪直中脏腑，损伤阳气的里实寒证。

（3）但热不寒：患者只发热不恶寒而反恶热，称但热不寒。

1）壮热：患者高热不退（体温超过39℃），不恶寒，反恶热，称为壮热。是由里热亢盛，蒸腾于外所致，多属里热实证。常伴有烦渴、大汗、脉洪大等。

2）潮热：发热如潮汐有定时，或定时热甚，故称为潮热。

阳明潮热：热势较高，每于日晡（申时，即下午3～5时）热甚，兼见腹满，便秘，属阳明腑实证。因热结于阳明，日晡为阳明经气当旺之时，故日晡热甚。

湿温潮热：身热不扬，午后热甚。其病多在脾胃，因湿遏热伏，难以透达，表现初扪肌肤时不觉很热，稍久则觉灼手；多伴有胸闷、呕恶、头重身困、便溏、苔腻等症。

阴虚潮热：午后或入夜低热，五心烦热，或骨蒸潮热；兼见颧红、盗汗等，属阴虚内热证。因阴虚不能制约阳气，午后及夜间阳气外达而失敛，于是外散于肌肤。

3）低热：即微热。发热日期较长，而热势仅稍高于正常体温的轻度发热。临床多见于阴虚潮热、气虚发热、气郁化热等。

（4）寒热往来：恶寒与发热交替发作，称为寒热往来，是半表半里证的特征，为邪正分争，互为进退的表现。若寒战与壮热交替发作，发有定时，兼头痛剧烈，口渴汗出者，多属疟疾。

2．问汗　汗液是体内阳气蒸化阴液自肌腠达于体表而形成。"阳加于阴谓之汗"。在正常情况下，汗出可调和营卫，调节体温，润泽皮肤。询问汗出，要注意汗之有无、汗出时间、汗出部位及其兼症等。

（1）有汗无汗：表证无汗，恶寒重发热轻，脉浮紧，为表寒证，是外感寒邪所致。表证有汗，恶风，脉浮缓，为太阳中风证，多因感受风邪所致；兼见发热重恶寒轻，口干咽痛，脉浮数，为表热证，多因感受风热之邪所致。

（2）特殊汗出

1）自汗：清醒状态下经常汗出，活动益甚，称自汗。多属气虚、阳虚。

2）盗汗：睡则汗出，醒则汗止，称为盗汗。多见于阴虚内热证。

3）绝汗：在病情危重情况下，大汗不止，往往见于亡阴证或亡阳证。由于出现于病势危重阴阳离决之际，故称绝汗，或脱汗。若高热烦渴，脉细疾数，汗出如油，汗热而黏，多属亡阴证；若身凉肢厥，脉微欲绝，大汗淋漓，汗稀而凉，多属亡阳证。

4）战汗：在外感温热病过程中，先恶寒战栗，而后全身大汗出，称战汗。是正邪相争，疾病发展的转折点。如汗出热退，脉静身凉，是邪去正复之佳象；若汗出后烦躁不安，脉来疾急，热势不退，为邪盛正衰之危象。

（3）局部汗出

1）头汗：仅头部或颈部汗出较多，称头汗。兼见心烦，口渴，苔薄黄者，多上焦邪热循经上蒸头面；兼见头身困重，脘腹满闷，身热不扬，苔黄腻者，属中焦湿热循经上熏头面。危重患者见头部汗出如油，兼见四肢厥冷，气喘脉微者，是精气衰竭，阴阳离决，虚阳上越所致。

2）半身出汗：患者仅半侧身有汗出，或为左侧，或为右侧，或见于上半身，或见于下半身。多属痰湿阻滞经络，气血运行不周。可见于中风先兆、偏瘫或痿证。

3）手足心汗：手足心汗出较多，多与阴虚内热或中焦湿热有关。由于脾主四肢，手足心又为阴经所布，故阴虚内热或脾胃湿热则可循经熏蒸于手足心而见多汗。

3．问疼痛　主要询问疼痛的部位、性质和持续时间的长短等。

（1）疼痛的性质：导致疼痛的病因病机不同，可使疼痛的性质及特点各异。凡新病疼痛，痛势剧烈，持续不解而拒按者为实证；久病疼痛，痛势较轻，时痛时止而喜按者为虚证。

1）胀痛：胀痛是气滞疼痛的特点，是机体某一部分或某一脏腑气机阻滞，运行不畅所致。以胸、脘、腹部常见。

2）刺痛：即疼痛如针刺，固定不移，是瘀血疼痛的特点。以胸胁、少腹、胃脘部多见。

3）冷痛：指疼痛有冷感而喜暖。常见于腰脊、脘腹及四肢关节等处。多因寒邪阻络或阳虚肌体失于温煦所致。

4）灼痛：指疼痛有灼热之感，而且喜冷恶热。多见于脘腹、孔窍及肌肤等处，常因火热内蕴或阴虚火旺所致。

5）绞痛：指疼痛剧烈如刀绞。多因有形实邪阻闭气机而成。如心脉痹阻引起的"真心痛"，结石阻塞尿路引起的小腹痛、蛔虫上窜的脘腹痛等。

6）隐痛：指疼痛不剧，绵绵不休，称为隐痛。多因精血亏损，或阳气不足，阴寒内生，机体失于濡养、温煦所致。多见于头、脘、腹、腰部的虚痛。

7）重痛：指疼痛并有沉重之感。多因湿邪困阻气机所致。常见于头部、四肢、腰部以及全身。

8）空痛：指疼痛有空虚之感。一般多见于头部或小腹部，多由气血精髓亏虚，组织器官失去滋养所致。

（2）疼痛的部位

1）头痛：头为诸阳之会，手足三阳经均循于头面，厥阴经亦上行至巅顶，五脏六腑之精气皆上注于头，故六淫外袭，内伤诸疾，均可导致头痛。一般来说，头项痛属太阳经；两侧痛属少阳经；前额痛属阳明经；头顶痛属厥阴经。外感头痛，一般发病较急，病势较剧，且痛无休止；痰浊上蒙者，多呈沉重而痛；瘀血阻络者，多为刺痛；若营血不足，不能上荣清窍，多为绵绵作痛；肾精不足，髓海空虚，多为空痛。

2）胸痛：胸为心肺所居，故心肺的病变常可导致胸部疼痛。胸闷痛而痞满者，多为痰饮；胸胀痛而走窜，嗳气痛减者，多为气滞；胸痛伴潮热、盗汗、颧红多是肺痨；胸痛彻背，背痛彻心，多为心阳不振，痰浊瘀阻的胸痹；胸痛而咳吐腥臭脓血痰者，多见于肺痈。

3）胁痛：多与肝胆疾病关系密切。常见于肝郁气滞、肝胆湿热、肝胆火旺、瘀血阻络及水饮内停等病证。

4）胃脘痛：胃脘冷痛，得热减轻，为寒邪客胃；胃脘灼痛，属胃火炽盛；胃脘隐痛，嘈杂，不欲食，为胃阴虚；胃脘刺痛，痛有定处，属胃腑瘀血。

5）腹痛：腹部分为大腹、小腹、少腹三部分。脐以上为大腹，属脾胃；脐以下为小腹，属肾、膀胱、大小肠及胞宫；小腹两侧为少腹，是肝经经脉所过之处。大腹隐痛，喜温喜按，为脾胃虚寒；小腹胀痛，小便不利者，是膀胱气化不利，属癃闭；少腹冷痛，牵引阴部，为寒滞肝脉；绕脐痛，有块状物或条索状物，按之可移者，为虫积。

6）腰痛：腰为肾之府，腰痛多见于肾的病变。若为风、寒、湿邪阻滞经脉，或瘀血阻络者，多为实证，多呈冷痛、重痛、刺痛等；因肾精不足或阴阳虚损，失于濡养、温煦者，多为虚证，多呈酸痛、隐痛、空痛等。

7）四肢痛：四肢疼痛，或在关节，或在经络，或在肌肉，多因风寒湿邪的侵袭，阻碍气血运行所致。亦有因脾胃虚弱，水谷精气不能濡养四肢而致者。若足跟独痛，或腰膝酸痛者，多属肾虚，常见于年老体弱之人。

4. 问饮食口味　包括问食欲、食量、口渴与口味等方面。

（1）食欲与食量：了解患者的食欲状况、进食多少，对于判断其脾胃功能以及疾病的预后有着重要的临床意义。食少纳呆者，或为脾胃气虚，或为内伤食滞，或为湿邪困脾；厌食腹胀，嗳腐吞酸，多是宿食停滞；厌食油腻，胁胀呕恶，可见于肝胆湿热，横逆犯胃；消谷善饥者，多为胃火炽盛，伴有多饮多尿者，多见于消渴病；饥不欲食者，多为胃阴不足所致；小儿嗜食异物，如泥土、生米等，多是虫积之征。

疾病过程中，食量渐增，表示胃气渐复；食量渐减，常为脾胃功能减退的表现。但久病、重病之人，本不能食，突然思食、索食、多食，为脾胃之气将绝，称为除中，属"回光返照"之象。

（2）口渴与饮水：口渴与否，饮水多少，常反映津液的盈亏和输布情况。病变过程中口不渴，标志津液未伤，见于寒证。口渴喜冷饮，兼壮热面赤，烦躁多汗，脉洪大者，属实热证。口渴引饮，排尿量多，兼能食消瘦者，为消渴病。汗、吐、下太过，耗伤津液，亦可见口渴引饮。

（3）口味：即患者口中的异常味觉。口淡乏味，属脾胃气虚；口甜或黏腻，属脾胃湿热；口中泛酸，为肝胃不和；口苦多属热证，常见于胃热、肝胆湿热、外感发热；口咸多属肾病。

5. 问睡眠　睡眠失常主要有失眠和嗜睡两种变化。

（1）失眠：又称"不寐"。是以经常不易入睡，或睡而易醒，不能复睡，甚至彻夜不眠为其证候特点，且常伴有多梦或噩梦纷纭。失眠是阳不入阴，神不守舍的病理表现。其致病原因主要有两方面：一是营血亏虚，不能濡养心神，或阴虚火旺，内扰心神，以致阳不入阴，心神不宁而失眠、多梦；二是邪气干扰，如痰、火上扰心神，或食滞胃脘，浊气上泛，扰动心神而致失眠。

（2）嗜睡：又称"多眠"，是不分昼夜，时时欲睡的症状。多因机体阳虚阴盛或湿困脾阳所致，亦可见于温病邪入心包的患者。如困倦嗜睡，伴头目昏沉，身重脘闷者，为湿邪困脾，清阳不升所致；若食后嗜睡，伴神疲倦怠，食少纳呆者，多属中气不足，脾失健运所致。大病后精神疲乏而嗜睡，是正气未复的表现。而热性病出现高热昏睡，多为热入心包之象。

6．问二便

（1）大便

1）便秘：指大便干燥，排出困难，排便次数减少，称为便秘。阳虚气弱，推动无力，或阴虚血少，肠燥便结者，属虚证，多见于久病、老人、产后等；新病伴腹胀疼痛或发热者，多为实证。

2）泄泻：泄指大便稀软不成形；泻指大便如水下注。如大便清稀如水或兼有恶寒发热者，为外感寒湿；大便黄褐、秽臭，肛门灼热，多为湿热；久泻不止，完谷不化，或便稀溏薄，迁延日久，多为脾虚；黎明前腹痛腹泻，泻后即安，为脾肾阳虚的"五更泻"；大便脓血，伴里急后重，多属痢疾。

（2）小便：小便清长量多，伴畏寒肢冷，神疲乏力，属虚寒证；小便量多，伴口渴多饮，饮一溲一，形体消瘦者，属消渴病。小便频数而量少，急迫短赤，为淋证，多属下焦湿热，膀胱气化不利所致；小便清频而长，甚或失禁，为膀胱虚寒，多属肾气不固，膀胱失约所致；小便不畅，点滴而出为癃；小便不通，点滴不出为闭。二者统称癃闭，实证多因湿热蕴结膀胱，或瘀血、砂石阻闭；虚证多因久病肾虚，或肾阳衰弱，气化无权所致。

7．问经带　女性患者除以上内容之外，还应询问其月经、带下、妊娠、产育等情况。

（1）月经：主要询问月经的周期、行经天数及月经的量、色、质等。月经正常周期一般为28天左右，行经时间为3～5天，经量为50～100 ml，色红无瘀块。

1）经期异常：月经周期提前7天以上，且连续两个周期以上者，称为月经先期。若经色深红，质稠量多者，属血热，为热邪灼伤脉络，迫血妄行所致；经色淡红，质稀量多者，属气虚，为气不摄血所致。

月经周期延后7天以上，且连续两个周期以上者，称为月经后期。若经色淡红，质稀量少者，属血虚所致；经色紫暗有块，量少，多属寒凝血瘀，或瘀血阻滞，血行不畅所致。

月经或前或后7天以上，周期错乱不定者，称为经期错乱，又称为月经先后不定期。多因肝气郁结，疏泄失职，气机不调；或肾虚，封藏失司；或瘀血阻滞，使血海蓄溢失常，月经错乱。

2）经量异常：由于个体素质、年龄的不同，在正常情况下，经量的多少也有差异，但属生理范围。经量超过生理范围，称为月经过多，多因血热、气虚所致；经量明显少于生理范围，称为月经过少，多属精血亏虚。

3）经行异常：正常月经一般每月一次，故称月经。若超出正常范围，就属异常。异常月经有生理和病理两种。如两月一行的称并月；三月一行的称居经；一年一行的称避年；终身不来月经而能受孕的称暗经；受孕早期仍能按月来经而不影响胎儿的叫激经。这些都属生理上的特殊现象，不是月经疾病。病理上的月经异常即月经病，除上述的经期、经量异常外，常见的还有痛经、闭经、崩漏等。

痛经：即经行腹痛。是指在经期前后，或行经期间发生下腹部疼痛，甚者剧痛难忍，并伴随月经呈周期性发作。若经前小腹胀痛，经后痛减者，多属气滞血瘀之实证；经后小腹隐痛，兼见腰酸者，多为血虚或肾虚之证；经行小腹冷痛，得热痛减者，为寒凝胞脉所致。

闭经：即经闭不行。妇女年满18周岁月经尚未来潮，或月经周期建立后，又连续停经三个周期以上未孕者，称为闭经。多因精血衰少，血海空虚；或由寒凝、瘀血、痰湿阻滞胞脉所致。

崩漏：是指妇女不在行经期间，阴道大量出血，或持续下血，淋漓不断者。一般来势急，出血量多的称为崩；来势缓，出血量少的称为漏。二者常可相互转化，相兼出现，故临床上崩漏并称。若血色紫暗有块，腹痛者多属血瘀；血色深红质稠，口渴心烦者属热证；若量多，色淡质稀者多为气虚或肾虚。

（2）带下：正常情况下，妇女阴道内分泌少量白色黏液，以起濡润和防护作用。若分泌过多，淋漓不断，或色、质改变，或有臭气，即为带下病。带下量多，色白质稀，无臭气者，属脾虚或肾虚；带下量多，色黄质稠有臭气，伴外阴瘙痒者，属湿热下注；带下色红黏稠，或赤白相间，微臭者，多因肝郁化热，胞络受损所致。

（3）妊娠：有性生活的女性平素月经正常，突然停经，但无病理表现，脉象滑数冲和，应考虑妊娠。一旦确诊妊娠，饮食起居劳作用药等均应有所注意。

（4）产育：询问妇女的产育情况，可为某些疾病的诊疗提供线索。重点了解初次怀孕年龄、怀孕次数、生产次数、生产时情况、宫外孕史、自然堕胎或人工流产史、剖宫产史等。如有多次性生活且未采取避孕措施但从未有怀孕经历，应考虑不孕症的可能；妊娠次数过多过密，或有产中产后大出血，或出现脱肛、子宫脱垂等情况，常提示气血不足，或肾精亏虚；有过宫外孕史者，其后怀孕有可能再次出现异位妊娠。

8.问小儿　问小儿病，除一般问诊内容外，应结合小儿的生理特点，注意询问是否足月顺产、出生及哺养情况，是否患过麻疹、水痘、预防接种情况，以及父母兄妹的健康状况和家族中有无遗传性疾病等，以及有无传染病接触史。

## 四、切诊

切诊包括脉诊和按诊两部分，两者皆是医生运用手和指端的感觉，在患者身上一定部位进行触、摸、按、压以了解病情的一种诊察方法。

### （一）脉诊

脉诊又称切脉、候脉、持脉等，是医生运用指端的触觉切按患者脉搏，探测脉象，以了解病情、辨别病证的诊察方法。

1. 脉象形成的原理　脉象的形成与人体脏腑活动、气血运行密切相关。因心主血脉，脉为血之府，在心气的推动下，血液在脉管中运行，故气动脉应，脉搏乃生；此外，还有赖于其他脏腑的协调配合：肺朝百脉，血液亦有赖肺气敷布全身；脾胃为气血生化之源，以充盈血液；脾主统血，保证血液在脉道内运行；肝藏血，主疏泄，以调节血量；肾藏精，肾精所化之气为人体阳气之根，所化之血为血液来源之一。基于脉象是人体脏腑功能活动的综合反映，所以，诊察脉象的变化便可作为临床诊断疾病的重要根据之一。《灵枢·逆顺》说："脉之盛衰者，所以候血气之虚实，有余不足"。

2. 诊脉的部位与方法

（1）诊脉部位：诊脉的部位历来有多种，现在临床多采用"寸口诊法"，即切按患者两手腕后桡动脉搏动明显处。寸口脉分为寸、关、尺三部（图4-4）。正对腕后高骨（桡骨茎突）处为关部，关前为寸部，关后为尺部。两手各有寸、关、尺三部，其分候的脏腑是：左寸候心，左关候肝，左尺候肾；右寸候肺，右关候脾，右尺候肾（命门）。

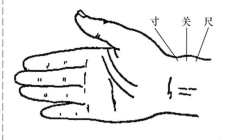

图4-4　诊脉寸关尺部位图

（2）诊脉方法：诊脉时间以平旦为宜，可不必拘泥，但应让患者稍事休息，以使气血平和。诊脉时，患者取坐位或仰卧位，手掌向上平放在与心脏同一水平上，并垫脉枕，以便气血通畅。医生用左手诊患者的右手脉，用右手诊患者的左手脉；先用中指腹按在患者高骨旁定关部脉，然后用示指、环指腹按其寸、尺部。三指应呈弓形斜按在同一水平，以指腹接触脉体，布指的疏密以患者身材高矮及臂之长短而调整。小儿寸口脉狭小，不能容三指，可用"一指（拇指）定关法"，而不细分三部。三岁以下的小儿可用望示指络脉代替切脉。

诊脉时常用三种指力体察脉象：用轻指力按在皮肤上取脉称举，又称浮取或轻取；用重指力按压至筋骨间取脉称按，又称沉取或重取；用中等指力按压至肌肉间取脉称寻，又称中取。三指平布同时切脉的，称为总按法；单用一指切脉的，叫单按法。医生根据临床需要，可用举、寻、按或相反的顺序触按，也可分部取一指直压以体会脉象的变化。寸、关、尺三部，每部有浮、中、沉三候，合称三部九候。

诊脉时，要求周围环境安静，医生呼吸自然均匀，态度认真，把注意力集中于指下，用一呼一吸时间（称为一息）去计算患者脉搏至数。每次诊脉时间：每侧脉搏搏动不得少于五十次，即必满五十动，才能察知五脏之气。现代临床上要求每次诊脉一般 3～5 分钟，至少不低于 1 分钟。

3. 正常脉象　又称平脉或常脉，即三部有脉，不快不慢，一息四或五至（60～90 次 / 分），不浮不沉，不大不小，从容和缓，柔和有力，节律均匀。正常脉象与内外环境关系密切，如四时脉象的变化为：春弦、夏洪、秋毛（即稍浮）、冬石（即沉）。年龄性别不同，脉象表现亦不相同：小儿脉搏偏快，青壮年人脉搏有力，老年人脉搏较弱，运动员脉多迟缓，成年女性较成年男性脉搏快且弱。人在运动、饮食及情绪激动时，也会影响脉象的变化，但稍事休息即恢复正常。此外，有的人脉不见于寸口，而从尺部斜向手背，称斜飞脉；若脉出现在寸口的背部，称反关脉，均为生理性特异现象，不作病脉。

4. 常见病脉与主病　疾病反映于脉象的变化，称为病脉。病脉分类甚多，历代各有不同，现将临床常见的 16 种病脉的脉象及其主病分述如下：

（1）浮脉

【脉象】　轻取即得，重按稍弱。特点是脉搏显现部位表浅。

【主病】　表证。浮而有力为表实证，浮而无力为表虚证。

【分析】　外邪侵袭，卫阳抗邪于表，脉气鼓动于外，故应指而浮。脉浮紧无汗见于伤寒表实证；浮缓有汗见于中风表虚证。久病内伤，虚阳浮越于外，亦可见脉浮而无力。

（2）沉脉

【脉象】　轻取不应，重按始得。特点是脉象显现部位深。

【主病】　里证。有力为里实证，无力为里虚证。

【分析】　邪气内郁，气血内困，阳气被遏不能鼓动脉气，故脉沉而有力；阳气衰微，难以推动气血运行，故脉沉而无力。

（3）迟脉

【脉象】　脉来迟缓，一息不足四至。特点是脉搏较慢，每分钟不足 60 次。

【主病】　寒证。迟而有力为实寒证，迟而无力为虚寒证。

【分析】　迟脉因寒邪内阻，困遏气机，气血运行不畅而成。实寒证为寒凝气滞，失却温运，血行缓慢，故脉迟而有力；虚寒证为阳气虚弱，无力鼓动营血，故脉迟而无力。

（4）数脉

【脉象】　脉来急促，一息五至以上。特点是脉搏较快，每分钟 90 次以上。

【主病】　热证。数而有力为实热证，数而无力为虚热证。

【分析】　邪热亢盛，鼓动血脉，血行加速，故见脉数而有力；久病阴液耗损过度，虚热内生，脉亦见数，但数而无力。

（5）虚脉

【脉象】　三部脉举按皆无力，按之空虚。为无力脉的总称。

【主病】　虚证。多为气血两虚。

【分析】　虚为气血不足之象。气虚无力运血，则脉来无力，血少则脉道不充，故按之空虚。虚脉见于气、血、阴、阳诸虚证。

（6）实脉

【脉象】　三部脉举按均有力。为有力脉的总称。

【主病】 实证。

【分析】 正盛邪实，正邪相搏，气血涌盛，脉道坚满，故脉应指有力。

（7）滑脉

【脉象】 往来流利，应指圆滑，如珠走盘。

【主病】 痰饮、食滞、实热。

【分析】 滑乃气血充盛之象。气实血涌，血流加快，脉道充盈，故脉来流利圆滑。平人脉滑而柔和，是营卫充实之象；若孕妇见滑脉，乃血盛养胎，不为病脉。

（8）涩脉

【脉象】 往来艰涩不畅，如轻刀刮竹。

【主病】 精亏血少，气滞血瘀，夹食夹痰。

【分析】 精血亏虚，不能濡养经脉，血行不畅，往来艰涩，故脉涩而无力；气滞血瘀或食痰胶结，气机不畅，血行受阻，故脉涩而有力。

（9）洪脉

【脉象】 脉体粗大，满指有力，状如波涛汹涌，来盛去衰。特点是脉阔，且波动大。

【主病】 阳热亢盛。

【分析】 邪热炽盛，热盛血涌，脉道扩张，故见脉洪。若久病气虚或虚劳、失血、久泄等病见洪脉，但脉必洪大而虚，此乃阴虚阳浮之象，为邪盛正衰之危象。

（10）细脉

【脉象】 脉细如线，应指明显。特点是脉体窄，且波动小。

【主病】 气血两虚，诸虚劳损，湿证。

【分析】 血虚不能充盈脉道，气虚无力鼓动血行，则脉细软无力；湿阻脉络，气血充脉不利，亦可见脉体细小。

（11）濡脉

【脉象】 浮而细软，按之无力。

【主病】 诸虚证，湿证。

【分析】 濡脉为气血不足之象。血虚则脉失充盈而变细，气虚则无力鼓动而脉软。故凡气血虚弱、遗精、虚劳或飧泄等诸虚证，皆可见濡脉。若脾虚湿盛，阻遏阳气，脉气不振，也可见濡脉。

（12）弦脉

【脉象】 端直以长，如按琴弦。特点是脉体的硬度大。

【主病】 肝胆病，痛证，疟疾。

【分析】 肝气郁滞，疏泄失常，气机不畅，经脉之气紧束不达，故脉见弦劲。疼痛使脉道拘急，疟邪使少阳之气不伸，亦见弦脉。

（13）紧脉

【脉象】 脉来绷急有力，状如牵绳转索。特点是搏动的张力大。

【主病】 寒证，痛证，宿食。

【分析】 寒主收引，寒邪侵袭，阻遏阳气，邪正相搏，脉道拘急，故脉来绷急，搏指有力。疼痛或食滞可使气机收引，脉道紧束，亦见紧脉。

（14）代脉

【脉象】 脉来一止，止有定数，良久复来。特点是脉来缓弱而呈有规则的间歇。

【主病】 脏气衰微，风证，痛证，惊恐，跌打损伤。

【分析】 脏气衰微，元气不足，气血亏损，脉气难以为续，故脉来微弱而止有定数，且歇止时间较长。惊恐、痛证、跌扑损伤等，导致气结、血瘀、痰凝而阻遏脉道，亦见代脉。

（15）结脉

【脉象】 脉来缓慢，时而一止，止无定数。特点是脉来迟缓而呈不规则间歇。

【主病】 阴盛气结，寒痰瘀血，癥瘕积聚。

【分析】 阴寒结聚，或气血痰食凝滞经脉，使脉气不相接续，故脉来缓慢，偶有停顿。若心阳不足，气血虚弱，血流不畅，亦可见结脉。

（16）促脉

【脉象】 脉来急数，时有一止，止无定数。特点是脉来急促有力而呈不规则间歇。

【主病】 阳盛实热，气血痰食停滞。

【分析】 阳热亢盛，热迫血行，故脉急数；热盛灼津耗气，心气受损，血气不相接续，故脉有歇止；痰食瘀血留滞，阻遏气血运行，亦见促脉，皆脉促而有力。若脏气衰败，真元衰惫，阴血虚少而见促脉，则促而无力。

5. 相兼脉与主病　相兼脉又称复合脉，指由两种或两种以上的病脉同时出现的脉象。如浮数相兼为二合脉，沉细数相兼为三合脉。还有四合脉，如沉数滑实脉，但这种情况在临床上见到或运用的机会很少。

相兼脉的主病往往是各单一脉象主病的总和。如浮紧脉为表寒证；沉细脉为里虚或血虚；滑数脉为痰热或痰火等。此外，有的脉本身就是复合脉；如浮细软是濡脉；沉细软为弱脉等。然而相兼必有原则，只有与自己不相反的脉才能相兼。若彼此相反者，如沉与浮、迟与数、滑与涩等，则绝不能相兼。

（二）按诊

按诊是医生对患者的肌肤、手足、脘腹及其他病变部位进行触摸和按压，以推断疾病部位和性质的一种诊察方法。

1. 按肌肤　主要了解肌肤的寒热、润燥及肿胀等情况。

（1）察寒热：按肌肤的寒热，以辨别疾病的性质：一般阳证、热证肌肤多灼热；阴证、寒证肌肤多发凉；手足心热多属阴虚内热。

（2）察润燥：察肌肤的润燥，可了解患者津液的盈亏：若肌肤润滑，多属津液未伤；肌肤枯燥，多属津液已伤；若肌肤甲错，多为瘀血。

（3）察肿胀：按压肌肤肿胀，以辨别水肿和气肿：肌肤肿胀，按之凹陷不起，多属水肿；肌肤绷紧，按之随手即起，多属气肿。

2. 按手足　主要察明手足的寒热。手足俱冷多为阳虚阴盛；手足俱热多为阳热炽盛。但要注意分辨内热炽盛，阳郁于里不能外达的四肢厥冷，属里实热证。小儿手足心热多为乳积、食积；手背热盛多为外感发热。

3. 按脘腹　主要诊察脘腹的软硬、有无压痛及包块等情况。腹痛喜按为虚证，拒按为实证。腹部有肿块，按之柔软，聚散不定者为瘕为聚，病属气分；按之坚硬，部位固定不移者为癥为积，病属血分。腹痛绕脐，左下腹按之累累有块，伴有便秘者，为燥屎内结；绕脐作痛，痛起结块，时聚时散，按之可移，每属虫积；右下腹作痛，重按后突然放手时疼痛更甚（反跳痛），多属肠痈。

4. 按腧穴　腧穴是经络的气血在人体表面聚集的重要部位，也是脏腑之气转输的地方。按腧穴是通过对身体某些腧穴的按压，了解内脏病变的诊察方法。腧穴的变化，主要是出现结节或条索状物，其异常反应为压痛或敏感反应。如肺病在肺俞穴可摸到结节，或中府穴有压痛；肝病在肝俞穴和期门穴有压痛；胃病在胃俞穴和足三里穴有压痛；肠痈在上巨虚穴（阑尾穴）有压痛等。临床实践证明，某些腧穴的敏感反应，可以帮助诊断体内某些疾病。

（倪达常）

# 第二节　辨　证

辨证就是分析、辨认疾病的证候，是中医认识和诊断疾病的方法，辨证的过程即是进行护理诊断或提出护理问题的过程。

中医学中的"症""证""病"的概念是不同的，但三者又有密切联系。"症"，即症状和体征，如发热、恶寒、腹痛拒按等。"病"，是对疾病发展全过程中特点与规律的概括，如感冒，哮喘，中风等。"证"，是机体在疾病发展过程中某一阶段的病理概括，包括临床表现、病因、病机、病位、病性、程度、发展趋势和邪正盛衰等因素，是疾病本质的反映，比病更具体，比症更深刻、全面。"病"与"证"的确定，是以症状作为依据的。一病可以出现多证，一证可见于多病之中。因此，临床上必须辨证与辨病相结合，才能使诊断更加全面、准确。

中医常见的辨证方法主要有八纲辨证、脏腑辨证、六经辨证、卫气营血辨证、三焦辨证等。其中八纲辨证是各种辨证的总纲；脏腑辨证以脏腑学说为依据，主要用于内科杂病，是其他各种辨证的基础；六经辨证、卫气营血辨证及三焦辨证是根据外感病在发展变化过程中总结出来的一种辨证方法，主要适用于外感疾病。以上各种辨证方法，虽然对不同疾病的诊断各有侧重，但又相互联系和相互补充。本章主要介绍八纲辨证、脏腑辨证和卫气营血辨证。

## 一、八纲辨证

八纲，即阴、阳、表、里、寒、热、虚、实八种辨证纲领。八纲辨证是根据四诊收集的资料，进行综合分析，归纳为表证、里证、寒证、热证、虚证、实证、阴证、阳证八类证候，用来说明疾病的病因、部位、性质、邪正盛衰等情况的一种辨证方法。

八纲辨证是根据患者的整体证候表现概括出来的规律，尽管疾病的临床表现错综复杂，但基本上都可用八纲加以归纳。任何一种疾病，从类别上可分阴证与阳证；从病位上可分为表证与里证；从病性上可分为寒证与热证；从正邪盛衰上可分为实证与虚证。故八纲辨证可起到执简驭繁、提纲挈领的作用，找出疾病的关键，掌握要领，确立治疗原则。

### （一）表里辨证

表里辨证是辨别病变部位、病情轻重和病势趋向的辨证方法。一般来说，人体的皮毛、肌腠、经络在外，属表；五脏六腑在内，属里。外表受病，多是疾病初起，一般比较轻浅；脏腑受病，多是病邪深入，一般比较深重。

1. 表证　表证指六淫邪气经皮毛、口鼻侵入机体所致的外感病初起阶段，正邪抗争于肌表所表现的轻浅证候。具有起病急、病程短、病位浅的特点。

【辨证要点】　恶寒（或恶风），发热，舌苔薄白，脉浮。兼见头身疼痛，鼻塞流涕，咽痛，咳嗽等症状。临床上以风寒表证和风热表证最为常见。

【证候分析】　六淫邪气袭表，正邪相争则发热；阻遏卫气宣发，肌表失于温煦，故恶寒或恶风；邪气阻滞经脉，气血运行不畅故头身痛；邪未入里，舌象无变化；正邪相争于表，脉气鼓动于外故脉浮；肺主皮毛，鼻为肺窍，皮毛受邪，内应于肺，鼻咽不利，故鼻塞流涕、咽痛、咳嗽。

2. 里证　里证是指脏腑、气血、骨髓受病所表现的一类证候。里证与表证相对而言，概括地说，凡非表证的特定证候一般都属里证范畴。

【辨证要点】　里证包括的范围很广，临床表现多种多样，其证候特征是无恶寒发热，以脏腑症状为主要表现。

【证候分析】　里证的产生原因主要有三个方面：一是表证不解，内传入里；二是外邪直接入里，侵犯脏腑；三是情志内伤、劳倦过度、饮食不节等因素，直接导致脏腑气血功能失调，而出现各种病证。

3．表证与里证的鉴别　表证和里证的鉴别见表4-1。

表4-1　表证和里证的鉴别

| 证候 | 恶寒发热 | 脉象 | 舌象 | 病程 |
|------|----------|------|------|------|
| 表证 | 恶寒与发热并见 | 浮 | 舌苔薄白<br>舌质无明显变化 | 新病<br>病程短 |
| 里证 | 但寒不热，或但热不寒，或无寒热 | 沉 | 舌苔厚或无苔<br>舌质有变化 | 久病<br>病程长 |

4．半表半里证　半表半里证是指外邪由表内传尚未入里；或里邪透表尚未至表，邪正相搏于表里之间，而出现的既不属于表证，又不属于里证的一类特殊证候。

【辨证要点】　寒热往来，胸胁苦满，心烦喜呕，嘿嘿不欲饮食，口苦咽干，目眩，脉弦等。

【证候分析】　正邪相争于半表半里，正胜邪退则发热，正不胜邪则恶寒，正邪交争，故寒热往来；半表半里证又称少阳证，少阳经脉布于胸胁，热郁少阳，经气不利，故胸胁苦满；胆气郁遏，横逆犯胃，故嘿嘿不欲饮食；胃气上逆则欲呕，胆火上炎，则心烦，口苦，咽干，目眩；肝胆受病，故脉弦。

（二）寒热辨证

寒热辨证是辨别疾病性质、阴阳盛衰的辨证方法。阴盛或阳虚则表现寒证，阳盛或阴虚则表现热证，"阳盛则热，阴盛则寒""阳虚则外寒，阴虚则内热"。辨寒热为临床治疗使用温热药或寒凉药提供依据。

1．寒证　寒证是感受寒邪，或阳虚阴盛，表现为机体功能活动抑制或衰退的证候。具有冷、凉的特点。

【辨证要点】　恶寒，或畏寒喜暖，冷痛，口淡不渴，面色苍白，肢凉蜷缩，小便清长，大便稀溏，舌淡苔白而润滑，脉迟或紧等。

【证候分析】　外感寒邪或阳气虚弱，形体失却温煦，故见恶寒、畏寒喜暖、肢凉蜷缩、冷痛；水不化气，津液不伤，故口淡不渴，尿、痰、涎等排泄物清冷，舌淡苔白而润滑。外感寒邪，病急体壮者，多为实寒证；内伤久病，阳气虚弱者，多为虚寒证；寒邪客于肌表，多为表寒证；寒邪客于脏腑，阳虚阴盛者，多为里寒证。

2．热证　热证是感受热邪，或阴虚阳亢，表现为机体功能活动亢进的证候。具有温、热的特点。

【辨证要点】　发热喜凉，面红，烦躁不宁，口渴欲饮，小便短赤，大便干结，舌红苔黄燥少津，脉数。

【证候分析】　阳热偏盛，津液被耗，或阴虚阳亢，则发热喜凉，面红，烦躁不宁，舌红少津，脉数；热伤阴津，则口渴欲饮，小便短赤，大便干结，舌燥少津。外感热邪，病急体壮者，多为实热证；内伤久病，阴虚阳亢者，多为虚热证；风热袭表，多为表热证；脏腑热盛，多为里热证。

3．寒证与热证的鉴别　寒证与热证的鉴别见表4-2。

表4-2　寒证与热证的鉴别

| 证候 | 面色 | 四肢 | 寒热 | 口渴 | 大便 | 小便 | 舌象 | 脉象 |
|------|------|------|------|------|------|------|------|------|
| 寒证 | 苍白 | 不温 | 恶寒喜热 | 口不渴或热饮不多 | 稀溏 | 清长 | 舌淡苔白润 | 迟 |
| 热证 | 潮红 | 燥热 | 恶热喜凉 | 口渴喜冷饮 | 干结 | 短赤 | 舌红苔黄干 | 数 |

## （三）虚实辨证

虚实辨证是辨别正气强弱和邪气盛衰的辨证方法。实证主要取决于邪气方面，虚证主要取决于人体正气方面，《素问·通评虚实论》说："邪气盛则实，精气夺则虚"。辨疾病虚实为临床治疗确定扶正或祛邪提供依据。

1. 虚证　虚证是指正气虚弱，脏腑功能减退所表现的证候，常表现出不足、松弛、衰退的特征。虚证的形成有先天不足和后天失养两个方面，以后天失养为主。临床常见的虚证有血虚证、气虚证、阴虚证、阳虚证。

（1）血虚证：是指血液亏虚，不能濡养脏腑、组织、器官所表现的证候。

【辨证要点】　面白无华或萎黄，唇色淡，爪甲苍白，头晕眼花，心悸，失眠多梦，手足麻木，舌淡，脉细无力。

【证候分析】　血虚不能滋养头目，则头晕眼花；不能外荣，则面色无华或萎黄，唇色淡，爪甲苍白，舌淡；心神失养则心悸，失眠多梦；筋脉失濡，则手足麻木；脉管失充，则脉细无力。

（2）气虚证：是指全身或某一脏腑功能减退所表现的证候。

【辨证要点】　神疲乏力，少气懒言，语声低微，自汗畏风，活动后诸症加重，舌淡，脉虚无力。

【证候分析】　元气不足，脏腑功能减退，则神疲乏力，少气懒言，语声低微；卫表不固，则自汗畏风；劳则气耗，故活动后诸症加重；舌淡，脉虚无力，均为气虚之象。

（3）阴虚证：是指机体阴液亏损，阴不制阳，虚热内生所表现的证候。

【辨证要点】　形体消瘦，午后潮热，颧红，盗汗，五心烦热，口燥咽干，小便短赤，大便干结，舌红少苔，脉细数。

【证候分析】　阴虚生内热，虚热内扰，则五心烦热，潮热颧红；虚火内炽，迫津外泄，则盗汗；热伤津液，则口燥咽干，小便黄少，大便干结；舌红少苔，脉细数，皆为阴虚有热之象。

（4）阳虚证：是指机体阳气不足，脏腑、组织、器官失却温煦所表现的证候。

【辨证要点】　形寒肢冷，精神萎靡，体倦乏力，气短，口淡不渴，小便清长，大便稀溏，舌淡胖嫩，苔白，脉沉迟无力。

【证候分析】　阳气不足，肌体失温，故形寒肢冷；阳气虚，气血运行无力，故面白，精神萎靡，神疲乏力，气短；水不化气，寒湿内停，故口淡不渴，小便清长，大便稀溏；舌淡胖嫩，苔白，脉沉迟无力，皆为阳虚之象。

2. 实证　实证是指邪气过盛，脏腑功能活动亢盛所表现的证候。常表现出有余、亢盛、停聚的特征。实证的形成有两个方面：一是外邪侵袭人体；二是脏腑功能失调，以致痰饮、水湿、瘀血等病理产物停留体内所致。由于病邪的性质及所在部位的不同，其临床表现也不一样。

【辨证要点】　身热面赤，烦躁不安，呼吸气粗，痰涎壅盛，脘腹疼痛拒按，大便秘结，小便短赤，舌质苍老，舌苔厚腻，脉实有力。

【证候分析】　邪气过盛，正气与之抗争，阳热亢盛，故发热；实邪扰心，故烦躁；邪阻于肺，故痰涎壅盛；邪积肠胃，腑气不通，故腹胀满疼痛拒按，大便秘结；湿热下注，故小便短赤；正盛邪实，气血壅盛，故舌质苍老，苔厚腻，脉实有力。

3. 虚证与实证的鉴别　虚证与实证的鉴别见表4-3。

表4-3　虚证与实证的鉴别

| 证候 | 病程 | 体质 | 精神 | 声息 | 疼痛 | 二便 | 舌象 | 脉象 |
|------|------|------|------|------|------|------|------|------|
| 虚证 | 久病 | 虚弱 | 萎靡 | 声低息微 | 喜按 | 大便稀溏，小便清长 | 舌淡嫩少苔 | 细弱 |
| 实证 | 新病 | 壮实 | 兴奋烦躁 | 声高气粗 | 拒按 | 大便秘结，小便短赤 | 舌苔厚腻 | 实而有力 |

（四）阴阳辨证

阴阳辨证是概括证候类别的一对纲领，也是八纲辨证中的总纲。即表、热、实属阳，里、寒、虚属阴。

1. 阴证与阳证

（1）阴证：是体内阳气虚衰，或寒邪凝滞所表现的证候，属寒、属虚，机体反应多呈衰退的表现。

**【辨证要点】** 精神萎靡，面色苍白或晦暗，身重蜷卧，形寒肢冷，倦怠无力，气短声低，口淡不渴，小便清长，大便稀溏，舌淡胖嫩，脉迟弱。

**【证候分析】** 阴主静、主寒。阳气不足，虚寒内生，故精神萎靡，面色苍白，畏寒肢冷，大便稀溏；阳虚气弱，故气短声低；阴寒凝滞，故口淡不渴，小便清长；舌淡胖嫩，脉迟弱，均为虚寒之象。

（2）阳证：是体内邪热壅阻，或阳气亢盛所表现的证候，属热、属实，机体反应多呈亢盛的表现。

**【辨证要点】** 身热，面红目赤，烦躁不安，声高气粗，口渴喜冷饮，小便短赤，大便秘结，舌红绛苔黄，脉数有力等。

**【证候分析】** 阳主动、主热。阳热亢盛，蒸腾于外，故身热；热盛血涌则面红；扰乱心神故烦躁不安；伤津耗液，故口渴喜冷饮，小便短赤，大便秘结；舌红绛苔黄，脉数有力，均为阳亢热盛之象。

2. 亡阴证与亡阳证　亡阴证与亡阳证是疾病过程中的危重证候，一般在高热大汗，或剧烈吐泻、失血过多等阴液或阳气迅速亡失的情况下出现。

亡阴证是指体内阴液大量消耗后出现阴液衰竭的病变证候。表现为汗出而黏，呼吸短促，身热，手足温，烦躁不安，渴喜冷饮，面色潮红，舌红而干，脉细数无力。

亡阳证是指体内阳气严重耗损后出现阳气虚脱的病变证候。表现为大汗淋漓，面色苍白，精神淡漠，手足厥冷，气息微弱，舌淡，脉微欲绝。

由于阴阳对立互根，所以，亡阴证可迅速导致亡阳证，亡阳证之后亦可出现亡阴证，只不过是先后主次的不同而已，临床应分清矛盾主次，及时正确地辨证施护。

（五）八纲之间的关系

八纲辨证中，虽然每一纲都有其独特的内容，但它们之间是相互关联而不能截然分割的。如辨别表里应与虚实寒热相联系，辨别寒热又必须与虚实表里相联系，辨别虚实又必须与表里寒热相联系。因为表证有表寒、表热、表虚、表实之别，还有表寒里热，表实里虚等错综复杂的变化。表证如此，里证、寒证、热证、虚证、实证也不例外。在一定条件下，各证之间又可相互转化。此外，在病情发展到严重阶段，还会出现与疾病本质相反的假象。运用八纲辨证的顺序是：先辨表里，明确病变部位；再辨寒热，分清病变性质；三辨虚实，观察邪正盛衰；最后归属阴阳，对疾病做出全面正确的诊断和护理。

二、脏腑辨证

脏腑辨证是以藏象学说为基础，运用四诊八纲的诊断方法，根据脏腑的生理功能、病理表现，进行分析归纳，从而确定病位，了解病性，寻求病因，推究病机及正邪盛衰的一种辨证方法。包括脏病辨证、腑病辨证、脏腑兼病辨证三部分，其中脏病辨证是脏腑病辨证的主要内容。

（一）心与小肠病辨证

心的病变主要表现为血脉运行失常及神志活动异常，如心悸、心痛、失眠、健忘、神昏、谵语等。心的病证有虚有实，虚证多为气血阴阳之不足，实证多是火热痰瘀等引起的。小肠的病变主要表现为心火下移的小肠实热证。

1．心气虚证、心阳虚证及心阳暴脱　心气虚证是心的生理功能活动衰减所表现的证候；心阳虚证是心气虚的进一步发展，出现气虚兼寒的证候；当心阳虚衰至极，则出现心阳暴脱的危候。

【辨证要点】　心悸，气短，自汗，活动后加重，面色㿠白，神疲乏力，舌淡苔白，脉虚弱为心气虚证。兼见畏寒肢冷，面色苍白或暗滞，心胸憋闷或疼痛，舌淡胖，苔白滑，脉细微或结代为心阳虚。若突然大汗淋漓，四肢厥冷，呼吸微弱，口唇青紫，神志模糊或昏迷，舌质淡紫，脉微欲绝，则为心阳暴脱的危候。

【证候分析】　心主血脉，心气虚弱，运血无力，则心悸气短；劳则气耗，故活动后诸症加剧；气虚阴液不敛则自汗；气血亏损，血脉失充，故面色㿠白，舌淡，脉细微；心阳不振，机体失温，则形寒肢冷，舌淡胖苔白滑；心脉瘀阻，则心胸憋闷或疼痛。若心阳衰败而暴脱，则大汗淋漓，四肢厥冷，甚则昏迷，脉微欲绝。

【治法】　心气虚，益气养心，养心汤；心阳虚，益气温阳，保元汤；心阳暴脱，回阳救逆，参附龙牡救逆汤。

2．心血虚证、心阴虚证　心血虚证是指心血亏虚、心失濡养所表现的证候；心阴虚证是指心阴亏损、虚热内扰所表现的证候。

【辨证要点】　心血虚证与心阴虚证的共同症状：心悸，失眠，多梦。心血虚证兼有面白无华，眩晕，健忘，唇舌淡白，脉象细弱。心阴虚证兼有五心烦热，潮热盗汗，两颧发红，舌红少津，脉象细数。

【证候分析】　阴血亏虚，血不养心，神不守舍，则心悸，失眠多梦；血虚脉道不充，不能上荣，则面白无华，眩晕健忘，唇舌淡白，脉象细弱。心阴亏虚，虚火内生，则五心烦热，潮热盗汗，两颧发红；舌红少津，脉细数为虚热内扰之象。

【治法】　心血虚证，养血宁心，归脾汤；心阴虚证，滋阴宁心，天王补心丹。

3．心火亢盛证　心火亢盛证是指心火内炽，扰乱心神所表现的实热证候。

【辨证要点】　心胸烦热，失眠多梦，口渴饮冷，小便黄赤，或口舌生疮，舌体糜烂，舌尖红苔黄，脉数。

【证候分析】　心火炽盛，内扰心神，则心胸烦热，失眠多梦；热灼津液，则口渴、小便黄赤；心开窍于舌，心火上炎，则舌尖红，或舌体糜烂；苔黄、脉数均心火内扰之象。

【治法】　清心泻火，泻心汤。

4．心脉痹阻证　心脉痹阻证是由于瘀血、痰浊、寒邪、气滞等痹阻心脉所表现的证候。

【辨证要点】　心悸怔忡，心胸憋闷或疼痛，痛引肩背内臂，时作时止，面色口唇青紫，舌质紫暗或有瘀斑、瘀点，脉涩或结代。

【证候分析】　本证多继发于心气虚证或心阳亏虚证，常因劳倦、感寒、情志刺激等诱发或加重。心阳不振，血行无力，气滞血瘀，则心悸怔忡，心胸憋闷疼痛，痛引肩臂，这是心脉痹阻而心痛的特征。阳虚气血运行不畅，则面色口唇青紫，舌质紫暗有瘀斑，脉涩。

【治法】　活血化瘀，宣痹通阳，瓜蒌薤白半夏汤合血府逐瘀汤。

5．痰迷心窍证　痰迷心窍证是指痰浊蒙蔽心神所表现的证候。

【辨证要点】　精神抑郁，神志痴呆，自言自语，表情淡漠，意识模糊，或神昏不语，喉中痰鸣，舌苔白腻，脉弦滑。

【证候分析】　本证多因七情所伤，情志不舒，气郁生痰所致；或其他疾病转化而来。痰浊内阻，上蒙清窍，则精神抑郁，意识痴呆，自言自语，表情淡漠；痰随气升，则喉中痰鸣；苔腻、脉弦滑为痰浊壅盛之象。

【治法】　涤痰开窍，导痰汤。

6．小肠实热证　小肠实热证为心火下移小肠，里热炽盛所表现的证候。

【辨证要点】 心中烦热，口渴喜饮，口舌生疮，小便短赤，尿道涩痛或尿血，舌质红，苔黄，脉数。

【证候分析】 心火亢盛，移热于小肠，故小便短赤，尿道涩痛；灼伤血络，则尿血；热扰心神，则心中烦热；心开窍与舌，火热上炎，则口舌生疮；热盛伤津，则口渴喜饮。舌红苔黄、脉数为里热之象。

【治法】 清心导赤，导赤散。

**（二）肺与大肠病辨证**

肺的病变主要表现为呼吸方面的异常，如咳嗽、气喘、胸痛、咯血等症。肺的病证有虚有实，虚证多为气虚和阴虚，实证多为风、寒、燥、热侵袭，或痰湿阻肺引起。大肠的病变主要表现为传导失常而致的便秘与泄泻。

1．肺气虚证　肺气虚证是肺气不足，功能活动减退所表现的证候。

【辨证要点】 咳喘无力，声低气怯，少气懒言，动则益甚，面白无华，神疲体倦，或自汗、畏风、易于感冒，舌淡苔白，脉虚弱。

【证候分析】 肺气亏虚，宗气不足，呼吸功能减弱，则咳喘无力，声低气怯，动则益甚；肺主一身之气，气虚功能低下，则神疲体倦，少气懒言；卫表不固，腠理失密，则自汗、畏风、易于感冒。舌淡苔白、脉虚弱为肺气虚之象。

【治法】 补益肺气，补肺汤。

2．肺阴虚证　肺阴虚证是肺阴不足，虚热内生所表现的证候。

【辨证要点】 干咳少痰，或痰少黏稠，或痰中带血，口燥咽干，声音嘶哑，形体消瘦，潮热盗汗，五心烦热，颧红，舌红少津，脉细数。

【证候分析】 久咳伤阴，或痨虫袭肺，肺阴耗伤，虚热内生，肺失宣肃，则干咳痰少，咳痰不爽；肺络受损，则痰中带血；阴津亏虚，肺失滋润，则形体消瘦，咽干口燥，声音嘶哑；虚火内扰，则五心烦热，盗汗，颧红；舌红少津，脉细数，均为阴虚内热之象。

【治法】 滋阴润肺，百合固金汤。

3．风寒束肺证　风寒束肺证是感受风寒，肺卫失宣所表现的证候。

【辨证要点】 咳嗽声重，胸闷气粗，痰稀色白，鼻塞流涕，恶寒，微发热，无汗，头身疼痛，苔薄白，脉浮紧。

【证候分析】 风寒束肺，宣肃失常，则咳嗽声重，胸闷气粗，痰稀色白；鼻为肺窍，肺气失宣，则鼻塞流清涕；风寒客表，卫气郁遏则恶寒，正邪交争则发热，腠理郁闭则无汗、头身疼痛；舌苔薄白，脉浮紧，均为风寒在表之象。

【治法】 宣肺散寒，化痰止咳，杏苏散。

4．风热犯肺证　风热犯肺证是风热之邪袭肺，肺卫失宣所表现的证候。

【辨证要点】 咳嗽，痰黄稠黏，咳吐不爽，咽红疼痛，鼻流黄浊涕，发热微恶风寒，口渴，舌尖红，苔薄黄，脉浮数。

【证候分析】 风热犯肺，肺失宣降，则咳嗽，咽痛，发热，微恶风寒；邪热灼肺，则咳痰黄稠，涕流黄浊；热耗津液则口干。舌尖红，苔薄黄，脉浮数，为风热在表之象。

【治法】 辛凉宣肺，止咳化痰，桑菊饮。

5．燥邪犯肺证　燥邪犯肺证是外感燥邪，肺卫失宣所表现的证候。

【辨证要点】 干咳无痰，或痰少而黏，不易咳出，唇、舌、口、鼻、咽干燥，或身热恶寒，头痛、胸痛，舌红苔薄少津，脉浮数或细数。

【证候分析】 燥邪犯肺，肺失滋润，则干咳无痰，痰少而黏稠难咳；肺津受伤，津液不布，清肃失常，则唇、舌、口、鼻、咽干燥；燥袭卫表，肺卫失宣，则身热恶寒，头痛、胸痛。舌红苔薄，脉浮数为燥邪犯肺之证。

【治法】　外感凉燥，轻宣温润，杏苏散；外感温燥，清宣润肺，桑杏汤。

6. 痰热壅肺证　痰热壅肺证是热邪夹痰，内壅于肺所表现的实热证候。

【辨证要点】　咳嗽气喘，呼吸气促，甚则鼻翼煽动，咳痰黄稠，或痰中带血，发热，胸痛，烦躁不安，口渴，小便黄赤，大便秘结，舌红苔黄腻，脉滑数。

【证候分析】　痰热壅阻于肺，肺失清肃，则咳嗽气喘，咳痰黄稠，呼吸气促，甚则鼻翼煽动；里热蒸腾，扰乱心神，则发热、胸痛、烦躁不安；痰热灼津，则口渴，便秘，小便黄赤。舌红苔黄腻，脉滑数，为痰热内盛之象。

【治法】　清热化痰，宣肺止咳，麻杏石甘汤。

7. 痰湿阻肺证　痰湿阻肺证是痰湿内阻于肺，肺气不利所表现的证候。

【辨证要点】　咳嗽痰多，色白质黏，易于咯出，胸闷气促，喉中痰鸣，舌淡苔白腻，脉滑。

【证候分析】　痰浊阻肺，肺失宣肃，则咳嗽痰多，色白质黏，易于咳出；气道不利，则胸闷气促，喉中痰鸣。舌淡苔白腻，脉滑，为痰湿内阻之象。

【治法】　燥湿化痰，降气平喘，二陈汤合苏子降气汤。

8. 大肠湿热证　大肠湿热证是湿热之邪蕴结于里，阻滞肠道所表现的证候。

【辨证要点】　腹痛，下痢脓血，里急后重，肛门灼热，小便短赤，或见发热，口渴，舌红苔黄腻，脉滑数或濡数。

【证候分析】　湿热蕴结大肠，壅阻气机，传导失常，则腹痛，里急后重；热灼肠道，脉络受损，则下痢脓血；湿热下注，则门灼热；邪热伤津，则小便短赤、口渴。发热，舌红苔黄腻，脉滑数，均为湿热内蕴之象。

【治法】　清利大肠湿热，葛根芩连汤或白头翁汤。

（三）**脾与胃病辨证**

脾的病变主要表现在消化功能减退，水湿内停、统血失职、清阳不升等方面，如腹胀，纳差，便溏，水肿，出血，脏器下垂等。胃的病变主要表现在受纳腐熟障碍，胃气上逆等方面。脾病多虚证，胃病多实证，故有"实则阳明，虚则太阴"之说。

1. 脾气虚证　脾气虚证是脾气虚弱，失其健运；或清阳不升而下陷；或不能统摄血液所表现的证候。

【辨证要点】　食少纳呆，脘腹胀满，大便溏薄，少气懒言，形体消瘦，肢体困倦，或见面色萎黄，舌淡苔白，脉缓弱。若兼见脘腹坠胀，内脏下垂，久泻脱肛等症，为中气下陷。若兼见便血，月经过多，皮肤紫斑等症，为脾不统血。

【证候分析】　脾气虚弱，运化失常，则食少腹胀，大便稀溏。脾失健运，气血生化不足，则少气懒言，肢体倦怠，形体消瘦，面色萎黄。脾虚不运，水湿泛溢，则水肿。若脾气虚升举无力，中气下陷，则脘腹坠胀，久泄，甚至内脏下垂。脾失统摄，血不循经而溢于脉外，则便血，皮肤紫斑，月经过多，甚则崩漏。舌淡苔白，脉象缓弱，为脾气虚弱之象。

【治法】　脾气虚证，益气健脾，四君子汤；中气下陷，则益气升提，补中益气汤；脾不统血，则补气摄血，归脾汤。

2. 脾阳虚证　脾阳虚证是脾阳虚衰，阴寒内盛所表现的证候，多由脾气虚发展而来。

【辨证要点】　腹胀纳少，脘腹冷痛，喜温喜按，形寒肢冷，大便稀溏，甚则下利清谷，口淡不渴，或肢体浮肿，舌淡胖嫩，苔白滑，脉沉迟无力。

【证候分析】　脾阳虚弱，失其健运，则腹胀纳少；中阳不振，虚寒内生，则脘腹冷痛，喜温喜按，形寒肢冷；脾气不运，气化失常，水湿内停，则大便稀溏，下利清谷，甚则肢体浮肿；舌淡胖苔白滑，脉沉迟无力，皆为阳虚水寒不化之象。

【治法】　温中健脾，理中汤。

3. 湿热蕴脾证　湿热蕴脾证是指湿热蕴结中焦，脾胃功能失职所表现的证候。

【辨证要点】 脘腹痞闷，纳呆厌食，恶心呕吐，身重肢倦，大便不调，小便短黄；或面目肌肤发黄，色泽鲜明如橘，舌红苔黄腻，脉濡数。

【证候分析】 湿热之邪蕴结脾胃，受纳运化失职，升降失常，故脘腹痞闷，厌食呕恶，大便溏泄不爽，小便短赤不利；脾为湿困，则身重体倦；湿热熏蒸肝胆，胆汁外溢，则身目发黄，色泽鲜明如橘。舌红苔黄腻，脉濡数，均为湿热内盛之象。

【治法】 清化湿热，甘露消毒丹。

4. 胃阴虚证 胃阴虚证是指胃之阴液不足，胃失濡润和降所表现的证候。

【辨证要点】 胃脘隐痛，嘈杂，饥不欲食，形体消瘦，或干呕呃逆，口燥咽干，大便干结，小便短少，舌红少津，脉细数。

【证候分析】 胃阴不足，虚热内生，则胃脘隐痛；津液亏虚，胃失濡润，则饥不欲食，口燥咽干，形体消瘦；胃失和降，则胃脘嘈杂，或干呕呃逆；燥热伤津，肠道失润，则大便干结，小便短少。舌红少苔，脉细而数，为阴虚有热之象。

【治法】 滋养胃阴，益胃汤。

5. 胃火炽盛证 胃火炽盛证是指胃中火热炽盛所表现的实热证候。

【辨证要点】 胃脘灼痛，吞酸嘈杂，口渴喜冷饮，消谷善饥，口苦口臭，或牙龈肿痛，大便秘结，小便短赤，舌红苔黄，脉滑数。

【证候分析】 胃火内炽，津液耗伤，则胃脘灼热疼痛，渴喜冷饮；气郁化火，气火上逆，则吞酸嘈杂，消谷善饥，口苦口臭；胃热上蒸，则牙龈肿痛；胃失和降，浊气上逆，则口臭。大便秘结，小便短赤，舌红苔黄，脉滑数均为火热内炽之象。

【治法】 清胃泻火，清胃散。

6. 寒邪犯胃证 寒邪犯胃证是阴寒凝滞胃腑，胃失和降所表现的胃实寒证候。

【辨证要点】 胃脘冷痛，痛势较剧，遇寒加重，得温痛减，口淡不渴，恶心呕吐，吐后痛缓，舌苔白滑，脉沉紧。

【证候分析】 寒邪犯胃，气机凝滞，则胃脘冷痛，痛势剧烈，遇冷加剧，得温则减；寒不伤津，故口淡不渴；胃失和降，则恶心呕吐，吐后邪减，故痛缓。舌苔白滑，脉沉紧，均为阴寒内盛之象。

【治法】 温中散寒，良附丸。

7. 食滞胃脘证 食滞胃脘证是饮食停滞胃脘，脾胃升降失常所表现的食积证候。

【辨证要点】 脘腹胀痛，嗳腐吞酸，厌食、呕吐酸腐，吐后痛减，矢气酸臭，大便溏泄，舌苔厚腻，脉滑或沉实有力。

【证候分析】 胃以降为顺，食滞胃肠，气失和降，则脘腹痞胀疼痛，厌食；胃气上逆，则嗳腐吞酸，呕吐酸腐；吐后实邪得消，气机暂畅，故胀痛得减；腐食浊气下注，则矢气酸臭，大便溏泄。舌苔厚腻，脉滑或沉实有力，均为宿食壅滞之象。

【治法】 消食导滞，保和丸。

（四）肝与胆病辨证

肝的病变主要表现为疏泄失常，气机逆乱，精神情志变化，消化功能障碍；以及血不归藏，筋脉不利等。如精神抑郁，胸胁胀痛，头目眩晕，筋脉拘急，黄疸，月经不调，目疾等。胆病主要表现为胆汁排泄功能失常等方面的病变。肝病多实证，虚证主要是肝阴、肝血不足，部分为虚实夹杂证。

1. 肝气郁结证 肝气郁结证是指肝失疏泄、气机郁滞所表现的证候。

【辨证要点】 情志抑郁，或急躁易怒，胸闷太息，胸胁或少腹胀痛；或咽部如有异物，妇女则乳房胀痛，月经不调，痛经，甚则闭经，舌苔薄白，脉弦。

【证候分析】 肝失疏泄，气机郁滞，则精神抑郁，胸闷太息，胸胁胀痛；气失条达，则急躁易怒；气郁生痰，痰气搏结于咽，则咽部如有异物；肝气郁结，气血运行不畅，冲任失调，则妇女乳房胀痛，月经不调；弦为肝病之脉。

【治法】 疏肝解郁，柴胡疏肝散。

2. 肝血（阴）虚证　肝血虚、肝阴虚是肝之阴血亏虚，肝失濡养，或虚热内扰所表现的证候。

【辨证要点】 头晕目眩，两目干涩，视物模糊，面色无华，爪甲不荣，夜寐多梦，肢体麻木，筋脉拘挛，手足震颤，肌肉瞤动，妇女月经量少，色淡，甚则闭经，舌淡苔白，脉细；若兼五心烦热，颧红，潮热盗汗，咽干口燥，舌红少津，脉细数为肝阴虚证。

【证候分析】 肝血不足，不能上荣头目，则头晕目眩，夜寐多梦，面色无华；目失所养，则两目干涩，视物模糊；血不荣筋，则爪甲不荣，肢体麻木，筋脉拘挛，手足震颤，肌肉瞤动；血海空虚，则月经量少色淡，甚则经闭。舌淡苔白，脉弦细，皆为肝血亏虚之象。五心烦热，颧红，潮热盗汗，咽干口燥，舌红少津，脉细数为阴虚火旺之症。

【治法】 肝血虚，养血柔肝，补肝汤；肝阴虚，滋阴柔肝，一贯煎。

3. 肝阳上亢证　肝阳上亢证是指肝肾阴虚，阴不潜阳，导致肝阳上扰头目，所表现的上盛下虚证候。

【辨证要点】 眩晕耳鸣，头胀痛，面红目赤，急躁易怒，失眠多梦，头重脚轻，口苦咽干，舌红少苔，脉弦细数。

【证候分析】 肝肾阴虚，阴不制阳，肝阳上扰，则眩晕耳鸣，头胀痛，面红目赤；阴亏于下，阳亢于上，上盛下虚，则腰膝酸软，头重脚轻；阴阳不济，神魂不宁，则急躁易怒，失眠多梦；肝失疏泄，则口苦咽干。舌红，脉弦细数，为阴虚阳亢之象。

【治法】 平肝熄风，滋阴清热，天麻钩藤饮。

5. 肝风内动证　肝风内动证是因风阳、火热、阴血亏虚所致的具有"动摇"症状，临床表现以眩、麻、抽、颤等为主的一类证候。包括肝阳化风、热极生风和血虚生风等。

（1）肝阳化风证：肝阳化风证是肝阳亢逆无制，风自内生而出现的动风证候。

【辨证要点】 眩晕欲仆，头胀痛，肢体麻木，语言不利，行走不稳，甚则猝然昏倒，不省人事；或口眼歪斜，半身不遂，舌红，脉弦等。

【证候分析】 肝肾阴亏，阴不制阳，阳亢化风，气血上壅，则眩晕欲仆，头胀痛，语言不利；上盛下虚，则步履不稳；肝窜脉络，则肢体麻木。肝风夹痰上蒙清窍，则突然昏倒，不省人事；风痰窜络，经气不利，则口眼歪斜，半身不遂。舌红，脉弦为阴虚动风之象。

【治法】 育阴潜阳，平肝熄风，镇肝熄风汤。

（2）热极生风证：热极生风证是指邪热炽盛，引动肝风所表现的证候。

【辨证要点】 高热神昏，躁扰不安，烦渴，四肢抽搐，颈项强直，甚则角弓反张、牙关紧闭、目睛上吊，舌红绛苔黄，脉洪数。

【证候分析】 热邪亢盛，燔灼肝经，筋脉失养，则手足抽搐，颈项强直，角弓反张，牙关紧闭，目睛上吊；热扰心神，则神昏，躁扰不安。高热、口渴，舌红绛苔黄，脉洪数均为邪热炽盛之象。

【治法】 清热熄风，羚角钩藤汤。

（3）血虚生风证：血虚生风证是指因肝血亏虚，筋脉失养所表现的证候。

【辨证要点】 眩晕，肢体麻木，手足震颤，关节拘急。兼见肝血虚证的相关症状。

【证候分析】 本证多因久病血虚，或由急慢性出血，而致营血亏虚，筋脉失养引起。详细证候分析与治法见"肝血虚证"。

6. 肝胆湿热证　肝胆湿热证是指湿热蕴结肝胆，疏泄失常所表现的证候。

【辨证要点】 胁肋胀痛，呕恶腹胀，口苦纳呆，厌油腻，小便短黄，大便不调；或身目发黄；或见阴囊湿疹，睾丸肿痛，外阴瘙痒，带下黄臭，舌红苔黄腻，脉弦数或滑数。

【证候分析】　湿热蕴结肝胆，疏泄失职，则胁肋胀痛；湿热郁阻，脾胃升降失司，运化失常，则呕恶腹胀，厌油，湿偏重则大便稀溏，热偏重则大便干结；膀胱气化失司，则小便短黄；胆气上泛则口苦。若湿热熏蒸肝胆，胆汁不循常道而外溢肌肤，则肌肤目睛发黄；湿热随经下注，则阴囊湿疹，睾丸肿胀疼痛，妇女则带下黄臭，外阴瘙痒。舌红苔黄腻，脉弦数或滑数，均为湿热之象。

【治法】　湿热黄疸，清泻肝胆，利湿退黄，茵陈蒿汤；肝经湿热，清利肝经湿热，龙胆泻肝汤。

（五）肾与膀胱病辨证

肾的病变主要表现为生长发育、生殖功能、水液代谢等方面病变，与某些呼吸、听觉、大小便异常相关。如腰膝酸软，耳鸣耳聋，牙齿松动，头发早脱，阳痿遗精，精少不育，女子经少、经闭、不孕，以及水肿等。膀胱的病变主要表现为贮尿和排尿的功能异常。临床多种疾病发展到严重阶段，都可累及肾，所以肾病多虚证。

1. 肾阴虚证　肾阴虚证是肾阴亏虚，虚热内扰所表现的证候。

【辨证要点】　腰膝酸软，头晕目眩，耳鸣耳聋，咽干口燥，失眠多梦，潮热盗汗，五心烦热，颧红，形体消瘦，男子遗精，女子经少、经闭、不孕或见崩漏，舌红少苔，脉细数。

【证候分析】　腰为肾之府，肾阴亏虚，腰失所养，则腰膝酸软；阴精亏损，髓海失充，则头晕、目眩、耳鸣；水火失济，心肾不交，则失眠多梦，男子遗精；精不生血，气血亏虚，则月经量少，甚则闭经；虚火内扰，迫血妄行，则崩漏；阴不潜阳，虚热内生，伤精耗血，则形体消瘦，咽干口燥。潮热盗汗，五心烦热，颧红，舌红少苔、脉细数等均为阴虚内热之象。

【治法】　滋补肾阴，六味地黄汤。

2. 肾阳虚证　肾阳虚证是肾阳虚衰、机体失却温煦所表现的证候。

【辨证要点】　腰膝酸软，头晕耳鸣，面色㿠白或黧黑，形寒肢冷，精神疲乏，性欲减退，男子阳痿，女子宫寒不孕，小便清长，夜尿多，或尿少而浮肿，或五更泄，舌质淡胖苔白，脉沉弱。

【证候分析】　肾阳虚衰，肌体失温，则腰膝酸软，形寒肢冷，面色㿠白或黧黑；肾精亏虚，髓海失充，则头晕耳鸣；元阳亏虚，命门火衰，则精神不振，生殖功能减退，或五更泄；膀胱气化失司，开合失常，则小便频数清长，夜尿多或尿少而浮肿。舌淡苔白，脉沉弱，均为肾阳不足之象。

【治法】　温补肾阳，金匮肾气丸或右归丸。

3. 肾气不固证　肾气不固证是肾气亏虚、固摄无权，失于封藏所表现的证候。

【辨证要点】　腰膝酸软，神疲乏力，耳鸣耳聋，小便频数清长，夜尿多；或小便失禁；男子滑精早泄，女子带下清稀，或胎动易滑，舌淡苔白，脉沉弱。

【证候分析】　肾中精气亏虚，机体组织失养，则腰膝酸软，神疲乏力，耳鸣耳聋；肾虚封藏固摄失常，则小便频数清长，或小便失禁；精关不固，则滑精早泄；带脉不约，则带下清稀；任脉失养，胎元不固，则胎动易滑。舌淡苔白，脉沉弱为肾气虚衰之象。

【治法】　补肾固摄，金匮肾气丸。若膀胱失约，缩泉丸；精关不固，金锁固精丸。

4. 肾不纳气证　肾不纳气证是肾气虚衰、气不归元所表现的证候。

【辨证要点】　喘促气短，呼多吸少，气不得续，动则喘息更甚，腰膝酸软，精神困倦，声音低怯，自汗，舌淡苔白，脉沉细无力。

【证候分析】　肾气虚衰，下元不固，摄纳无权，气不归元，则喘促气短，呼多吸少，气不得续；动则气耗，则稍活动喘息益甚；元气虚弱，形体失养，则神疲乏力，声音低怯；卫外不固则自汗。舌淡苔白，脉沉弱为肾气虚弱之象。

【治法】 补肾纳气，人参胡桃汤合参蛤散。

5. 肾精不足证　肾精不足证是肾精亏损、生长发育迟缓所表现的证候。

【辨证要点】 小儿发育迟缓，身材矮小，智力迟钝，动作迟缓，囟门迟闭，骨骼痿软。成人早衰，发脱齿摇，耳鸣耳聋，健忘恍惚，足痿无力。或性功能减退，男子精少不育，女子经闭不孕。舌质淡，脉细弱。

【证候分析】 肾精不足，化气生血乏源，不能主骨生髓充脑，则小儿发育迟缓，身材矮小，动作缓慢；髓海失充，则智力迟钝，囟门迟闭；骨失所养，则骨骼痿软。成人因精血暗耗，元气亏虚，则见发脱齿摇，耳聋失聪，健忘，足痿等未老先衰现象，精亏血少，脏腑虚弱，则性功能减退，男子精少不育，女子经闭不孕。舌质淡、脉细弱为肾精亏虚之象。

【治法】 补肾填精，左归丸或大补元煎。

6. 膀胱湿热证　膀胱湿热证是湿热蕴结膀胱，气化不利所表现的证候。

【辨证要点】 尿频，尿急，小便灼热涩痛，黄赤短少或浑浊，或尿血，或尿有砂石，伴有发热，腰部、小腹胀痛拘急，舌红苔黄腻，脉滑数。

【证候分析】 湿热蕴结膀胱，气化失常，则小便频数，急迫灼热涩痛；热伤血络，则小便黄赤或尿血；湿热久恋，煎熬尿垢，则结成砂石；湿热蕴蒸，经气不畅，则腰腹胀痛、拘急。发热，舌红苔黄腻，脉滑数，均是湿热内蕴之象。

【治法】 清热利湿通淋，八正散；排石通淋，石苇散。

### 三、卫气营血辨证

卫气营血辨证由清代叶天士所创立，用于外感温热病的一种辨证方法。温热病是感受温热病邪所引起的急性发热性疾病的总称，一般称为"温病"，其特点是发病急，病情多变，具有传染性、流行性、季节性、地域性等。外感温热病在其发展过程中，根据不同阶段所反映的证候，分为卫分证、气分证、营分证、血分证四大类，用以说明病位的深浅，病情的轻重和传变规律，并指导临床治疗。

温热病多起于卫分，渐次传入气分、营分、血分，这是病情发展的一般传变规律，称顺传。由于患者体质差异，感邪轻重不同，其传变也不一样。如果卫分证没有经过气分过程，而直接传入营血，此即所谓"逆传心包"，称逆传。就病变部位而言，卫分证主表，是温热病的初期阶段，病情相对较轻；气分证主里，是温热病的极期阶段；营分证是邪热内陷心营阶段，病在心与心包；血分证则邪热深入心、肝、肾，重在耗血动血。辨证施护时应根据临床表现具体分析，才能作出正确的诊断和实施护理措施。

温热病各阶段的治疗原则是：卫分证宜辛凉解表；气分证宜清热生津；营分证宜清营透热；血分证宜凉血散瘀。

#### （一）卫分证

卫分证是温热病邪侵犯肌表，卫气功能失常所表现的证候，多见于温热病的初期阶段。由于肺主气，属卫，外合皮毛，故卫分证多兼有肺失宣肃的症状。本证型以发热，微恶风寒，舌边尖红，脉浮数为辨证依据。

【辨证要点】 发热，微恶风寒，无汗或少汗，咳嗽，头痛，咽红肿痛，口微渴，舌边尖红，苔薄白或微黄，脉浮数。

【证候分析】 温邪犯表，卫气被郁，开合失司，则发热、微恶风寒、无汗或少汗、头痛；温热袭肺，肺气失宣，则咳嗽，咽红肿痛；邪热伤津，故起病即感口干微渴。舌边尖红、苔薄白或微黄、脉浮数，都是温热犯表之象。

【治法】 辛凉解表。热重咳轻者，银翘散；咳重热轻者，桑菊饮。

（二）气分证

气分证是温热病邪内入脏腑，为正盛邪实，正邪剧争，阳热亢盛的里热证。气分证的范围甚广，凡温热病邪不在卫分，又未到营、血分的一切证候，都属气分证。病在气分由于所犯脏腑、部位的不同，所以病理变化和临床证候也不一样，常见的有气分大热的阳明经证和热结肠道的阳明腑证。本证型以发热、不恶寒反恶热，口渴，舌红苔黄，脉数有力等里实热证表现为辨证依据。

1. 气分大热证

【辨证要点】　身大热，汗大出，口大渴，喜冷饮，面赤心烦，舌红苔黄燥，脉洪大。

【证候分析】　温热之邪，传入气分，里热炽盛，弥漫全身，则身大热，面赤心烦；邪热熏蒸，迫津外泄，则汗大出；热盛伤津，则口大渴，喜冷饮。舌红苔黄燥、脉洪大，均为气分热盛之象。

【治法】　清热生津，白虎汤。

2. 热结肠道证

【辨证要点】　日晡潮热，大便燥结，腹满硬痛拒按，甚则烦躁，时有谵语，舌苔黄燥或焦黑起刺，脉沉实。

【证候分析】　热邪入腑，与肠道糟粕互结，腑气不通，则大便燥结，腹满硬痛、拒按；温热壅阻肠道，则日晡潮热；热扰心神，则烦躁，时有谵语。舌红苔黄燥或焦黑起刺，脉沉实，均为里实热盛之象。

【治法】　峻下热结，大承气汤。

（三）营分证

营分证是温热病邪内陷于心营的深重阶段，以实质性损害为主要病理变化。其病位在心与心包，以热伤营阴，心神被扰的病变为主。营分证多由气分不解内传入营；或卫分证不经气分而直入营分，称为"逆传心包"。本证型以身热夜甚，心烦，斑疹隐隐，舌红绛，脉细数为辨证依据。

1. 热伤营阴证

【辨证要点】　身热夜甚，口干不欲饮，心烦不寐，甚则神昏谵语，斑疹隐现，舌质红绛，脉细数。

【证候分析】　温热之邪深入营分，耗伤营阴，则身热夜甚；邪热蒸腾营阴，则口干不欲饮；热扰心神，则心烦不寐，或神昏谵语；热伤血络，则斑疹隐隐。舌质红绛，脉细数为邪热入营伤阴之象。

【治法】　清营透热，清营汤。

2. 热入心包证

【辨证要点】　身体灼热，神昏谵语，或昏聩不语，手足厥冷，舌红绛，脉细数。

【证候分析】　本证是由温热之邪内陷心包所致。温热内陷心包，心神被扰，闭阻心包，则身热，神昏谵语，甚或昏聩不语；邪热闭遏于内，阳气不能外达四末，则身体灼热而四肢厥冷。舌绛脉数，均为心营热盛之象。

【治法】　清心开窍，清宫汤，可根据证情选用安宫牛黄丸、至宝丹、紫雪丹等清心开窍之成药。

（四）血分证

血分证是温热病发展至最为深重的阶段，病变属极期和后期。邪热久羁，耗伤真阴，病多累及于肾，以心、肝、肾病变为主，以耗血、动血、伤阴、动风为主要病理变化。血分证多由营分证不解内传血分；或由气分直接传入血分，称为"气血两燔"。本证型以身热夜甚，出血，动风，神昏谵语，斑疹显露，舌质深绛为辨证依据。

1．血热妄行

【**辨证要点**】 身热夜甚，心烦躁扰，甚或昏迷谵妄，斑疹显露，吐血，衄血，便血，舌质深绛，脉数。

【**证候分析**】 热入血分，扰乱心神，则心烦躁扰，甚则昏迷谵妄；血热炽盛，迫血妄行，则吐血、衄血、便血，斑疹显露。身热夜重，舌质深绛、脉数均为血分热盛之象。

【**治法**】 凉血散瘀，犀角地黄汤。

2．伤阴动风

【**辨证要点**】 手足瘈疭，甚或抽搐，心悸不安，咽干口燥，精神困倦，舌绛而干、少苔，脉象虚数。

【**证候分析**】 邪热久羁，真阴耗伤，筋脉失养，则手足瘈疭，甚或抽搐；阴血亏耗，神失所养，正气虚弱，则心悸不安，精神困倦；热伤肝肾，虚火内扰，则咽干口燥。舌绛而干、少苔，脉虚数均为阴虚动风之象。

【**治法**】 滋阴熄风，三甲复脉汤。

**本章小结**

中医护理程序

**四诊**

望诊
- 望全身
  - 望神：有神，少神，无神，假神
  - 望色：青色，赤色，黄色，白色，黑色
  - 望形态：望形体，望姿态
- 望局部
  - 望头颈、五官、躯体、二阴
  - 望皮肤：斑疹，白㾦，水痘，痈疽疔疖
  - 望排泄物与分泌物：痰涎，呕吐物，大便，小便
- 望舌
  - 望舌质：舌色，舌形，舌态
  - 望舌苔：苔色，苔质
- 望小儿示指脉络
  - 三关测轻重，浮沉分表里
  - 形色辨寒热，淡滞定虚实

闻诊
- 听声音：语声、呼吸、咳嗽、呃逆、嗳气
- 嗅气味：口气、排泄物、分泌物

问诊
- 问一般情况：基本情况，现病史，既往史与家族史
- 问现在症状：寒热，汗，疼痛，饮食，口味，睡眠，二便，经带，问小儿

切诊
- 脉诊：浮、沉、迟、数、虚、实等常见病脉与主病
- 按诊：按肌肤，按手足，按脘腹，按腧穴

**辨证**

八纲辨证
- 表证：外感病初起阶段，起病急、病程短、病位浅
- 里证：脏腑、气血、骨髓受病，非表证的特定证候
- 寒证：机体功能活动抑制或衰退，具有冷、凉的特点
- 热证：机体功能活动亢进，具有温、热的特点
- 虚证：正气虚弱，脏腑功能减退，表现出不足、衰退的特征
- 实证：邪气过盛，脏腑功能亢盛，表现出有余、亢盛、停聚的特征
- 阴证：阳气虚衰，或寒邪凝滞，属寒、属虚
- 阳证：邪热壅阻，或阳气亢盛，属热、属实

脏腑辨证
- 心病：心悸、心痛、失眠、健忘、神昏、谵语
- 肺病：咳嗽、气喘、胸痛、咯血
- 脾病：腹胀，纳差，便溏，水肿，出血，脏器下垂
- 肝病：精神抑郁，胸胁胀痛，筋脉拘急，黄疸，目疾
- 肾病：腰膝酸软，耳鸣耳聋，头发早脱，阳痿遗精，不孕，水肿
- 小肠病：心火下移，如口渴喜饮，口舌生疮，小便短赤，尿道涩痛或尿血
- 大肠病：传导失常，如便秘与泄泻
- 胃病：受纳腐熟障碍，胃气上逆，如胃脘疼痛，呃逆呕吐
- 胆病：胆汁疏泄功能失常，如口苦、身目发黄
- 膀胱病：贮尿和排尿的功能异常，如尿频，尿急，尿失禁

卫气营血辨证
- 卫分证：发热，微恶风寒，舌边尖红，脉浮数
- 气分证：发热、不恶寒反恶热，口渴等里实热证
- 营分证：身热夜甚，心烦，斑疹隐隐，舌质红绛，脉细数
- 血分证：身热夜甚，出血，动风，神昏，斑疹显露，舌质深绛

**自 测 题**

**单项选择题**

1. 中医护理的核心是
   A. 辨病施护
   B. 辨因施护
   C. 因人施护
   D. 因时施护
   E. 辨证施护

2. 久病衰竭，突然精神兴奋、声音洪亮、欲饮欲食，是以下哪种情况的表现
   A. 有神
   B. 失神
   C. 假神
   D. 少神
   E. 无神

3. 望神中最重要的是望
   A. 眼神
   B. 精神
   C. 面色
   D. 表情
   E. 体态

4. 血虚证患者的面色常表现为
   A. 面色青灰
   B. 面色黧黑
   C. 面色潮红
   D. 面色淡白
   E. 面色暗黄

5. 患者形体消瘦、手足心发热者一般多属
   A. 痰湿
   B. 虚火
   C. 实火
   D. 气滞
   E. 血瘀

6. 面部五色诊的"五色"不包括哪一项
   A. 青
   B. 赤
   C. 黄
   D. 白
   E. 绿

7. 以下望诊内容中可反映肾脏情况的是
   A. 望口鼻
   B. 望头发
   C. 望齿龈
   D. 望舌尖
   E. 以上都不是

8. 望小儿示指络脉，一般适用于几岁以内小儿
   A. 5 岁
   B. 7 岁
   C. 12 岁
   D. 3 岁
   E. 4 岁

9. 患者口气酸馊，多见于
   A. 龋齿
   B. 胃热
   C. 胃有宿食
   D. 口腔不洁
   E. 牙疳

10. 患者恶寒与发热同时出现，常见于
    A. 里实寒证
    B. 阴虚或气虚发热
    C. 外感病的表证阶段
    D. 少阳病和疟疾
    E. 实热证

11. 瘀血引起的疼痛常表现为
    A. 胀痛
    B. 隐痛
    C. 空痛
    D. 刺痛
    E. 重痛

12. 全身寒战，之后大汗如洗，称之为
    A. 自汗
    B. 盗汗
    C. 战汗
    D. 绝汗
    E. 特殊出汗

13. 呼吸困难，喉中痰鸣有声，谓之

A. 哮

B. 喘

C. 咳嗽

D. 嗳气

E. 呃逆

14. 黎明腹泻，泻后则安，多属

　　A. 寒湿

　　B. 湿热

　　C. 脾肾阳虚

　　D. 气滞

　　E. 肝郁

15. 腹痛，喜温喜按，多属

　　A. 实寒

　　B. 虚寒

　　C. 实热

　　D. 虚热

　　E. 气滞

16. 患者，女性，28岁，月经周期30～33天，经量少，色淡红，头晕乏力，面色淡白无华，口唇苍白，指甲半月板消失，舌质淡，苔薄白，脉细弱，考虑为

　　A. 气虚

　　B. 血虚

　　C. 阴虚

　　D. 阳虚

　　E. 肾虚

17. 患者，男性，35岁，腰膝酸软，腰部怕冷，遗精，早泄，记忆力减退，耳鸣声细如蝉叫。考虑为

　　A. 气虚

　　B. 血虚

　　C. 肾虚

　　D. 脾虚

　　E. 阴虚

18. 下列哪项不属于八纲证候

　　A. 表证

　　B. 虚证

　　C. 寒证

　　D. 脱证

　　E. 里证

19. 辨识表证最重要的症状是

　　A. 发热

B. 恶寒

C. 头痛

D. 咳嗽

E. 咽痛

20. 对血分证最有诊断意义的症状是

　　A. 高热

　　B. 神昏

　　C. 吐衄

　　D. 口渴

　　E. 舌降

21. 少阳病的恶寒与发热表现是

　　A. 寒热交替发作有定时

　　B. 恶寒发热多较重

　　C. 寒热交替发作无定时

　　D. 恶寒重发热轻

　　E. 恶寒重，肢厥逆

22. 以下哪项不是心阳虚证的证候

　　A. 面唇青紫

　　B. 舌质淡胖

　　C. 心悸短气

　　D. 脉象结代

　　E. 心胸灼痛

23. 寒证与热证的辨识要点是

　　A. 口渴与否

　　B. 尿短赤与尿清长

　　C. 舌苔白与黄

　　D. 脉象迟与数

　　E. 以上都是

24. 两目干涩，视物不清，面部烘热，脉弦细数，宜诊断为

　　A. 肝血虚证

　　B. 肝阳上亢证

　　C. 肝火上炎证

　　D. 肝阴虚证

　　E. 肝胆湿热证

25. 带下清稀量多，腰膝酸软，尿频，神疲乏力，舌淡脉弱，为

　　A. 肾气不固证

　　B. 脾肾阳虚证

　　C. 肾阳虚证

　　D. 寒湿困脾证

　　E. 气不摄津证

（林　琳）

# 第五章　辨证施护原则

### 学习目标

通过本章内容的学习，学生应能：
1. 知道辨证施护的基本原则和临床应用。
2. 领会中医"未病先防"和"既病防变"的预防医学思想。
3. 领会护病求本和三因制宜的内容。
4. 知道八法的基本概念和护理方法。

辨证施护原则是中医"治则"在护理学中的延伸，包括预防为主、护病求本、扶正祛邪、标本缓急、调整阴阳、调理气血、调治脏腑，以及因时、因地、因人制宜等相关内容，本章重点介绍预防为主、护病求本、三因制宜。

## 第一节　预防与养生

预防是指采取一定的措施，预防疾病的发生和向纵深发展。养生是增强体质，预防疾病的重要措施，是中医预防医学的重要组成部分。养生与预防，两者在理论上相互交融，使用上互为补充。预防为主是我国卫生工作四大方针之一。《黄帝内经》提出："圣人不治已病治未病，不治已乱治未乱……夫病已成而后药之，乱已成而后治之，犹渴而穿井，斗而铸锥，不亦晚乎"。明确指出了"治未病"的重要意义。防重于治是中医预防医学的精髓内容，对疾病的预防和治疗有着积极的现实意义。

### 一、未病先防

未病先防是在疾病发生之前，采取一定的预防措施，增强体质，养护正气，提高机体的抗病能力，达到防止疾病发生的目的。由于邪气是发生疾病的重要条件，正气不足是疾病发生的内在原因，因此，未病先防必须重视养生和预防两方面，防止病邪侵害。

#### （一）调养正气，提高抗病能力

1. 与自然环境变化相适应　人与天地相参，与日月相应。自然界四时气候变化会影响人体产生相应的生理和病理反应。因此，要顺应四时昼夜的变化，动静和宜，衣着适当，饮食合理，春夏养阳，秋冬养阴，达到天人相应，保持身心健康，减少疾病的发生。

2. 养生调神　神为生命的主宰，所以调神为第一要义。通过清静养神，四气调神，积精养神，修性怡神，气功练神等方法，保持神气的清静，无私寡欲，心情舒畅，精神愉快，则人体气机调畅，气血和平，正气旺盛，保持健康的体魄。

3．形神兼养 神为首务，神明则形安。形体是人体生命的基础，神依附于形而存在，有形体才有生命，有生命方能产生精神活动和生理功能。中医主张动以养形，以形劳不倦为度，用劳动、舞蹈、导引、按摩等运动，调和养形。动静结合，刚柔相济，使形体强壮，精神充沛，身体和精神得到协调发展，保持生命的健康长寿。

**（二）养生保健，防止邪气侵袭**

1．保精护肾 精是构成人体和促进人体生长发育的基本物质，精、气、神为人身"三宝"，是健康长寿的根本。肾为先天之本，主藏精，故保精重在护肾。中医学强调节欲以保精，使精气充盛，有利于心身健康，若纵情泄欲，则精液枯竭，真气耗散而未老先衰。

2．锻炼身体 生命在于运动，毛泽东主席提出："发展体育运动，增强人民体质"。身体通过运动，使气机调畅，气血流通，关节疏利，能增强抗病力，防止和减少疾病的发生，促进健康，而且对某些慢性病还有一定的治疗和康复作用。东汉时期著名的医学家华佗，模仿虎、鹿、熊、猿、鸟五种动物的动作姿势，创造了五禽戏，成为流芳百世的保健操。此外，像太极拳、八段锦、气功等均为民间经常采用的健身方法。

3．防止邪气侵害 邪气是疾病发生的重要条件，"虚邪贼风，避之有时"。日常生活中要养成良好的习惯，讲究卫生，防止环境、水源和食物的污染，对六淫、疫气等应避其毒气，注意防止病邪的侵害。

**（三）饮食有节，起居有常**

1．饮食合理 饮食是机体摄取营养物质的主要来源，合理摄取食物可以增进健康，减少疾病，延年益寿。而饮食不当最易影响健康，羁病折寿。饮食调养必须遵循一定的原则和法度。即调和五味，合理配膳；饮食以时，无饥无饱；注意饮食卫生，防止病从口入；因人因时制宜，如对老年人而言，食宜早，宜缓、宜少、宜淡、宜暖、宜软。

2．作息有规律 生活起居要有一定的规律，中医非常重视起居作息的规律性，要求人们适应四时时令变化，起居有常，不妄作劳。卧起有四时之早晚，安居有至和之常制，如此能预防疾病，增进健康。

**（四）药物预防和人工免疫**

运用中药预防疾病历史悠久，均收到很好的效果，《内经》中记载了用"小金丹"预防疫病。近年来用板蓝根、大青叶预防流感、腮腺炎，马齿苋预防菌痢，用苍术、雄黄等烟熏空气消毒等，都是行之有效、简单易行的预防方法。早在11世纪，我国就开始用"人痘接种法"预防天花，16世纪出现了《种痘新书》的专著，成为人工免疫的先驱，为后世免疫学的发展开创了先河。预防接种对控制许多传染病的流行起到了积极有效的作用。

养生的基本方法包括：顺应四时、调神养生、惜精养生、饮食养生、传统健身、药物养生、推拿针灸养生等，这些将在相应章节中介绍。

二、既病防变

既病防变是指疾病已经发生，应早期诊断，早期治疗，以防止疾病的发展与传变。

1．早期诊治 病邪入侵人体，有一个发展和演变的过程。疾病初期阶段，病位较浅，病情较轻，对机体损害不甚，而且机体抗邪和自我修复的能力相对较强，易治而疗效明显。若能抓住时机，控制病情，则有利于早日康复。如果不及时做出正确诊断和治疗，采取合理的护理措施，病变可能由表传里，步步深入，侵犯脏腑，使病情变得复杂、深重，治疗起来更加困难。既病之后，医护人员要防微杜渐，正确认识疾病的发展规律及其传变途径，做到早期诊断，有效地治疗和护理，防止疾病传变。

2．控制疾病蔓延 人体是一个有机整体，在生理上相互为用，病理上相互影响。所以，临床在治疗和护理疾病的过程中，必须了解病情发展的趋势，注意其传变规律，掌握治疗和护理的主动权，对可能被累及的脏器及时给予积极的治疗和护理，截断病邪蔓延的途径。针对即将发生的某种病理变化，适时地进行某些预防性的治疗和护理，"先安未受邪之地"，主动控制病情的发展，防止病邪的深入传变。

# 第二节 护病求本

护病求本是指在治疗与护理过程中，必须寻找出疾病的根本原因进行护理，这是中医辨证施护的基本原则，包括扶正祛邪、施护求本、标本缓急等方面。基本精神是以整体观念和辨证施护的理论为指导，以四诊所收集的客观资料为依据，对疾病进行全面的综合分析，从而制订出各种治疗与护理措施。

## 一、扶正祛邪

疾病的发生发展是正气与邪气矛盾双方较量的过程。其中，邪气虽然是引起疾病的主要原因，但必须取决于人体自身的抗病能力。"正气存内，邪不可干""邪之所凑，其气必虚"。治疗与护理的根本目的就是要改变正邪双方力量的对比，扶助正气，祛除邪气，即"虚则补之，实则泻之"。

扶正与祛邪相互为用、相辅相成。扶正的目的是增强正气，提高机体的抗病能力，更有利于祛邪；祛邪的目的是减少和中止邪气对正气的损害，更有利于恢复正气，使疾病向痊愈方面转化。因此，扶正即可祛邪，祛邪有助于扶正。

扶正就是使用扶助正气的药物及方法与护理手段，如针灸、气功、营养、锻炼、养生等，增强体质，提高机体的抗病能力，达到战胜疾病、恢复健康的目的。适用于邪气轻微，或者邪气已祛以正虚为主要矛盾的病证，如益气、壮阳、养血、滋阴等。扶正是为了祛邪，更注重在未病情况下保护正气，避免邪气入侵，减少发病的机会。

祛邪就是采用攻逐、驱邪的药物及相应的方法与护理手段，如针灸、气功、推拿、手术等，祛除病邪，达到邪去正复的目的。适用于正气未衰，以邪气亢盛为主要矛盾的病证，所谓"实则泻之"。如攻下法、发汗法、解毒法等。临床运用祛邪的方法时，要注意因势利导，使邪有出路，并做到祛邪务尽，以免留下后患。

一般地说，扶正法适用于正虚而无邪者；祛邪法适用于邪盛而正虚不明显者；先扶正后祛邪法适用于正虚而邪不甚者；先祛邪后扶正法适用于邪盛正虚者；扶正祛邪同用，适用于正虚邪实的病证，如正虚较严重者，以扶正为主，兼顾祛邪；邪实较严重者，以祛邪为主，兼顾扶正。总之，使用扶正祛邪法时，以"扶正不留邪，祛邪不伤正"为原则。

## 二、施护求本

"治病必求其本"是指治疗与护理都必须先抓住疾病的本质，针对疾病的本质实施各种护理和治疗措施，这是辨证施护的基本原则之一。

疾病在发生发展过程中有各种错综复杂的因素和各种各样的临床表现，医护工作者必须从诸多因素中找出病变的本质，并进行有的放矢的护理。一般情况下，疾病的临床表现与其本质是一致的，但有时疾病表现出的某些症状和疾病的本质相矛盾，甚至相反。这在确定护理原则时，就应该认真进行分析，去伪存真，求得真相，进行正确护理。

（一）正护法

正护法是逆疾病证候性质而护的一种常规护理法则，又称"逆护法"。适用于疾病的临床症状和体征与疾病的本质相一致的病证。临床常用的有"寒者热之""热者寒之""虚者补之""实者泻之"。

1．寒者热之　寒性病证表现为寒的征象，采用温热的药物或措施进行护理。

2．热者寒之　热性病证表现为热的征象，采用寒凉的药物或措施进行护理。

3．虚者补之　虚损病证表现为虚弱的征象，采用补虚的药物或措施进行护理。

4．实者泻之　邪实病证表现为实证的征象，采用攻实的药物或措施进行护理。

（二）反护法

反护法是顺从疾病假象症状而护的一种护理法则，又称"从护法"。适用于疾病的某些临床症状和体征与疾病的本质不一致的病证。实际还是护病求本的原则，临床常用的有"寒因寒用""热因热用""塞因塞用""通因通用"。

1．寒因寒用　由于里热炽盛，格阴于外，阳气不能畅达，出现四肢厥冷的假寒症状，采用寒凉的药物或措施进行护理，适用于真热假寒的病证。

2．热因热用　由于阴寒内盛，格阳于外，阳气上浮，出现面红如妆的假热症状，采用温热的药物或措施进行护理，适用于真寒假热的病证。

3．塞因塞用　由于脏腑功能虚弱，出现闭塞不通的症状，如中气不足，脾阳不运，腹胀便秘，其胀秘征象的病因本质是虚，采用补中益气，温运脾阳的方法进行护理，适用于真虚假实的病证。

4．通因通用　由于实邪壅阻，出现通泄的症状，如饮食积滞，腹痛泄泻；或瘀血内阻所致崩漏，泄泻、崩漏征象的病因本质是实，采用消积导滞，或活血祛瘀的方法护理，适用于真实假虚证。

反护法主要是针对疾病所反映于外的现象、症状而言，虽然与正护相反，具体措施各不相同，但都是针对疾病所反映的本质而采取的护理法则。

三、标本缓急

标与本是个相对的概念，一般而言，"本"代表疾病过程中占重要地位和起主要作用的方面；"标"代表疾病过程中，由"本"相应产生或者居次要地位的方面。标指疾病的现象；本指疾病的本质。中医学标与本的含义是多方面的，以正邪而言，正气为本，邪气为标；以发病而言，病因为本，症状为标；以疾病新旧或发病先后而言，旧病为本，新病为标，先病为本，后病为标；以病变部位而言，内脏为本，体表为标等。因此，临床护理与治疗必须分清病证的标本主次，轻重缓急，"急则护（治）其标""缓则护（治）其本"或者"标本同护（治）"。

1．急则护（治）其标　是指标病甚急，如果不先护（治）其标病，就会危及患者生命或影响对本病的治疗所采用的一种暂时性的应急措施。如肝病出现腹水胀满，呼吸喘促，二便不通，坐卧不安的危急证时，护理应先解决腹水，保持二便通畅，待二便通利，腹水消减，病情缓解后再护肝之本病。护标的目的就是为了创造更好的护本条件。

2．缓则护（治）其本　在病情不急的情况下，针对疾病本质进行护理（治）的原则，适用于慢性病或者急性病病情平稳后的治疗方法，病本既除则标证自愈。如虚劳内伤的阴虚发热，发热是标，阴虚是本，在发热不盛、症状不急时，采用滋阴的方法护理（治疗），当阴虚平复后，发热症状就可自然缓解。

3．标本同护（治）法　当标病、本病同时俱急，或者标病、本病均不太急时，在时间、条件上又不允许单护（治）其标或单护（治）其本，可采取标本同护法，以提高疗效，缩短病程。如肾炎患者，又复感风寒，出现恶寒无汗，咳嗽胸满，腰痛尿少，全身浮肿时，病本在肾虚水泛，其标在风寒束肺，两者俱急，可采取解表与温阳化水同时并举的护理（治）方法。

总之，在辨证施护中，分清标与本是解决主要矛盾的一种方法。如果标本不明，主次不分，势必影响治疗与护理效果，甚至延误病情而危及患者生命。

# 第三节　三因制宜

三因制宜是指因人、因时、因地制宜的护理原则。由于疾病的发生、发展与转归是由多方面因素决定的，年龄、性别、体质、时令气候、地理环境等，对病变都会产生一定的影响。因此，在临床护理中，要学会全面看问题，除了掌握一般护理原则外，要充分考虑这些因素，根据具体情况具体分析，对每一位患者每一种疾病的特性，知常达变，灵活制订具体的护理方法。

## 一、因人制宜

根据患者的年龄、性别、生活习性、体质强弱、文化修养以及精神状态的特点确定辨证施护的原则，称为因人制宜。如在同一条件下，同样的疾病，不同体质的人，如男、女、老、少等在用药剂量上就不尽相同，体质强壮者药量宜稍大，虚弱者药量宜稍轻，成人用量大于儿童。每个人的体质有阴阳虚实之别，阴虚之体应慎用温燥药；阳虚之体应慎用苦寒药。妇女又有经、带、胎、产的生理与病理变化，如妊娠期禁用或慎用峻下、破血、滑利、有毒之品，产后护理用药应该兼顾气血亏损。

## 二、因时制宜

根据四时季节气候的不同特点来确定辨证施护的原则，称为因时制宜。四时气候变化有寒热温凉的不同，对人体生理病理有一定影响。如夏天人体肌腠疏泄，汗出较多，受风寒而外感时，护理用药不宜过用辛温，以防开泄太过，损伤津气，应该及时补充津液，清热降暑；冬天则腠理致密，不易出汗，外感风寒时，护理用药可重用辛温，使病邪从汗而解，注意保暖防风，饮食热粥以助汗，使寒从汗解。

## 三、因地制宜

根据不同地理环境的特点来确定辨证施护的原则，称因地制宜。地理环境、气候、生活习惯不同，人体的生理活动与病理变化的特点也不尽一致。如西北地高气候寒冷，病多寒、燥，治疗护理宜侧重辛润和温热，寒凉之剂必须慎用。东南地低气候温暖多雨潮湿，病多温热或湿热，治疗护理宜侧重清凉与化湿，温热与助湿之剂必须慎用。

三因制宜的三个环节是密切相关而不可分割的，临床诊治和护理疾病既要看到患者的整体性和不同特点，也要看到自然环境对人体的影响。因时因地制宜强调临床护理不但要看到人，还要注意到与天时地利的关系；因人制宜强调不应孤立地只看病证，还应重视不同人体的不同特征。三因制宜体现了中医护理的整体观念和辨证施护，以及临床护理过程中的原则性和灵活性。

# 第四节　治病八法及护理

治法即治疗疾病的方法，包括治疗大法和具体治法两个方面。治疗大法又称基本治法，综合了多种具体治法的共性，临床上具有普遍的指导意义，扼要地概括为"八法"。即汗、吐、下、和、温、清、消、补。八法以八纲为依据，概括了中医治法的重点和核心。而具体治法是针对具体病证而拟定的，属于治疗大法的具体体现，如辛温解表法、辛凉解表法都属于八法中的汗法。

## 一、汗法

汗法又称解表法，是运用解表发汗的方药，通过宣发肺气，开泄腠理，调和营卫，使外感六淫之邪随汗而解的一种治疗护理方法。适用于外感表证，或某些水肿和疮疡病初起，以及麻疹透发不畅而兼表证者。根据证候的寒热性质和患者体质的强弱，分别采用辛凉解表、辛温解表、益气解表等。

【护理方法】

1. 药宜武火快煎，服药时温度适宜；服药后卧床加盖衣被，保暖以助发汗，或喝热稀粥约200 ml，或给予温开水、热豆浆等，以助药力，促其发汗。

2. 观察出汗特点，出汗时间、遍身出汗还是局部出汗，以及有汗或无汗等。一般情况下，以遍身微微汗出最佳，忌大汗，汗出热退即停药。若汗出不彻，则病邪不解，需继续用药；而汗出过多，会伤津耗液、损伤正气，可给予患者口服糖盐水或输液；若大汗不止，应及时采取治疗、护理措施。

3. 汗出后应及时用干毛巾或热毛巾擦干，忌用冷水擦拭，以防毛孔郁闭，不利病邪外达；大汗淋漓者，暂时不要更衣，可在胸前、背后铺上干毛巾，汗止时再更换衣被，注意避风寒，防止复感。

4. 淋家、疮家、亡血家以及剧烈吐下之后均禁用汗法；表邪已尽，麻疹已透，疮疡已溃，虚证水肿，或自汗、盗汗、热病后期津亏者，不宜采用汗法。

5. 饮食宜清淡，忌黏滑、油腻、五辛、酒酪、酸性和生冷食物；病室安静、空气新鲜；注意观察患者血压及心率变化。

## 二、吐法

吐法又称催吐法，是运用具有涌吐作用的方药，引导病邪或毒物从口吐出的一种治疗方法。适用于宿食或误食毒物尚在胃中，或痰涎壅盛、阻塞气道，病情严重急迫，必须迅速吐出积滞或毒物的实证。

【护理方法】

1. 服用催吐药应从小剂量开始，逐渐增加，采取多次分服，防止中毒或涌吐太过。一服便吐者，宜停后服，中病即止。

2. 呕吐时应协助患者坐起，并轻拍患者背部促使胃内容物吐出。不能坐起者，协助患者头偏向一侧，注意观察病情，避免呕吐物吸入呼吸道，必须保持患者呼吸道通畅。

3. 吐后给予温开水漱口，及时清除呕吐物，撤换被污染的衣被，嘱咐患者不要坐卧当风，防止受凉。

4. 注意观察患者体温、脉搏、呼吸、血压及呕吐物的量、气味、性质、性状，必要时给予补液。食物中毒或服毒患者，可根据需要保留呕吐物，以便化验。

5. 患者吐后应暂时禁食，等胃肠功能恢复后再给予少量流质饮食或易消化食物以养胃气。忌食生冷、肥甘油腻之品。

6. 吐法是一种急救方法，用之得当，收效迅速；用之不当，易伤正气。对病势危笃、年老体弱、婴幼儿、心脏病、高血压、孕妇、产妇及出血患者等，均不宜用。

### 三、下法

下法又称泻下法，是运用具有泻下作用的方药，通过泻下通便，攻逐体内实热积滞和积水，使里实之邪从下而解的一种治疗方法。适用于胃肠积滞，实热内结，胸腹积水，瘀血内停，大便燥结等里实证。根据病情缓急、病邪性质，分为寒下、温下、润下、逐水、攻瘀等。

【护理方法】

1. 寒下　适用于里热积滞的实证，症见大便燥结，腹满硬痛或发热。服药期间应严密观察病情变化及生命体征，排泄物的性质、量、次数、颜色，腹痛减轻的情况。暂时禁食，待燥屎泻下后给予清淡、易消化食物，忌油腻、辛辣及饮酒，以防热结再作。

2. 温下　适用于里寒积滞的实证，症见大便不通，腹痛喜温，手足不温，脉沉迟。药宜饭前温服，以连续轻泻为佳，服药后注意观察腹部冷积疼痛减轻情况，如腹痛渐减，肢体转温，为病趋好转之势。泻下后注意保暖。

3. 润下　适用于肠燥津亏，大便秘结证。如年老津涸便秘、产后血枯便秘、习惯性便秘等。润下药一般宜早、晚空腹服用，服药期间适当配合食疗以润肠通便。对习惯性便秘患者注意养成定时排便习惯，也可在腹部进行按摩，促使排便。

4. 逐水　适用于水饮壅盛于里的实证。如水肿、胸腹积水等，凡脉证俱实者，皆可逐水。此类药物药力峻猛，有一定的毒性，能引起剧烈腹泻，使体内积水从大小便排出。注意从小剂量开始，以免量大伤正气；宜配合养胃扶正之品同用，下后食适量糜粥保养脾胃。体虚、孕妇忌用，有表证者不宜。

下法所治病证大抵病势急迫，形证俱实，必须速除。下法易伤正耗气，注意中病即止，不可过量。对于年老体虚，产后血亏，妇女月经期、妊娠期，以及脾胃虚弱者，均应慎用或禁用。

### 四、和法

和法又称和解法，是运用和解或疏导作用的方药，以祛除病邪，调理脏腑，扶助正气的一种治疗方法。适用于半表半里的少阳证、肝脾不和、肠胃不和等证。根据其作用和适应证的不同，分为和解少阳、调和肝脾、调和胃肠。

【护理方法】

1. 和解剂以祛邪为主，纯虚证不宜用，以防伤正；纯实证亦不可选，以免贻误病情。

2. 服和解少阳药，如小柴胡汤忌食萝卜，忌同时服用碳酸钙、维丁胶性钙、硫酸镁、硫酸亚铁等西药，以免相互产生毒副作用。鼓励患者多饮水，仔细观察患者的体温、脉象以及出汗情况。阴虚血少者慎用。

3. 调和肝脾法适用于肝气郁滞的胁肋胀痛，食欲不振等证，应配合情志护理适当开展一些活动，以怡情悦志，精神愉快，气机调畅，有利于提高治疗效果。

4. 调和肠胃法适用于中气虚弱，寒热错杂于中焦而致的痞、吐、利等。服药后注意观察腹胀及呕吐情况，以及排便的性质和量。气滞或食积所致的心下痞满慎用。

5. 服药期间饮食宜清淡易消化，忌食生冷瓜果、肥腻厚味及辛辣之品。

6. 病在表未入少阳，或邪已入里，阳明热盛的实证，以及虚寒证，原则上不用和法。

### 五、温法

温法又称祛寒法，是运用温热方药驱除寒邪、补益阳气的一种治疗方法，适用于中焦虚寒、亡阳欲脱、寒凝经脉的里寒证。根据寒邪所在部位，以及人体的阳气盛衰不同，分为温中祛寒、回阳救逆、温经散寒等。

**【护理方法】**

1. 辨清寒热真假，必须针对寒证护理，以免妄用温热护法导致病势逆变。

2. 生活起居、饮食、服药等护理均以"温"为原则。注意保暖，进热饮，饮食性味宜偏温，以助药物温中散寒；忌食生冷寒凉。

3. 温中祛寒法适用于中焦虚寒的脘腹胀痛，倦怠下利等，服药后宜适当饮热粥，有微汗时避免揭衣被。

4. 回阳救逆法适用于阳气衰微，内外俱寒，亡阳之危证。护理注意严密观察患者神志、面色、体温、血压、脉象及四肢回温等病情变化，并及时与医生配合做好抢救准备，防止病情恶化。

5. 温经散寒药适用于阳气不足，营血虚弱的寒凝经脉证，要适当与养血通脉药合用，服药后注意保暖。

6. 温法所用药物性多燥热，易耗阴血。故素体阴虚、血虚以及血热妄行者禁用；孕、产妇慎用。

## 六、清法

清法又称清热法，是运用寒凉的方药，通过清热、泻火、解毒、凉血，清除热邪的一种治疗方法，适用于里热证。由于里热证有热在气分、营分、血分，以及热在某一脏腑的不同，所以清法中又分清气分热、清营凉血、清热解毒、清脏腑热。

**【护理方法】**

1. 清法用于热证，火热之邪易伤津耗液，所以，清法的护理要及时补充体液，常配合生津、益气的措施，"留得一分津液，便有一分生机"。

2. 服药后需观察病情变化，如服药后患者体温渐降，神清脉静，为病情好转；如壮热烦渴，神昏谵语，舌质红绛，提示病情转入气分或气营两燔；如出现四肢抽搐或惊厥，提示热盛动风，应立即采取紧急护理和救治措施。对热入营血者，要观察神志、出血及动风情况，一旦出现，立即处理。

3. 饮食、室温、衣被、药液等均宜偏凉或微温。饮食以清淡、易消化的流质或半流质为主，多食蔬菜水果及维生素丰富的食物，多饮水，适当饮用西瓜汁、梨汁、柑橘汁等生津止渴之品。病室空气新鲜，光线柔和，环境安静。

4. 清法方药苦寒，易损伤脾胃阳气，临床宜权衡轻重，量证投药，不宜久用，必要时添加调和脾胃药；年老体弱、脾胃虚寒、孕妇等慎用。

## 七、消法

消法又称消散法，是运用消积导滞、化瘀散结等作用的方药，使气、血、痰、食、水等所结成的有形之邪渐消缓散的一种治疗方法。适用于饮食积滞，痰饮瘀血，癥瘕痞块等病证。

消法属于攻邪的范畴，用于治疗实证。体质较虚，使用消法时应攻补兼施，以防损伤正气。

**【护理方法】**

1. 消法与下法虽然同是治疗蓄积有形之邪的方法，但消法所治病证，主要在脏腑、经络、肌肉之间，邪坚病固而来势较缓，大都虚实夹杂，如癥块、瘰疬，不可能迅速消除，必须渐消缓散。常与补法、下法、清法等配合运用。

2. 消食导滞法常用于食积为病，临床护理注意观察患者大便性状、次数、质、量、气味、腹胀、腹痛及呕吐情况。饮食宜清淡、易消化。

3. 消导类药物均宜在饭后服用。与西药同服时，应注意配伍禁忌，如山楂丸忌与氢氧化铝、碳酸氢钠等碱性药物同服，以免酸碱中和，降低药效。一般情况下不与补益药和收敛药同用。

4. 消法虽没有下法峻猛，但是用之不当亦能损伤人体正气，只作暂用，不可久服。年老、体弱者慎用；脾胃虚弱及孕妇禁用。

## 八、补法

补法又称补益法，是运用补益作用的方药扶助正气、消除虚弱证候的一种治疗方法。根据其不同作用，分为补气、补血、补阴、补阳四大类。适用于气虚、血虚、阴虚、阳虚等证。补法是通过药物的补益作用，使人体脏腑或气血阴阳之间的失调重归于平衡。临床补益气、血、阴、阳虽有区别，但不能截然分开，必须从整体出发，既要有所侧重，又要互相配合，才能达到补法的理想效果。

**【护理方法】**

1. 补益药大多质重味厚，宜文火久煎，使药力尽出，空腹或饭前服；某些贵重补益药品应另煎或冲服。

2. 补法用之不当亦能助邪，无虚不用补，避免"闭门留寇"之弊。要分清虚证的实质和具体病位，结合脏腑互相资生关系，予以补益。

3. 身体虚羸，多病势缠绵，久治不愈，需指导患者正确使用补法，坚持服药。

4. 由于虚证有阴、阳、气、血之别，饮食上应对证进补。阳虚者，宜选用温补之品，忌生冷瓜果和凉性食物；阴虚者宜选用清补之品，忌烟、酒，辛温香燥，耗津伤液食物；气虚者宜选用健脾、补肺、益气之品，忌生冷饮食；血虚者宜选用补血养心之品，忌辛燥刺激之物。冬季宜温补，夏季宜清补。

5. 临床运用补法应注意虚不受补而发生气滞，宜在补益剂中稍加理气药，补气助阳之品性多温燥，肝阳上亢、阴虚内热者慎用；滋阴养血之品性多滋腻，脾胃虚弱者应配合理气健脾，使补而不滞。

八法是针对八纲辨证及相关方药的主要作用而归纳出来的基本治疗大法，虽各有侧重，但不能孤立对待，临床根据具体情况可单独运用，也可以两法或多法互相配合应用。随着中医药科学的发展和医疗的需要，临床运用已远远超出八法范围，如理气法、熄风法、固涩法、开窍法、安神法等都是在临床实践中总结出来的治疗大法。

## 本章小结

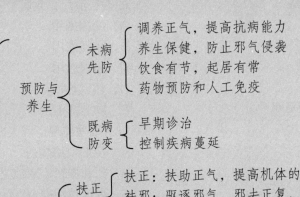

辨证施护原则
- 预防与养生
  - 未病先防
    - 调养正气，提高抗病能力
    - 养生保健，防止邪气侵袭
    - 饮食有节，起居有常
    - 药物预防和人工免疫
  - 既病防变
    - 早期诊治
    - 控制疾病蔓延
- 施护求本
  - 扶正祛邪
    - 扶正：扶助正气，提高机体的抗病能力，战胜疾病
    - 祛邪：驱逐邪气，邪去正复，恢复健康
    - 原则：扶正不留邪、祛邪不伤正
  - 护病求本
    - 正护法
      - 逆疾病证候性质而护理
      - 寒者热之、热者寒之、虚者补之、实者泻之
    - 反护法
      - 顺从疾病假象症状而护理
      - 寒因寒用、热因热用、塞因塞用、通因通用
- 标本缓急
  - 急则护(治)其标：标病甚急，暂时性的应急措施
  - 缓则护(治)其本：病情不急，针对疾病本质进行护(治)
  - 标本同护(治)法：病情俱急或者不太急时，标本同护
- 三因制宜
  - 因人制宜：根据患者的年龄、性别、体质强弱等确定施护原则
  - 因时制宜：根据四时季节气候的不同确定施护原则
  - 因地制宜：根据不同地理环境的特点确定施护原则

## 自测题

**单项选择题**

1. "邪之所凑，其气必虚"的主要含义是
   - A. 营血相对亏虚
   - B. 阳气必定虚衰
   - C. 正气相对亏虚
   - D. 阴液必定亏少
   - E. 经络相对亏虚

2. 中医治未病的思想包括
   - A. 未病先防
   - B. 既病防变
   - C. 未病先防和既病防变
   - D. 锻炼身体
   - E. 防止病邪的侵害

3. 正气的概念较为准确的是
   - A. 体质
   - B. 精神状态
   - C. 人体的生理功能
   - D. 人体对外界环境的适应能力
   - E. 人体正常的脏腑功能活动和抗病

能力

4. 疾病向恶化或死亡等不良结局转化是由于
   A. 正气衰竭，邪气独盛
   B. 正邪相争剧烈
   C. 正气不足，邪气亦衰
   D. 邪去而正不复
   E. 正虚邪恋

5. 何种状态多见于重病恢复期
   A. 正胜邪退
   B. 邪正相持
   C. 邪去正虚
   D. 正虚邪恋
   E. 邪盛正虚

6. 不属养生原则的是
   A. 顺应自然
   B. 保精护肾
   C. 看重精神调养
   D. 调摄饮食
   E. 药膳保健

7. 正护法又叫
   A. 从护法
   B. 反护法
   C. 逆护法
   D. 顺护法
   E. 反佐法

8. 以下哪项属反护法
   A. 寒者热之
   B. 虚者补之
   C. 热因热用
   D. 扶正祛邪
   E. 相因制宜

9. 热者寒之属
   A. 从护法
   B. 反护法
   C. 反佐法
   D. 正护法
   E. 以上都不是

10. 虚证用补法的治疗原则
    A. 扶正以祛邪
    B. 祛邪以安正
    C. 治病求本

D. 相因制宜
E. 以上都不是

11. 某患者气虚血枯经闭，采用补气养血的方法治疗，此属于
    A. 塞因塞用
    B. 寒因寒用
    C. 通因通用
    D. 热因热用
    E. 以上都不是

12. 以下哪项体现了因人制宜的治疗特点
    A. 孕妇慎用热药
    B. 西北燥寒，寒凉之剂慎用
    C. 夏天慎用麻黄
    D. 东南温暖，温热与助湿之剂慎用
    E. 用热远热

13. 以下属治则的是
    A. 发汗解表
    B. 芳香化湿
    C. 治病求本
    D. 消食导滞
    E. 清热解毒

14. 某患者腹痛腹泻，治疗用消导泻下之药，此属于
    A. 热因热用
    B. 寒因寒用
    C. 通因通用
    D. 寒因寒用
    E. 以上都不是

15. 表证宜选用的治疗方法是
    A. 汗法
    B. 清法
    C. 寒下法
    D. 滋阴法
    E. 和解法

16. 引导病邪或有害物质，使之从口涌吐的方法为
    A. 汗法
    B. 下法
    C. 吐法
    D. 和法
    E. 清法

（林　琳）

# 第六章　中药与方剂基本知识

### 学习目标

通过本章内容的学习，学生应能：
1. 解释中药的基本性能。
2. 知道常用中药的用法及护理方式。
3. 知道常用方剂的临床运用。
4. 正确处理中药在临床运用过程中的常见不良反应。

## 第一节　中药的基本知识及护理

中药是我国传统药物的总称，是以中医传统理论为指导，用于防治疾病的药物。中药包括植物药、动物药、矿物药等，其中以植物药居多，故自古以来人们习惯把中药称为本草。

### 一、中药的性能

中药的性能是指药物与疗效有关的性质和功能，也是中药功效的高度概括，是认识中药功效的理论基础和指导辨证用药的重要依据。包括四气、五味、升降浮沉、归经、毒性等。

1. 四气　四气又称四性，即中药的寒、热、温、凉四种性质。四气中温热与寒凉属于两类不同的性质。温热属阳，寒凉属阴，其中凉次于寒，温次于热。药性是由药物作用于人体所产生的不同疗效而总结出来的，与疾病的性质相对而言。一般来讲，寒凉药物具有清热泻火、凉血解毒等作用，如黄芩、黄连、黄柏等；温热药物具有温里散寒、补火助阳、温经通络、回阳救逆等作用，如附子、干姜、肉桂等。此外，还有平性药，是指药物偏性不著、作用缓和，也有偏温偏凉的差别，仍属四气的范畴，如党参、山药、甘草等。药物的四气是临床用药的重要依据，"疗寒以热药，疗热以寒药"，这是寒热药性应用的基本原则。

2. 五味　五味是指酸、苦、甘、辛、咸五种不同的中药味道。此外，尚有淡味和涩味，通常淡附于甘、涩附于酸，故仍称五味。药味的确定与药物口尝时的实际滋味有一定的关系，但更主要的是通过对药物功效进行概括得出的。如蜈蚣有祛风作用，故将其味归为辛。药物的作用与五味有一定的关系，不同的味有着不同的作用。味相同的药物，其作用相近或有共同之处。

（1）辛味：能散、能行。有发散、行气、活血、开窍等功能。常用于表证、气滞血瘀、神昏窍闭、湿阻等证，如麻黄、薄荷发散解表；香附、木香行气止痛；川芎活血祛瘀等。

（2）甘味：能补、能缓、能和。具有补益、缓急止痛、和中及调和药性的功能。常用于虚证、拘急疼痛、脾胃不和等证，如人参、熟地、甘草、饴糖等。

（3）酸味：能收、能涩。具有收敛固涩的功能，常用于虚汗、久泻、肺虚久咳、遗精滑精、遗尿等证，如五味子、乌梅等收敛止汗，乌梅涩肠止泻，金樱子涩精止带等。

（4）苦味：能泄、能燥、能坚阴。具有清热泻火、降泻通便、燥湿存阴等作用，常用于实热证、热结便秘、肺气上逆咳喘、湿证、阴虚火旺等病证。如黄连清热燥湿，杏仁降气止咳平喘，大黄泻热通便，黄柏泻火坚阴等。

（5）咸味：能下、能软。具有泻下通便、软坚散结等功能。用于热结便秘、痰核瘰疬、痞块等证。如芒硝泻下通便，瓦楞子、牡蛎软坚散结等。

（6）淡味：能渗、能利。具有渗湿、利尿的功能，用于小便不利、水肿、脚气等证。如泽泻、茯苓等。

（7）涩味：与酸味药物作用相似，常用于治疗虚汗、泄泻、出血、滑遗、尿频等滑脱不收证。如芡实、五味子等。

四气和五味分别从不同的角度说明药物的作用，因此必须气味合参。一般而言，药物气味相同，大多作用相近；气味不同，作用不同。气同味异或味同气殊，则作用同中有异、异中有同；一药兼有数味者，作用则更加广泛。如黄连苦寒，能清热燥湿；芒硝咸寒，能软坚泻下；黄芪甘温，可以补气；芦根甘寒，能清热生津除烦。总之，要掌握药性，既要熟悉四气五味的一般规律，又要掌握气味的特殊性，才能正确地了解和使用药物。

3．升降浮沉　升降浮沉是指药物在人体内作用的不同趋向，分为升浮和沉降两个方面。升是上升，降是下降，浮是发散，沉是泄利。升浮药主上行而向外，有升阳解表、宣毒透疹、祛风散寒、催吐开窍等作用；沉降药主下行而向内，有潜阳降逆、清热泻下、止咳平喘、渗湿收敛等作用。

药物的升降浮沉是与疾病的病变部位和病势相对而言的。凡病位在上、在表者，宜用升浮药而不宜用沉降药；在下、在里者，宜用沉降药而不宜用升浮药。凡病势上逆者宜降不宜升，病势下陷者宜升不宜降。升降浮沉与药物气味、质地及炮制、配伍有着密切的关系。具有升浮作用的药物，多味辛、甘，性温热；具有沉降作用的药物，多味苦、酸、咸、涩，性寒凉。凡质轻的花、叶等药物，多主升浮；质重的根茎、果实、种子、矿物及介壳类药物，多主沉降。但有少数药品特殊，如诸花皆升，旋覆花独降；诸子皆降，苍耳、蔓荆子主升。药物经炮制后可以改变药物对人体作用的趋势。如酒炒的主升，醋炒的主收敛，姜汁炒的主发散，盐炒的主下行。在配伍中，少数升浮药与较多、较强的沉降药配伍，则其升浮之性会受到一定制约；反之，少数沉降药与较多、较强的升浮药配伍，其沉降之性也会受到一定影响。

4．归经　归经是指药物对机体某些脏腑经络的病变起特殊的选择性治疗作用，即对某经或某几经起主要作用，而对其他经没有作用或作用很小。归经指出了中药的作用范围，说明了药效所在。归经是以脏腑、经络理论为基础，以所治病证为依据总结出来的用药理论，有助于提高用药的准确性。如羌活善治太阳经头痛（颈项部），葛根、白芷善治阳明经头痛（前额部），柴胡善治少阳经头痛（头侧部），吴茱萸善治厥阴经头痛（头顶部）。掌握归经理论，既有利于临床选择用药，也有助于把功效相似的药物区别开来，但必须与四气五味、升降浮沉相结合，才能做到用药全面、准确。

5．毒性　广义的毒性，指的就是药物的偏性。"是药三分毒"，凡是药物皆有偏性，这种偏性从某种意义上说就是"毒"。狭义的毒性，是指药物的毒副作用，对机体具有一定的损害性。为了确保用药安全，许多中药在其性味下，标注了大毒、小毒、有毒等，指明该药运用不当，可导致中毒或产生不良反应。有毒药物作为治疗用药时安全度小，易引起中毒反应；无毒药物安全性较好，但并非绝对不会引起中毒。因此，对中药的毒性应该高度重视。应用毒性药物时，必须按规定的方法炮制，恰当配伍，正确煎服，严格掌握适应证和剂量，同时还要注意患者的体质差异。

二、中药的应用

中药的应用包括药物的配伍、用药禁忌、用量及煎服方法等内容。掌握这些知识对于充分发挥药效、确保用药安全具有十分重要的意义。

（一）配伍

配伍是指按病情需要和药性特点，有选择地将两味以上的药物配合使用，旨在增强疗效、降低毒副作用、分清主次，全面兼顾病情。前人把单味药的应用和药与药之间的六种配伍关系总结为用药"七情"。

1．单行　一味药治疗疾病，不须他药配伍。如独参汤治气虚欲脱证。

2．相须　两种以上功效相似的药物合用，以增强原有的疗效。如石膏配知母能增强清热泻火的作用；大黄配芒硝增强攻下热结的作用等。

3．相使　一药为主，一药为辅，辅药能够增强主药的功效。如黄芪补气利水，茯苓利水健脾，二者配伍，茯苓能增强黄芪补气利水之效。

4．相畏　一药的毒性或副作用被另一药减轻或消除。如生半夏配生姜，生半夏的毒性能被生姜减轻或消除，称生半夏畏生姜。

5．相杀　一药能减轻或消除另一药的毒性或副作用。如生姜能减轻或消除生半夏的毒性或副作用，称为生姜杀生半夏。相畏、相杀实际上是同一种配伍关系的两种提法。

6．相恶　一药可使另一药的某些功效降低或丧失。如莱菔子与人参同用，莱菔子可降低人参的补气作用等。

7．相反　两种药物合用后能产生毒性反应或副作用。如十八反与十九畏中所列药物等。

总之，在七情配伍关系中，除单行外，相须、相使可产生协同作用而增强疗效，是临床常用的配伍方法；相畏、相杀能减轻或消除毒副作用，是应用毒性较强药物的配伍方法；相恶、相反可互相削弱或抵消原有功效，甚至产生毒副作用，原则上不能同用，属配伍用药的禁忌。

（二）禁忌

为了保证用药安全和提高疗效，必须注意用药禁忌。主要有配伍禁忌、妊娠禁忌和服药禁忌三个方面。

1．配伍禁忌　配伍中的"相恶""相反"原则上应当禁忌。金元时期，已将配伍禁忌概括为十八反、十九畏，并编成歌诀，以宜习诵，摘录如下：

十八反歌："本草明言十八反，半蒌贝蔹芨攻乌，藻戟遂芫俱战草，诸参辛芍叛藜芦"（乌头反半夏、瓜蒌、贝母、白蔹、白芨；甘草反海藻、大戟、甘遂、芫花；藜芦反人参、沙参、丹参、玄参、苦参、细辛、芍药。）。

十九畏歌："硫黄原是火中精，朴硝一见便相争；水银莫与砒霜见，狼毒最怕密陀僧；巴豆性烈最为上，偏与牵牛不顺情；丁香莫与郁金见，牙硝难合京三棱；川乌草乌不顺犀，人参最怕五灵脂；官桂善能调冷气，若逢石脂便相欺；大凡修合看顺逆，炮爁炙煿莫相依"（硫黄畏朴硝，水银畏砒霜，狼毒畏密陀僧，巴豆畏牵牛，丁香畏郁金，牙硝畏三棱，川乌、草乌畏犀角，人参畏五灵脂，官桂畏石脂。）。

2．妊娠禁忌　凡能损害胎元或引起流产的药物，都应作为妊娠用药禁忌。近代根据药物对胎元损害的程度将其分为禁用和慎用两类。禁用药物大多数是毒性较强、药性猛烈的药物。如水银、砒霜、雄黄、轻粉、斑蝥、马钱子、蟾酥、川乌、藜芦、胆矾、瓜蒂、巴豆、甘遂、大戟、商陆、麝香、干漆、三棱、水蛭等。慎用药物包括活血祛瘀、行气破滞及辛热滑利等药物，如牛膝、川芎、红花、桃仁、牡丹皮、枳实、大黄、芒硝、番泻叶、芦荟、附子等。凡属禁用药物的绝对不能使用；慎用药物可根据孕妇的病情慎重选用，做到有效而安全。

3．服药禁忌　俗称"忌口"，是指服药期间对某些食物的禁忌，又称食忌。在服药期间一般忌食生冷、油腻、荤腥及有刺激性的食物；热证患者忌辛辣、油腻、煎炸食品；虚寒证者不宜食生冷瓜果；麻疹表证者不宜食油腻酸涩之物；疮疖肿毒、皮肤瘙痒者忌食鱼、虾、牛肉、羊肉等腥膻发物等。

**（三）剂量**

剂量一般是指一剂药中每味干燥生药成人一日的用量；或指处方中每味药之间的比较分量，即相对剂量。剂量的大小要根据药物的性能质地、方剂配伍、病情轻重、剂型种类、处方用药多少以及年龄、体质差别等情况综合考虑。如毒性大、性猛者用量宜小；无毒而性平和者用量宜大；质地轻的用量宜小，质地重的用量宜大；单方剂量宜大，复方剂量宜小。方剂中主药用量相对要比辅药用量大；丸、散剂用量要比汤剂小；重病、急病、痼疾用量大，轻病用量小。体质壮实者用量宜重，老、幼、孕、产或体弱者用量宜轻。5 岁以下的儿童用成人量的 1/4，5 岁以上用成人量的 1/2，15 岁以上可用成人量。常用剂量均在每味药后面作了标注。

**（四）中药汤剂的应用与护理**

1．汤剂的煎法

（1）煎药用具：煎药器皿以砂罐为最佳，因其化学性质稳定，不易与中药所含成分发生化学反应，且传热均匀，保温效果好。其次是搪瓷类，忌用铁、铜器等。

（2）煎药用水：用清洁的泉水、自来水为宜，用水量要根据药物体积而定，一般第一煎以水浸过药面 3 ~ 5cm，第二煎浸过药面 2 ~ 3cm 为宜。

（3）煎药浸泡：煎药前，先用冷水浸泡 30 ~ 60min，使药物充分湿润，以便有效成分易于煎出，花、叶类宜浸泡 30min，种子、果实类浸泡 60min。夏天气温高，浸泡的时间宜缩短。

（4）煎药用火：一般药宜先武火后文火，武火即大火，文火即小火。即武火煮沸后改用文火煎煮，保持微沸状态，以免药汁外溢及过快熬干。

（5）煎药时间：煎药时间取决于药物的不同性质和质地（表6-1）。

表 6-1　中药煎煮时间简表

| 药物种类 | 第一煎沸后煮 | 第二煎沸后煮 | 说明 |
| --- | --- | --- | --- |
| 一般药物 | 20 ~ 30 min | 15 ~ 25 min | 使有效成分充分溶出 |
| 解表、芳香、清热类药物 | 15 ~ 20 min | 10 ~ 15 min | 不宜久煎，以免药性挥发，甚至改变药性 |
| 滋补类药物 | 50 ~ 60 min | 40 ~ 50 min | 使药效尽量煎出，充分发挥药力 |

（6）煎药次数：一般每剂药煎煮两次，第一煎煮取汁 200 ~ 300ml，第二煎煮取汁 150 ~ 200 ml，二次煎煮混合后的药液量以 400 ~ 500 ml 为宜，对于质地厚重或滋补类药物煎煮次数可增多。

（7）特殊煎煮法：①含挥发性成分的芳香药物宜后下，待其他药煎至一定时间后放入，如薄荷、钩藤、藿香、佩兰等。②质地坚硬的矿石、骨角、贝壳类宜打碎先煎 15min，后再入他药，如石膏、代赭石、鳖甲、龟甲等。③某些贵重药物应另煎，如人参、西洋参。④花粉、细小种子、粉末类药物宜包煎，如旋覆花、车前子、海金沙等。⑤胶质、黏性而且易溶化的药物宜烊化，如阿胶、鹿角胶、龟板胶等。⑥对某些贵重或不耐高温而又难溶于水的药物宜冲服，如朱砂、琥珀、芒硝、竹沥、姜汁等。总之，不同煎法的目的为尽量使有效成分煎出，以发挥其治疗作用。

2．服药护理

（1）服药时间：滋补药宜饭前服；驱虫或泻下药宜空腹服；对胃肠道有刺激的药及消食药宜饭后服；宁神安眠药宜睡前服；急性病不拘时服用。

（2）服药量：一般中药每日 1 剂，每剂分 2 ～ 3 次服用；病缓者早、晚各 1 次，每服药液量为 200 ～ 250ml，小儿及服药困难者可酌情减量。病情危急者，每隔 4h 一次，使药力持续，以利顿挫病势，祛邪扶正。治疗呕吐或药食中毒宜小量频服。

（3）服药温度：内服汤剂宜温服，解表散寒药宜热服；寒性药治热证宜凉服。丸、散剂除特别规定外，一般宜用温开水送服。

### （五）常见中药不良反应的护理

临床运用中药时，由于药物自身的毒性及用量不当，药材未经炮制或炮制不当，配伍不当，或在药材的生长、加工过程中药物残留的重金属含量超标等，会对人体造成不良反应。如发生中药中毒，医护人员必须在第一时间进行解救和护理：①询问用药史，明确中毒的药物，立即停止使用，对皮肤吸收中毒者，清洗皮肤以清洗未吸收的毒物，以免继续吸收。②采用催吐、洗胃、导泻法清除毒物。催吐法适用于口服毒物 2 ～ 3h 之内，病轻而清醒者，对服用腐蚀性毒物、体弱、孕妇、产妇、年老者不宜；洗胃要详细记录出入量及引流物的颜色、性质、气味，昏迷患者不宜；导泻法适用于中毒在 5h 之内或口服通下药 2h 后，以加速毒物从肠道排出，避免肠内吸收。③加快已吸收毒物的排出和解毒。如静脉输液，中和毒性，或者血液透析、腹膜透析等，增加肾的排泄。④根据病情，适当运用支持疗法，如吸氧、升压、强心、镇静等。⑤密切观察中毒者的血压、脉搏、呼吸、体温、意识、神志、瞳孔、大便及尿量情况，并留标本化验，认真作好详细记录，发现异常情况立即向医生报告。⑥中毒患者早期食欲差，宜进流食，恢复期宜进营养丰富、易消化的食物，并少食多餐，不宜过饱。忌辛辣、油炸、粗糙食物。要遵守不同药物中毒的饮食宜忌，如雷公藤中毒者还应注意给予低盐饮食。⑦注意生活起居及情志护理，及时主动与患者及家属沟通，使其了解病情及预后，配合医护人员的救治和护理。⑧安定患者情绪，避免不良刺激，作好预防中药中毒的宣教，不盲目使用剧毒药及民间偏方，防止中药中毒。⑨常见中药的简便解毒：如乌头中毒，用绿豆、生甘草；半夏与天南星中毒，用生姜、防风、生甘草解毒等。

# 第二节　常用中药及护理

## 一、解表药

凡能发散表邪，解除表证的药物称解表药。本类药多辛散，适用于病邪在表的表证。根据解表药的不同特性分辛温解表药和辛凉解表药两类（表 6-2，表 6-3）。辛温解表药发汗力较强，适用于外感风寒表证；辛凉解表药发汗作用比较缓和，适用于外感风热表证。部分解表药还具有透疹、宣肺、行痹的功效。

解表药的用法与护理：

1．解表药为辛散之品，多含挥发油，不宜久煎，宜温服。

2．本类药不宜过量久服，防止汗出过多，耗散阳气，损伤津液。凡表虚有汗，或热病后期，津液亏耗，以及失血等证，应慎用或禁用。

3．避免汗出当风，以免复感加重病情。饮食宜清淡、易于消化，多饮开水。

表6-2　常用辛温解表药

| 药名 | 性味 | 功效 | 应用 | 用量用法 |
| --- | --- | --- | --- | --- |
| 麻黄 | 辛、微苦，温 | 发散风寒，宣肺平喘，利水消肿 | 外感风寒表实证，恶寒无汗；风寒咳喘，或水肿兼表证 | 3～10g，水煎服。解表宜生用，平喘止咳多炙用。体虚多汗，肺虚咳喘者忌用；高血压者慎用 |
| 桂枝 | 辛、甘，温 | 发汗解肌，温经通络 | 外感风寒表虚证；风湿痛经；胸痹 | 3～10g，水煎服。阴虚血热忌用 |
| 荆芥 | 辛，温 | 祛风解表，透疹，止血 | 外感表证；疹出不透失血 | 3～10g，水煎服。止血用荆芥炭 |
| 防风 | 辛、甘，微温 | 祛风解表，除湿止痛，止痉 | 外感表证；风寒湿痹破伤风 | 3～10g，水煎服 |
| 紫苏 | 辛，温 | 发表散寒，行气宽中，安胎，解鱼蟹毒 | 风寒感冒；胸闷呕吐；胎动不安；鱼蟹中毒 | 3～10g，水煎服，不宜久煎 |
| 生姜 | 辛，微温 | 散寒解表，温中止呕 | 外感风寒；胃寒呕吐虚寒腹痛 | 3～10g，水煎服 |

表6-3　常用辛凉解表药

| 药名 | 性味 | 功效 | 应用 | 用量用法 |
| --- | --- | --- | --- | --- |
| 桑叶 | 甘、苦，寒 | 疏散风热，清肝明目 | 外感风热；头痛咳嗽；目赤肿痛 | 6～12g，水煎服。肺热燥咳宜蜜炙用 |
| 菊花 | 辛、甘、苦，微寒 | 疏散风热，平肝明目 | 外感风热；肝热目赤，头晕头痛 | 10～15g，水煎服。疏散风热用黄菊花，养肝明目用白菊花，清热解毒用野菊花 |
| 薄荷 | 辛，凉 | 疏散风热，清头目，利咽喉，透疹 | 外感风热；头痛，咽喉肿痛；疹出不透 | 3～10g，入煎剂宜后下。阴虚血燥、肝阳上亢者慎用 |
| 葛根 | 辛、甘，凉 | 解肌退热，透疹，生津 | 感冒头项痛；腹泻消渴；疹出不畅 | 9～15g，退热生津宜生用；升阳止泻宜煨用；解酒毒宜用葛花 |
| 柴胡 | 苦、微辛，微寒 | 和解泄热，疏肝，升阳 | 风热表证；半表半里证，肝气郁结；内脏下垂 | 3～10g，醋炒可增强止痛作用 |

## 二、清热药

凡能清泄里热，治疗热病、瘟疫、痈肿疮毒、痢疾等药物称清热药。本类药性寒凉，适用于各种里热证，根据清热药的不同特性及作用特点，分为清热泻火药、清热燥湿药、清热凉血药、清热解毒药及清虚热药五大类。①清热泻火药（表6-4）：主要清气分实热，适用于急性热病，邪在气分所致的壮热、烦渴、汗出，舌红苔黄，脉洪大等实热证，以及肺、胃、心、肝等脏腑实热证。②清热解毒药（表6-5）：主要清解火热毒邪，适用于各种热毒所致的红、肿、热、痛等症。如温病高热、斑疹丹毒、痈肿疔疮、喉痹、痄腮、肺痈、肠痈、热痢、毒蛇咬伤等。③清热燥湿药（表6-6）：主要用治湿热证，适用于湿热内蕴或湿邪化热所致的湿温或暑温夹湿、泻痢、黄疸、湿疹、淋浊、带下及疖痈疮疡、关节肿痛等。④清热凉血药（表6-7）：主要清解营分、血分热邪，适用于热入营血所致的身热发斑，心烦不眠，神昏谵语，吐血衄血，舌绛脉数等证。⑤清虚热药（表6-8）：主要清退虚热。适用于肝肾阴虚所致阴虚内热，骨蒸盗汗，手足心热，舌红少苔，脉细数等。或热病后期余热未清所致夜热早凉证。

清热药的用法与护理：

1. 清热药多为苦寒之品，苦寒伤胃，性燥伤阴，过用易伤阳气，应中病即止，不可久服。

脾胃虚弱、食少泄泻、阴虚体衰、津液亏耗者慎用。

2．服药期间饮食宜清淡，忌辛辣、油腻之品。

3．高热不退者配合物理降温。对疫疠患者，要隔离消毒。

4．服清热药后，严密观察发热程度、汗出情况、神志变化、有无出血等，详细记录体温、呼吸、脉搏、血压等生命体征。

表 6-4　常用清热泻火药

| 药名 | 性味 | 功效 | 应用 | 用量用法 |
|---|---|---|---|---|
| 石膏 | 辛、甘，大寒 | 生用，清热泻火，除烦止渴；煅用，收敛生肌 | 气分实热证；肺热咳喘；胃火牙痛疮疡湿疹、水火烫伤 | 15～60g，内服生用，打碎先煎；外用火煅，研末 |
| 知母 | 苦、甘，寒 | 清热泻火，生津止渴 | 气分实热；肺热咳嗽，阴虚发热；消渴 | 6～12g，清热泻火宜生用，滋阴降火宜盐水炒，脾虚便溏者慎用 |
| 栀子 | 苦，寒 | 清热泻火，利湿除烦，止血 | 热病发热烦躁；湿热黄疸；血热出血 | 3～10g，水煎服。生用泻火，炒黑止血，脾虚便溏者慎用 |

表 6-5　常用清热解毒药

| 药名 | 性味 | 功效 | 应用 | 用量用法 |
|---|---|---|---|---|
| 金银花 | 甘，寒 | 清热解毒，疏散风热 | 外感风热或温病初起，肺热咳嗽，热毒痢疾，痈肿疔疮 | 10～30g，水煎服 |
| 连翘 | 苦，微寒 | 清热解毒，消肿散结，疏散风热 | 外感风热，温病初起，痈疮疔肿 | 6～15g，水煎服。虚寒阴疽慎用 |
| 板蓝根 | 甘，寒 | 清热解毒，凉血，利咽 | 热入营血，温毒发斑；外感瘟疫时毒，痄腮喉痹，大头瘟，烂喉丹痧 | 9～15g，水煎服 |
| 蒲公英 | 苦、甘，寒 | 清热解毒，消痈散结 | 乳痈、痄腮、肠痈、疔疮疖肿；热淋，急性黄疸 | 10～20g，水煎服。用量过大，易致腹泻 |

表 6-6　常用清热燥湿药

| 药名 | 性味 | 功效 | 应用 | 用量用法 |
|---|---|---|---|---|
| 黄芩 | 苦，寒 | 清热燥湿，泻火解毒，止血，安胎 | 湿温发热；湿热泻痢、黄疸，血热吐血；肺热咳嗽；胎热不安 | 3～10g，水煎服。生用清热，炒用安胎，炒炭止血。偏泻上焦湿热 |
| 黄连 | 苦，寒 | 清热燥湿，泻火解毒 | 湿热痢疾；心火炽盛，心烦不眠；血热吐衄，热毒疮疡 | 3～10g，水煎服。偏泻中焦湿热 |
| 黄柏 | 苦，寒 | 清热燥湿，泻火解毒，清退虚热 | 湿热黄疸、痢疾、淋浊带下；阴虚发热、遗精盗汗；疮疡肿毒，湿疹 | 3～10g，水煎服 |
| 龙胆草 | 苦，寒 | 清热燥湿，泻肝胆火 | 肝经实火证；湿热黄疸；湿疹；带下 | 3～10g，水煎服 |
| 苦参 | 苦，寒 | 清热燥湿，杀虫止痒 | 湿热痢疾、黄疸，带下阴痒，湿热淋浊；皮肤瘙痒，湿疹疥癣，疮疡 | 3～10g，水煎服 |

表6-7　常用清热凉血药

| 药名 | 性味 | 功效 | 应用 | 用量用法 |
|---|---|---|---|---|
| 生地黄 | 甘、苦，寒 | 清热凉血，养阴生津 | 温热病热入营血，或血热妄行的各种出血；阴虚内热；热病津伤口渴 | 10～20g，水煎服。鲜用或生用凉血养阴；炒炭止血 |
| 玄参 | 甘、苦、咸，微寒 | 清热凉血，养阴生津，解毒散结 | 热入营血，高热神昏，发斑；阴虚发热；喉痹肿痛，瘰疬痰核，津伤便秘 | 10～15g，水煎服。脾虚便溏者慎用，反藜芦 |
| 丹皮 | 苦、辛，微寒 | 清热凉血，祛瘀止痛 | 温热病斑疹、吐衄；血瘀经闭、痛经；血热瘀滞痈肿疔毒、肠痈等 | 6～12g，水煎服 |
| 赤芍 | 苦，微寒 | 清热凉血，活血散瘀 | 血热妄行；血瘀经闭；疮痈；跌打损伤 | 6～10g，水煎服 |

表6-8　常用清虚热药

| 药名 | 性味 | 功效 | 应用 | 用量用法 |
|---|---|---|---|---|
| 地骨皮 | 甘、苦，寒 | 凉血退蒸，清泄肺热 | 阴虚潮热，骨蒸盗汗；肺热咳嗽；血热出血 | 9～15g，水煎服，脾胃虚寒者慎用 |
| 青蒿 | 苦、辛，寒 | 清热除蒸，解暑，截疟 | 阴虚发热，骨蒸劳热，低热不退，暑热，湿温诸证；疟疾 | 5～10g，截疟20～40g，水煎服，不宜久煎，大剂量单用有效 |
| 银柴胡 | 甘，微寒 | 退虚热，清疳热 | 阴虚发热，潮热骨蒸；小儿疳热 | 3～10g，水煎服 |

### 三、泻下药

凡能滑利大肠，或引起腹泻，促使排便的药物称为泻下药（表6-9）。适用于大便秘结、肠道积滞、宿食燥屎内停、实热或水肿停饮等里实证。根据泻下药的不同特性及作用特点分为攻下药、润下药和峻下逐水药三大类。

攻下药具有较强的清热泻火及泻下通便作用，适用于热结便秘及火热上炎之里实热证；润下药多为植物种仁，富含油脂，能润燥滑肠，作用较缓和，主要适用于年老津枯、产后血虚、热病伤津及失血等所致的肠燥津枯便秘；峻下逐水药泻下作用峻猛，能引起剧烈腹泻，使体内积液从大便排出，部分药物兼有利尿作用，主要适用于水肿、臌胀、胸胁停饮等病证。

泻下药的用法与护理：

1．攻下药和峻下逐水药峻烈力猛，奏效迅速，但易伤脾胃，得泻即止，不可过量久服。年老体弱及妇女胎前产后、月经期等均应慎用。

2．本类药能引起剧烈腹泻，又能利尿，且多具毒性，对炮制、剂量、用法、禁忌必须严格掌握，以保证用药安全。

3．泻下后应注意饮食调养，不可过早进食油腻、坚硬的刺激性食物。

表6-9　常用泻下药

| 药名 | 性味 | 功效 | 应用 | 用量用法 |
|---|---|---|---|---|
| 大黄 | 苦，寒 | 攻积导滞，泻火凉血，逐瘀通经 | 热结便秘；火热目赤，咽喉肿痛，口舌生疮，吐血、衄血；湿热黄疸，跌打损伤，产后瘀痛等 | 3～12g，水煎服，炒炭止血。入煎剂宜后下。孕妇、哺乳期慎用 |
| 芒硝 | 咸、苦，寒 | 软坚泻下，清热泻火 | 胃肠实热积滞，大便燥结，腹满胀痛；热毒痈肿，肠痈，乳痈，喉痹口疮，目赤等 | 10～15g，不宜煎，开水溶化后服。孕妇忌用 |

续表

| 药名 | 性味 | 功效 | 应用 | 用量用法 |
|---|---|---|---|---|
| 火麻仁 | 甘，平 | 润肠通便，滋养补虚 | 老人、体虚、产后津血亏损的肠燥津枯便秘，以及习惯性便秘 | 10～15g，打碎入煎剂 |
| 甘遂 | 苦，寒。有毒 | 泻水逐饮，破积通便 | 水肿胀满，胸腹积水，二便不利，疮痈肿毒 | 0.5～1g，宜入丸散剂。孕妇禁用，反甘草 |
| 大戟 | 苦，寒。有毒 | 泻水逐饮，消肿散结 | 水肿胀满，二便不利，痰饮积聚；癫痫发狂，痈肿疮毒，瘰疬痰核 | 1.5～3g，多入丸散剂。孕妇禁用，反甘草 |

#### 四、祛风湿药

凡以祛除风寒湿邪，解除痹痛为主要作用的药物称为祛风湿药。适用于风寒湿痹，筋骨拘急疼痛，屈伸不利，腰膝酸痛，下肢痿弱，麻木不仁或半身不遂等证，部分药物还兼有舒筋通络止痛及补肝肾、强筋骨等作用（表6-10）。

祛风湿药的用法与护理：

1. 祛风湿药物大都对胃肠道有刺激，故宜饭后服用。风湿病多属慢性疾病，为方便服用，祛风湿药常制成酒剂、丸剂、片剂或膏药等。

2. 长期服用抗风湿药酒时，应严密观察，以防药物蓄积中毒，如发现患者有唇舌麻木、头晕、心悸等症状，应立即停药。

3. 本类药多辛散温燥，易耗伤阴血，故阴血亏虚、阴虚火旺者慎用。

4. 风湿痹证病程长久，多气血亏虚，肝肾不足。应注意益气养血，补益肝肾。

#### 表6-10　常用祛风湿药

| 药名 | 性味 | 功效 | 应用 | 用量用法 |
|---|---|---|---|---|
| 独活 | 辛、苦，微温 | 祛风胜湿，散寒止痛 | 风湿痹痛，对下半身风湿腰膝疼痛，两足痿痹尤为适宜；外感风寒，或表寒夹湿，恶寒发热，身痛肢重 | 3～10g，水煎服 |
| 威灵仙 | 辛，温 | 祛风除湿，通络止痛 | 风湿痹痛，关节不利，麻木瘫痪；筋脉拘挛，骨节变形；诸骨梗喉 | 5～12g，水煎服；治鱼骨梗喉，可用30～45g |
| 秦艽 | 辛、苦，微寒 | 祛风湿，舒筋络，清虚热，退黄疸 | 风湿痹证，筋脉拘挛，手足不遂，阴虚潮热湿热黄疸 | 5～10g，水煎服 |
| 木瓜 | 酸，温 | 舒筋活络，和胃化湿 | 风湿痹痛，筋脉拘挛，吐泻转筋，寒湿足膝肿痛；消化不良 | 6～12g，水煎服 |
| 白花蛇 | 甘、咸，温，有毒 | 祛风通络，定惊止痛 | 风湿顽痹，半身不遂；破伤风，急慢惊风 | 1～3g，水煎服 |
| 五加皮 | 辛，温 | 祛风湿，壮筋骨 | 风湿痹证，足膝肿痛；筋骨痿软，小儿行迟水肿脚气，小便不利 | 10～15g，水煎服 |
| 桑寄生 | 苦、甘，平 | 补肝肾，强筋骨，祛风湿，安胎 | 风湿痹痛，尤适宜肝、肾虚弱的风湿痹证；冲任不固，胎漏，胎动不安；气滞血瘀所致胸痹 | 10～20g，水煎服 |

#### 五、芳香化湿药

凡气味芳香，能以化湿健脾，疏通气机，宣化湿浊，醒脾和胃为主要作用的药物称芳香化湿药。适用于湿浊内阻，脾阳被困，运化失职而引起的脘腹胀满，吐泻泛酸，食少体倦，大便稀溏，舌苔白腻等症（表6-11）。

芳香化湿药的用法与护理：

1. 芳香化湿药物性多温燥，易耗气伤阴，故气虚或阴虚血燥者均慎用。

2. 本类药气味芳香，富含挥发油，入汤剂不宜久煎，一般 10～15min 即可，以免影响药效。

3. 湿性黏滞，行气有助于化湿；脾虚易致湿邪内生，运用本类药时应适当与行气、健脾等药物配伍运用。

表 6-11　常用芳香化湿药

| 药名 | 性味 | 功效 | 应用 | 用量用法 |
|---|---|---|---|---|
| 藿香 | 辛，微温 | 祛暑解表，化湿和胃 | 湿浊中阻，脘腹胀满，呕恶纳呆；外感暑湿，恶寒发热，胸闷腹痛 | 5～10g，水煎服 |
| 苍术 | 辛、苦，温 | 燥湿健脾，祛风胜湿，明目 | 湿困脾胃，腹胀呕恶；风寒湿痹，关节肢体疼痛；夜盲 | 5～10g，水煎服 |
| 厚朴 | 辛、苦，温 | 燥湿除满，行气消积，降逆平喘 | 湿阻中焦，胸脘痞闷；食积气滞，腹胀便溏；痰饮阻肺，胸闷咳喘；七情郁结的梅核气 | 3～10g，水煎服 |

## 六、利水渗湿药

凡以通利水道，渗湿利尿为主要功效的药物称利水渗湿药。适用于小便不利、水肿、痰饮、淋证、黄疸、泄泻、妇女白带等湿证（表 6-12）。

利水渗湿药的用法与护理：

1. 利水渗湿药能耗阴伤液，凡阴虚津亏之小便不利或短涩，或水肿属虚性，或滑精、遗精无湿热者，均不宜单独使用。

2. 本类药能使小便通畅，尿量增多，服药后要注意观察小便排泄情况、尿量变化、水肿消退等；记录出入量，定期测体重，注意防止电解质紊乱或酸碱平衡失调。

3. 服用利水渗湿药后，饮食宜清淡，多食白菜、芹菜、马齿苋等有通淋作用的食物。忌辛辣、烟酒，限制钠盐摄入量。

4. 慢性水肿患者应定期检查血常规、尿常规、肾功能，查明水肿原因，提高治疗效果。

表 6-12　常用利水渗湿药

| 药名 | 性味 | 功效 | 应用 | 用量用法 |
|---|---|---|---|---|
| 茯苓 | 甘、淡，平 | 利水渗湿，健脾和胃，宁心安神 | 湿邪内阻，水肿，小便不利；脾虚湿困，食少便溏；痰饮停滞，心悸失眠 | 10～15g，水煎服。茯苓皮利水消肿，茯神宁心安神 |
| 泽泻 | 甘、淡，平 | 利水渗湿，泄热通淋 | 小便不利，水肿，泄泻，淋浊，湿热带下，痰饮眩晕 | 5～15g，水煎服 |
| 薏苡仁 | 甘、淡，微寒 | 健脾利水，舒筋除痹，清热排脓 | 水肿，脚气，小便不利，脾虚泄泻；风湿痹痛，筋脉拘挛，屈伸不利；肺痈，肠痈 | 10～30g，健脾止泻炒用；排脓生用 |
| 车前子 | 甘，微寒 | 清热利尿，渗湿止泻，明目，化痰 | 膀胱湿热，小便不利，淋沥涩痛，水肿，泄泻；肝热目赤肿痛，或肺热咳嗽痰多 | 5～10g，布包煎服 |
| 滑石 | 甘、淡，寒 | 利水通淋，清热解暑，敛疮 | 小便不利，淋沥涩痛；暑热烦渴，身热尿赤；湿疮，痱子 | 10～30g，包煎，外用适量 |
| 茵陈蒿 | 苦，微寒 | 清热利湿，利胆退黄 | 湿热黄疸，胆道蛔虫，湿疮瘙痒；高脂血症 | 10～30g，水煎服 |
| 金钱草 | 微咸，平 | 清热利湿，通淋排石 | 湿热黄疸，肝、胆结石，热淋、石淋，治泌尿系结石要药；痈疮疔肿，虫蛇伤 | 15～30g，水煎服 |

### 七、温里药

凡以温补阳气，温散里寒为主要作用治疗里寒证的药物，称为温里药（表6-13）。本类药性味辛热，能温中健运，散寒止痛，温肾助阳，回阳救逆，适用于寒邪内侵的脘腹冷痛，呕吐下痢；或阳气衰微，阴寒内盛导致的四肢厥冷，脉微欲绝等。

温里药的用法与护理：

1．温里药药性燥烈，易伤阴液，当中病即止，忌用于热证、阴虚证及孕妇。

2．服本类药时，宜食温补膳食，如姜、葱、蒜等，以加强药物的温中散寒作用，忌生冷瓜果，油腻等。

3．阴寒太盛或真寒假热者，可采用凉服，或加入少许寒凉之品，以免药物格拒不纳。

表6-13 常用温里药

| 药名 | 性味 | 功效 | 应用 | 用量用法 |
|---|---|---|---|---|
| 附子 | 辛、甘，大热。有毒 | 回阳救逆，补火助阳，散寒止痛 | 亡阳证，四肢厥冷，脉微欲绝；脾肾阳虚，脘腹冷痛，便溏；风寒湿痹，周身骨节疼痛 | 3～10g。入汤剂应先煎30～60min |
| 肉桂 | 辛、甘，大热 | 温中补阳，散寒止痛 | 肾阳不足，形寒肢冷，阳痿尿频；脾肾阳虚，脘腹冷痛，虚寒性痛经；寒痹腰痛，阴疽 | 2～5g，入汤剂宜后下 |
| 干姜 | 辛，热 | 温中祛寒，回阳通脉，温肺化饮 | 脾胃虚寒，脘腹冷痛，呕吐泄泻；心肾阳虚的亡阳证；肺寒，咳嗽，痰多清稀 | 3～10g，水煎服 |

### 八、理气药

凡以疏通气机、行气解郁为主要作用治疗气机郁滞诸证的药物，称理气药（表6-14）。适用于脾胃气滞的脘腹胀满，肝气郁滞的胁肋胀痛，月经不调，肺气壅滞的咳嗽气喘等。

理气药的用法与护理：

1．理气药辛散温燥，易耗气伤阴，宜中病即止。阴虚、气虚者慎用。

2．本类药多辛温芳香，部分药物宜入丸散剂；因含挥发油，煎煮时间不宜过长，入汤剂宜后下。

3．服药期间饮食宜温通，以助药力，忌生冷瓜果，以免影响药效。

表6-14 常用理气药

| 药名 | 性味 | 功效 | 应用 | 用量用法 |
|---|---|---|---|---|
| 枳实 | 苦、辛、微酸，微温 | 行气化痰，散结消痞 | 胃肠积滞，脘腹胀闷，饮食不消，腹痛便秘；痰湿内阻，胸脘痞闷；湿热痢疾，里急后重 | 3～10g，水煎服 |
| 陈皮 | 辛、苦，温 | 理气健脾，燥湿化痰 | 脾胃气滞，脘腹胀满；痰湿内阻，胸膈痞闷，咳嗽痰多 | 3～10g，水煎服 |
| 木香 | 苦、辛，温 | 行气止痛，调中导滞 | 胃肠气滞，脘腹胀痛；湿热郁蒸，胁痛黄疸；泻痢腹痛，里急后重 | 3～10g，水煎服。生用行气，煨用止泻 |
| 香附 | 辛、微苦，平 | 疏肝理气，调经止痛 | 肝郁气滞，胸胁胀痛；月经不调，痛经经闭，乳房结块 | 6～12g，水煎服 |
| 延胡索 | 辛、苦，温 | 行气，活血，止痛 | 气滞血瘀所致胸腹疼痛及四肢痛 | 3～9g，水煎服 |
| 砂仁 | 辛，温 | 化湿温中，理气安胎 | 湿阻中焦，脘腹胀痛，或腹痛泄泻；妊娠恶阻，胎动不安 | 5～10g，水煎服，后下 |

## 九、消导药

凡能消食化积，健脾和中，具有消积导滞作用的药物称为消导药。适用于食积不化、宿食停滞所致食欲不振，脘腹胀满，嗳腐吞酸，恶心呕吐、大便失常等证（表6-15）。

消导药的用法与护理：

1. 消导药宜饭后服用。

2. 本类药虽药性缓和，但毕竟属攻伐之剂，故纯虚无实者，不宜使用。

3. 服消导药期间饮食宜甘平清淡，少食多餐，忌生冷、肥甘厚味。

4. 适当配伍理气药以行气宽中，促进消化；脾虚不运者，应配合补益脾胃药。根据病情还可以适当配伍清热、泻下等药物。

表6-15  常用消导药

| 药名 | 性味 | 功效 | 应用 | 用量用法 |
|------|------|------|------|----------|
| 山楂 | 甘、酸，微温 | 消食化积，活血化瘀 | 肉食积滞，脘腹胀痛；产后瘀阻腹痛或痛经 | 10～15g，水煎服 |
| 鸡内金 | 甘，平 | 消食积，止遗尿，化结石 | 食积不化，脘腹胀满；小儿疳积；遗尿，尿频；结石 | 3～10g，水煎服。研末服，每次1.5～3g |
| 麦芽 | 甘，平 | 消食化积，回乳消胀 | 米面谷物，积滞不消，脘腹胀闷；断乳单用本品大剂量煎服 | 10～15g，水煎服，哺乳期不宜使用 |
| 神曲 | 甘、辛，温 | 消食化积，健脾和胃 | 食积不化，脘腹胀满，纳差腹泻；外感食滞；助金石类药物的消化吸收 | 6～15g，水煎服，本品与炒麦芽、炒山楂称焦三仙 |

## 十、活血祛瘀药

凡以行血散瘀，通经活络，续伤利痹、消肿止痛为主要功效治理血分疾病的药物，称为活血祛瘀药（表6-16）。本类药物味多辛、苦而性温，善于走散，适用于血行不畅，瘀血阻滞的外伤瘀肿，产后瘀痛，痛经闭经，半身不遂等证。

活血祛瘀药的用法与护理：

1. 活血祛瘀药性善走散，易耗血动血，妇女月经过多或血虚无瘀者，以及孕妇忌用。

2. 破血逐瘀类药物以入丸散剂为宜。如内服应严格掌握剂量，中病即止。

3. 运用本类药物治疗肿瘤，要注意患者疼痛的程度及肿块的大小、软硬度的变化，对于疼痛严重的患者，要认真观察病情变化，并做好心理护理。

4. 本类药物宜饭后服，服药期间忌食油腻、辛辣之品。

表6-16  常用活血祛瘀药

| 药名 | 性味 | 功效 | 应用 | 用量用法 |
|------|------|------|------|----------|
| 丹参 | 苦，微寒 | 活血调经，消痈止痛，凉血安神 | 瘀血经闭，产后恶露不尽；心腹刺痛，癥瘕积聚，热入营血，心烦不寐；疮痈肿痛；冠心病，心绞痛 | 5～15g，水煎服。反藜芦 |
| 桃仁 | 辛、苦，平 | 活血祛瘀，润肠通便 | 经闭痛经，产后瘀血作痛，跌打损伤；肺痈，肠痈；肠燥便秘 | 6～10g，水煎服 |
| 红花 | 辛，微温 | 活血祛瘀，通经 | 血滞经闭痛经，产后腹痛；癥瘕积聚，跌打损伤；斑疹紫暗；冠心病，心绞痛，脑血栓后遗症 | 3～10g，水煎服 |
| 牛膝 | 苦、酸，平 | 补肝肾，强筋骨，活血通经，引血下行 | 肝肾不足，腰膝酸软，风湿疼痛；血滞经闭、痛经，产后瘀滞腹痛；跌打损伤 | 10～15g，水煎服 |

续表

| 药名 | 性味 | 功效 | 应用 | 用量用法 |
|------|------|------|------|----------|
| 川芎 | 辛，温 | 活血祛瘀，行气解郁，祛风止痛 | 气血瘀滞之经闭，痛经，月经不调，产后腹痛，为"血中之气药"；各种头痛；风湿痹痛，冠心病，心绞痛 | 3～10g，水煎服 |
| 延胡索 | 辛、苦，温 | 活血祛瘀，行气止痛 | 气血阻滞的各种疼痛证，如胸痛、脘腹痛、痛经；跌仆损伤，瘀血肿痛；多种内脏痉挛或非痉挛性疼痛 | 5～10g，水煎服；研末服，每次1.5～3g |
| 益母草 | 辛、苦，微寒 | 活血祛瘀，利尿消肿 | 产后恶露不下、痛经、经行不畅；跌打损伤，瘀血作痛；水肿，小便不利 | 10～20g，水煎服 |
| 郁金 | 辛、苦，寒 | 活血止痛，行气解郁，清心凉血，利胆退黄 | 血瘀气滞，胸痛，痛经；温热病，窍闭神昏，胸闷脘痞；黄疸，胆石症 | 3～10g，水煎服。畏丁香 |

## 十一、止血药

凡以制止人体内、外出血，促进血液凝固为主要功效，治疗出血病证的药物称为止血药（表6-17）。适用于咯血、吐血、衄血、尿血、便血、崩漏下血以及外伤出血等。根据止血药的不同特性及作用特点分为凉血止血、收涩止血、化瘀止血、温经止血等类型，临床根据不同出血原因选择应用。

止血药的用法与护理：

1．使用凉血止血及收敛止血药，应注意有无瘀血之证，以免产生留瘀之弊。若出血过多而致气虚欲脱，应与大补元气药配伍，以益气固脱。

2．止血药宜炒炭用，炒后其性苦涩，可加强止血之效。

3．注意观察出血的部位、数量、颜色、次数，定时测量并记录血压、脉搏、呼吸等，如有变化，及时报告。大出血时，及时采取抢救措施。

4．有出血倾向的患者，饮食应富于营养，易于消化，忌辛辣刺激性食物和饮料，禁烟、酒。呕血患者应禁食8～24h。

5．瘀血未尽，不能单纯止血，应配伍活血化瘀药，使止血不留瘀。

表6-17　常用止血药

| 药名 | 性味 | 功效 | 应用 | 用量用法 |
|------|------|------|------|----------|
| 白及 | 苦、甘、涩，微寒 | 收敛止血，消肿生肌 | 各种出血证；手、足皲裂，疮疡溃不收口；肺胃出血及外伤出血 | 6～10g，水煎服。反乌头、附子 |
| 藕节 | 甘、涩，平 | 收敛止血，凉血化瘀 | 各种出血，兼血热有瘀者尤宜 | 10～30，水煎服，鲜品捣汁饮用 |
| 三七 | 甘、微苦，温 | 化瘀止血，消肿定痛 | 人体内外各种出血证，兼瘀滞肿痛者尤宜；跌打损伤，瘀血疼痛；冠心病，心绞痛 | 3～5g，研末吞服 |
| 蒲黄 | 甘，平 | 化瘀止血，利尿通淋 | 各种出血证；心腹疼痛、痛经、产后瘀阻；跌打损伤；血淋涩痛 | 3～10g，包煎 |
| 地榆 | 苦、酸，微寒 | 凉血止血，解毒敛疮 | 下焦出血，便血、痔血、久痢脓血；烫伤 | 10～15g，水煎服，止血宜炒用 |
| 艾叶 | 苦、辛，温 | 温经止血，散寒止痛 | 虚寒性月经过多，崩漏，妊娠出血；腹中冷痛，痛经，月经不调；湿疹瘙痒，煎汤熏洗 | 3～10g，水煎服 |
| 白茅根 | 甘，寒 | 凉血止血，清热利尿 | 热病咯血、衄血、尿血；热淋涩痛，小便不利，水肿 | 15～30g，水煎服 |

## 十二、化痰止咳平喘药

凡以祛除痰涎为主要功效的药物，称化痰药。适用于痰多咳嗽，咳痰不爽以及与痰有关的癫痫、瘿瘤、瘰疬、阴疽流注和中风痰迷等证。凡能减轻或制止咳嗽和喘息的药物，称止咳平喘药。适用于外感、内伤所致肺失宣降的咳嗽气喘、呼吸困难等病证。痰、咳与气喘在病机上关系密切，一般咳喘每多夹痰，痰多易致咳喘，治疗上化痰药常与止咳药配伍。根据化痰止咳平喘药的不同特性及作用特点分为清热化痰药、温化寒痰药及止咳平喘药三类（表6-18）。

化痰止咳平喘药的用法与护理：

1. 咳喘有外感、内伤、寒热、虚实之分，应详细辨证，选用适宜的药物，并作恰当配伍；温化寒痰药多温燥，热痰、燥痰及有咯血倾向者，当慎用；清化热痰药多寒凉质润，寒痰、湿痰者不宜用。

2. 本类药如半夏、南星等有毒，内服剂量不宜过大。

3. 祛痰药属行消之品，应中病即止，不宜久用。

4. 祛痰药宜饭后服，平喘药宜在哮喘发作前 1 ~ 2h 服用；治疗咽喉疾患，宜多次频服，缓缓咽下，使药液与病变部位充分接触，迅速反射性地引起支气管分泌物增加，从而稀释痰液，便于排痰。

5. 痰多排出无力者，可予翻身拍背，痰稠难咳者，可采取雾化吸入。

6. 咳嗽气喘的患者宜多饮开水，少食油腻，禁食烟酒、生冷及过甜、过咸、辛辣等刺激性食品，饮食宜清淡。

### 表6-18 常用化痰止咳平喘药

| 药名 | 性味 | 功效 | 应用 | 用量用法 |
|------|------|------|------|----------|
| 半夏 | 辛，温，有毒 | 燥湿化痰，降逆止呕，消痞散结 | 湿痰、寒痰、咳嗽气喘；多种呕吐；风痰眩晕；瘿瘤痰核，痈疽肿毒 | 5 ~ 10g，水煎服。反乌头 |
| 天南星 | 苦、辛，温，有毒 | 祛风止痉，化痰散结 | 湿痰、顽痰、咳喘胸闷，风痰眩晕，中风痰壅，口眼歪斜，癫痫，毒蛇咬伤，肿瘤 | 10 ~ 15g，水煎服 |
| 桔梗 | 苦、辛，平 | 宣肺利咽，祛痰排脓 | 咳嗽痰多不爽，咽喉肿痛、声音嘶哑，肺痈咳吐脓痰 | 3 ~ 10g，水煎服 |
| 贝母 | 苦、甘，微寒 | 化痰止咳，清热散结 | 燥痰或热痰咳嗽，瘰疬痰核，乳痈，肺痈，痈肿疮毒 | 3 ~ 10g，水煎服。反乌头 |
| 瓜蒌 | 甘，寒 | 清热化痰，宽胸散结，润燥滑肠 | 肺热咳嗽，咳痰黄稠，胸痹、结胸，痞闷作痛，乳痈，肺痈，肠痈，肠燥便秘 | 10 ~ 15g，水煎服。反乌头 |
| 竹茹 | 甘，微寒 | 清化热痰，除烦止呕 | 痰热咳嗽，咳痰黄稠，痰黏难咳，胃热呕吐，血热吐衄 | 6 ~ 10g，水煎服 |
| 海藻 | 苦、咸，寒 | 软坚散结，消痰利水 | 瘿瘤，瘰疬，脚气，水肿 | 10 ~ 15g，水煎服 |
| 胖大海 | 甘，寒 | 清肺利咽，润肠通便 | 痰热咳嗽，咽痛音哑，热结便秘，头痛目赤 | 3 ~ 5 枚，开水泡服 |
| 杏仁 | 苦，微温 | 止咳平喘，润肠通便 | 咳嗽气喘；肠燥便秘 | 3 ~ 9g，水煎服 |
| 百部 | 苦、甘，平 | 润肺止咳，杀虫灭虱 | 新久咳嗽，顿咳痨嗽；蛲虫滴虫，头虱体虱等 | 5 ~ 10g，水煎服 |
| 款冬花 | 辛，微苦，温 | 润肺平喘，止咳化痰 | 咳嗽气喘，肺热燥咳，肺虚久咳，痨嗽咯血 | 5 ~ 10g，水煎服 |
| 桑白皮 | 甘，寒 | 泻肺平喘，利尿消肿 | 肺热咳喘、痰多，水饮停肺，胀满喘急，水肿，小便不利 | 10 ~ 15g，水煎服 |

### 十三、安神药

凡以安定神志，镇惊、养心为主要功能，治疗心神不宁，失眠多梦等病证的药物，称为安神药（表6-19）。根据安神药的不同特性及作用特点分为重镇安神药和养心安神药两大类。养心安神药多属植物果实、种子类药物，质润滋养，具有养心、益血、滋阴的作用，适用于阴血不足所致的心悸怔忡、失眠多梦等虚证。重镇安神药多属矿石、贝壳类药物，质重沉降，有重镇潜阳、安定神志的作用，适用于心火亢盛所致的惊悸失眠、惊痫癫狂等实证。

安神药的用法与护理：

1．矿石类安神药易伤脾胃，须酌情配伍养胃健脾之品；入煎剂，应打碎先煎、久煎；部分药物具有毒性，须慎用，以防中毒。

2．金石类安神药质重而碍胃，宜暂用，不可久服，中病即止。

3．安神药一般宜睡前半小时凉服，以提高疗效。

4．心神不宁的患者饮食宜以清淡可口、少刺激为原则，忌辛辣肥甘、烈酒、浓茶、咖啡等，进食勿过饱。

表6-19　常用安神药

| 药名 | 性味 | 功效 | 应用 | 用量用法 |
|---|---|---|---|---|
| 朱砂 | 甘，微寒，有毒 | 镇心安神，清热解毒 | 心火亢盛，心烦失眠，心悸怔忡；口疮喉痹，疮疡肿毒 | 0.5～1g，入丸散剂，或冲服，不入煎 |
| 酸枣仁 | 甘、酸，平 | 养心安神，益阴敛汗 | 心肝血虚引起的惊悸怔忡，虚烦失眠；体虚自汗、盗汗 | 5～15g，水煎服 |
| 远志 | 辛、苦，微温 | 安神益智，祛痰开窍 | 心神不宁，惊悸不安，失眠健忘；咳嗽痰多，咳痰不爽；痰迷心窍，神志恍惚 | 3～10g，水煎服 |
| 柏子仁 | 甘，平 | 养心安神，润肠通便 | 血不养心，虚烦失眠，心悸怔忡；阴血亏虚，肠燥便秘 | 6～15g，水煎服 |

### 十四、平肝熄风药

凡以平肝潜阳，熄风止痉为主要功效的药物，称为平肝熄风药。适用于肝阳上亢所至头昏目眩，烦躁易怒，惊悸失眠及肝风内动所致痉挛抽搐等病证（表6-20）。

平肝熄风药的用法与护理：

1．平肝熄风药多为介壳、矿石、昆虫等，介壳类及矿物药宜打碎先煎；昆虫类药物宜研末冲服。某些药性峻猛，服用不宜过量。

2．肝风内动应分清寒热虚实，辨证用药，脾虚慢惊风者不宜用寒凉之品，阴血亏虚者当忌温燥之品。根据引起肝阳上亢及肝风内动的病因及兼证作适当配伍。

3．惊痫抽搐患者要保持呼吸道通畅，及时清除口咽部痰涎及分泌物，密切观察体温、脉搏、呼吸、血压、瞳孔的变化。

4．本类药物宜饭后服，患者服药后要静卧调养，保证充足的睡眠，避免情绪波动；并补充足够水分，忌食辛辣、炙煿。

表 6-20　常用平肝熄风药

| 药名 | 性味 | 功效 | 应用 | 用量用法 |
|------|------|------|------|----------|
| 羚羊角 | 咸，寒 | 平肝熄风，清肝明目，清热解毒 | 高热抽搐，神昏谵语，或热毒发斑；肝阳上亢，头痛眩晕；血热妄行，吐血、咯血、衄血 | 磨汁或研粉吞服，每次 3～6g |
| 天麻 | 甘，平 | 熄风止痉，平肝抑阳，祛风通络 | 肝阳上亢，或风痰上扰，头痛眩晕；风中经络，半身不遂，肢体麻木；风寒湿痹，关节屈伸不利 | 3～15g，水煎服。研末吞服，每次 1～2g |
| 钩藤 | 甘，微寒 | 熄风止痉，清热平肝 | 热极动风，痉挛抽搐，小儿急惊风；肝阳上亢，头晕胀痛；肝热目赤 | 10～15g，水煎服。后下，不宜久煎 |
| 地龙 | 咸，寒 | 清热熄风，平喘，通络 | 高热抽搐；肺热痰喘；风湿痹痛，中风后半身不遂 | 5～15g，水煎服。研末吞服，每次 1～3g |
| 牡蛎 | 咸，微寒 | 平肝潜阳，软坚散结，收敛固涩 | 阴虚阳亢，头痛眩晕，心悸失眠；瘰疬痰核，或肝脾大；自汗，盗汗，遗精，带下 | 10～20g，先煎 |

## 十五、开窍药

凡以辛香走窜，通关开窍，苏醒神志为主要功能，治疗神昏窍闭的药物，称为开窍药（表6-21）。适用于温热病热陷心包，或痰浊蒙蔽清窍所致的神志昏迷，中风昏厥、癫痫、惊厥以及猝然昏厥、痉挛抽搐等证。

开窍药的用法与护理：

1. 开窍药多用于治疗实证，为急救、治标之品，当中病即止，只宜暂服，久服则易伤元气，虚脱证禁用。

2. 本类药气味芳香而易挥发，不宜煎服，内服宜入丸散剂，或用温开水送服，神昏者宜用鼻饲。

3. 宜少量频服，过量则伤元气；密切注意体温、脉搏、呼吸等变化。

4. 昏迷患者应保持呼吸道畅通，并暂时禁食，清醒后给予清淡、少油腻、低糖、易消化的半流质饮食。

表 6-21　常用开窍药

| 药名 | 性味 | 功效 | 应用 | 用量用法 |
|------|------|------|------|----------|
| 麝香 | 辛，温 | 开窍醒神，活血消肿，通络止痛 | 闭证，神志昏迷，为开窍要药；寒凝血瘀，心腹暴痛，血瘀经闭，跌打损伤，疮疡肿痛，风湿痹痛 | 0.06～0.15g，入丸散剂。外用适量，不入煎。孕妇忌用 |
| 冰片 | 辛，苦，微寒 | 开窍醒神，清热止痛 | 神昏窍闭，咽喉肿痛，口舌生疮，冠心病，心绞痛 | 0.15～0.3g，入丸散剂。外用适量，不入煎 |
| 石菖蒲 | 辛，苦，温 | 开窍醒神，化湿和中 | 痰蒙清窍，神志昏迷，心神不宁；湿浊中阻，脘痞腹胀；风湿痹痛 | 5～10g，水煎服 |
| 牛黄 | 甘，凉 | 开窍豁痰，熄风，清热解毒 | 痰热惊厥，神昏窍闭，热毒疮疡 | 0.2～0.5g，入丸散剂。外用适量，不入煎 |

## 十六、补益药

凡能滋补人体气血阴阳之不足，改善脏腑功能，治疗各种虚证的药物，称为补益药。根据补益药的不同特性及作用特点分为补气药、补阳药、补血药和补阴药四类。①补气药（表6-22）：能补益脾、肺之气，消除或改善气虚证候。适用于气虚所致神疲乏力、少气懒言、易出虚汗及中气下陷、气虚欲脱、血行无力、气不化津、血失统摄等病证。②补阳药（表6-23）：能补肾壮阳，强筋健骨，消除或改善阳虚证候，又称壮阳药。适用于肾阳亏虚，形寒肢冷，腰膝酸软，阳痿遗精，不孕不育，性欲减退，尿频遗尿，崩漏带下，五更泄泻，小儿发育迟缓等病症。③补血药（表6-24）：能补益阴血不足，消除或改善血虚证候。适用于血虚所致的面色无华，唇甲苍白，头晕眼花，心悸失眠，月经量少、色淡，甚至闭经等证。④补阴药（表6-25）：能养阴清热，润燥生津，消除或改善阴虚证候。适用于阴虚所致的头目眩晕，腰膝酸软，骨蒸痨热，或干咳少痰，咯血嘶哑，或口干唇燥等证。临床根据不同虚证选择应用。

补益药的用法与护理：

1．服用补益药，必须明辨气虚、血虚、阴虚、阳虚之不同，分别采用补气、补血、补阴、补阳之法。

2．虚弱证一般病程较长，故补益药宜作蜜丸、煎膏、片剂、口服液、颗粒剂或酒剂等，以便长期保存和服用；如作汤剂，以文火久煎为好。

3．本类药宜饭前空腹服用，以利药物吸收。服药期间忌食辛辣、油腻、生冷及纤维素等不易消化的食物。

4．内有实积或实邪未尽及气盛体壮者忌补，以免"闭门留寇"，加重病情，补益药使用不当往往有害，不能滥用。

5．服用补益药必须注意保护脾胃，否则虚不受补，药物难以奏效。

6．补气药常与理气药配伍应用；补血药大多滋腻碍胃，凡湿浊中阻、脘腹胀满者不宜服用；补阳药性多温燥，阴虚火盛者忌用，以免助火劫阴；补血药、补阴药性多滋腻，故脘腹胀满，湿浊中阻，纳差、便溏者宜慎用。

表6-22 常用补气药

| 药名 | 性味 | 功效 | 应用 | 用量用法 |
|---|---|---|---|---|
| 人参 | 甘、微苦，微温 | 大补元气，补脾益肺，生津止渴，安神益智 | 气虚欲脱证；肺脾气虚证，倦怠气短，纳呆便溏；热病津气两伤，消渴；气血亏虚，心悸健忘 | 5～10g，文火另煎。反藜芦，畏五灵脂 |
| 黄芪 | 甘，微温 | 补气升阳，固表止汗，利水消肿，托毒生肌 | 脾肺气虚，中气下陷；气虚自汗，易于感冒；脾虚水肿，小便不利；气血亏虚，疮疡日久不溃，或溃久不收口 | 10～15g，水煎服 |
| 白术 | 苦、甘，温 | 益气健脾，燥湿利水，止汗，安胎 | 脾胃虚弱，腹胀、便溏、纳差；水湿停滞，痰饮水肿；表虚自汗；胎动不安 | 5～15g，水煎服。燥湿利水宜生用，补气健脾宜炒用 |
| 山药 | 甘，平 | 益气养阴，补脾益肺，固精止带 | 脾胃虚弱，食少便溏，泄泻；肺虚久咳；肾虚遗精，带下，小便频数；消渴病 | 10～20g，水煎服 |
| 甘草 | 甘，平 | 补中益气，止咳平喘，缓急止痛，泻火解毒，调和诸药 | 心气虚弱，心悸，脉结代；咳嗽气喘；腹痛挛急；痈肿疮毒；调和诸药，缓解药物的偏性或毒性 | 3～10g，水煎服。解毒生用，补虚炙用，大量久服可引起水肿。反大戟、芫花、甘遂、海藻 |

表6-23 常用补阳药

| 药名 | 性味 | 功效 | 应用 | 用量用法 |
|---|---|---|---|---|
| 鹿茸 | 甘、咸，温 | 补肾阳，益精血，强筋骨，调冲任 | 肾阳虚衰，精血亏损；筋骨痿软及小儿五软五迟；妇女冲任虚寒，带脉不固，崩漏不止，白带过多；疮疡久溃不敛 | 1～3g，研末冲服，或入丸散剂 |
| 续断 | 苦、辛，微温 | 补肝肾，续筋骨，止血安胎 | 肝肾不足，腰膝酸软，风湿痹痛；跌打损伤，瘀血肿痛；胎漏下血，崩漏 | 10～15g，水煎服 |

续表

| 药名 | 性味 | 功效 | 应用 | 用量用法 |
|------|------|------|------|----------|
| 杜仲 | 甘，温 | 补肝肾，强筋骨，安胎 | 肝肾虚弱，腰膝酸痛，筋骨无力，阳痿遗精；冲任不固，胎动不安，胎漏；肝阳上亢，头晕目眩，高血压 | 10～15g，水煎服 |
| 淫羊藿 | 辛，温 | 温肾壮阳，祛风除湿 | 肾阳虚衰，阳痿遗精，腰膝酸软，宫寒不孕；风寒湿痹，肢体冷痛麻木，筋脉拘挛 | 10～15g，水煎服 |
| 菟丝子 | 辛、甘，平 | 补肾益精，养肝明目，安胎 | 肾虚，腰膝酸软，阳痿遗精，遗尿，尿频，眩晕耳鸣；肝肾不足，两目昏花；胎动不安 | 10～15g，水煎服 |

表6-24　常用补血药

| 药名 | 性味 | 功效 | 应用 | 用量用法 |
|------|------|------|------|----------|
| 当归 | 甘、辛，温 | 补血调经，活血止痛，润肠通便 | 血虚体弱，月经不调，经闭痛经，产后腹痛，跌打损伤，瘀血肿痛，风湿痹痛；血虚肠燥便秘 | 6～15g，水煎服 |
| 熟地黄 | 甘，微温 | 补血滋阴，补精益髓 | 血虚萎黄，眩晕心悸，月经不调，崩漏；肝肾阴虚，腰膝酸软，骨蒸潮热，盗汗，遗精，消渴 | 10～15g，水煎服 |
| 何首乌 | 甘、苦、涩，微温 | 养血滋阴，解毒通便 | 肝肾亏虚，眩晕耳鸣，失眠健忘，须发早白，腰膝酸软；瘰疬疮痈，风疹瘙痒；血虚肠燥便秘 | 10～30g，水煎服。补益精血制用；解毒通便生用 |
| 阿胶 | 甘，平 | 补血止血，滋阴润肺 | 血虚萎黄，眩晕心悸，经闭；阴虚肺燥，咳嗽少痰，咽干口燥；各种出血证，如吐血、衄血、咯血、月经过多、崩漏等 | 5～10g，烊化兑服 |
| 白芍 | 酸、苦，微寒 | 养血调经，柔肝止痛，平抑肝阳 | 血虚萎黄，月经不调，痛经，崩漏；肝气不和，脘腹胸胁疼痛，四肢拘挛；肝阳上亢，头痛眩晕 | 5～15g，水煎服 |

表6-25　常用补阴药

| 药名 | 性味 | 功效 | 应用 | 用量用法 |
|------|------|------|------|----------|
| 沙参 | 甘、微苦，微寒 | 养阴清肺，益胃生津 | 肺阴虚，干咳少痰，或阴虚痨嗽，咯血；热病津伤，口干咽燥 | 10～15g，水煎服。反藜芦 |
| 麦门冬 | 甘、微苦，微寒 | 滋阴润肺，益胃生津，清心除烦 | 肺燥干咳，虚痨咯血，胃阴不足，津伤口渴，肠燥便秘；热病心烦，心悸失眠 | 10～15g，水煎服 |
| 枸杞子 | 甘，平 | 滋补肝肾，益精明目 | 肝肾阴虚，腰膝酸软，眩晕耳鸣，阳痿遗精，精血不足，目暗不明，视力减退；内热消渴 | 10～15g，水煎服 |

### 十七、收涩药

凡以收敛固涩为主要功能，治疗各种滑脱证的药物，称收涩药（表6-26）。适用于久病体虚、正气不固所致的自汗、盗汗、久咳、虚喘、久泻、久痢、遗精、滑精、遗尿、尿频、崩漏、带下等滑脱不收证。

收涩药的用法与护理：

1. 收涩药为应急、治标之品，故常与补益药同用，以标本兼顾，增强疗效。

2. 本类药有敛邪之弊，对实邪未尽、表邪未解、内有实热湿滞者应谨慎使用。

3. 服用收涩药时，饮食宜平补，忌食生冷寒凉。

4. 本类药主要用其固涩之性，敛其耗散，固其滑脱。应用时当辨明病因，有针对性地选择配伍运用。

表6-26 常用收涩药

| 药名 | 性味 | 功效 | 应用 | 用量用法 |
|---|---|---|---|---|
| 五味子 | 酸、甘，温 | 敛肺滋肾，生津敛汗，涩精止泻 | 肺肾两虚，久咳虚喘；热病伤阴，津伤口渴；肾虚遗精滑泄；自汗盗汗；脾肾阳虚，五更泄泻 | 5～10g，水煎服 |
| 山茱萸 | 酸、涩，微温 | 补益肝肾，收敛固脱 | 肝肾亏虚，眩晕耳鸣，腰膝酸软，阳痿遗精，消渴；自汗盗汗，或大汗虚脱；肾虚遗尿，尿频 | 6～12g，水煎服 |
| 乌梅 | 酸、涩，平 | 敛肺，生津，涩肠，安蛔 | 肺虚久咳，久泻久痢；虚热消渴；蛔虫腹痛，胆道蛔虫症 | 6～12g，水煎服 |

## 十八、驱虫药

凡以驱除或杀灭寄生虫为主要功能，治疗寄生虫病的药物，称为驱虫药（表6-27）。适用于蛔虫、蛲虫、绦虫、钩虫等所致的腹痛、腹胀，呕吐涎沫，多食善饥或嗜食异物，肛门瘙痒，形体消瘦，小儿疳积等肠道寄生虫病。

驱虫药的用法与护理：

1. 驱虫药宜在空腹时服用，并应适当配伍泻下药，促使肠道寄生虫迅速排出体外。

2. 虫积腹痛剧烈时，应以安蛔止痛为主，待疼痛缓解后再行驱虫。

3. 应用毒性较大的驱虫药时，要注意用量、用法，以免中毒或损伤正气。脾胃虚寒，正气亏虚及妊娠、年老体弱者宜慎用。

4. 服药期间，忌食生冷、油腻、煎炸等助湿生热之物。平时应注意饮食卫生。

表6-27 常用驱虫药

| 药名 | 性味 | 功效 | 应用 | 用量用法 |
|---|---|---|---|---|
| 使君子 | 甘，温 | 杀虫消积 | 蛔虫、蛲虫病；小儿疳积，腹胀、消瘦 | 6～9g，炒香嚼服。小儿每天1粒，总量不超过20粒，服药时忌饮浓茶 |
| 苦楝根皮 | 苦，寒。有毒 | 杀虫，疗癣 | 肠道寄生虫病，蛔虫、蛲虫等；疥癣湿疮 | 3～9g，水煎服 |
| 槟榔 | 苦、辛，温 | 杀虫消积，行气利水 | 绦虫、蛔虫、钩虫；食积气滞，泻痢后重；水肿、脚气 | 6～15g，水煎服 |

## 十九、外用药

凡以外用为主，通过体表局部起治疗作用的药物，称为外用药（表6-28）。本类药物能解毒疗疮，化腐生肌，杀虫止痒，适用于外科、伤科、皮肤科及五官科之痈疽疮疡、疥癣、湿疹、麻风、梅毒、目赤肿痛、毒蛇咬伤等病证。

外用药的用法与护理：

1. 外用药大多有毒，有些甚至有大毒，以外用为主，用量不宜过大，不可大面积地外搽、外敷。外用方法有研末外敷，用香油及茶水调敷，或做成药捻、栓剂置入，或制成软膏涂抹，或煎汤浸渍及热敷等。

2. 严格遵守用药禁忌，按规定如法炮制。内服时宜入丸散剂，严格控制剂量，不可多服、久服；孕妇禁用。

表 6-28　常用外用药

| 药名 | 性味 | 功效 | 应用 | 用量用法 |
|---|---|---|---|---|
| 硫黄 | 酸，温，有毒 | 内服助阳益火，外用解毒杀虫 | 寒喘，阳痿，虚寒便秘；疥疮，顽癣，湿疹 | 内服 0.5 ~ 1g，入丸散剂；外用适量，畏朴硝 |
| 白矾 | 酸、涩，寒 | 解毒杀虫，止痒 | 湿疹，湿疮，疥癣，久泻久痢，便血，崩漏，风痰之昏厥癫痫等症 | 外用适量，研末外敷或化水熏洗 |
| 轻粉 | 辛，寒，有大毒 | 攻毒，杀虫，敛疮 | 疥癣梅毒，疮疡溃烂，水肿实证，便秘 | 内服 0.1 ~ 0.2g，宜慎用，入丸散剂。外用适量，研末调涂 |
| 雄黄 | 辛，温，有毒 | 解毒，杀虫 | 痈肿疔疮，湿疹疥癣，虫蛇咬伤；蛔虫，蛲虫病，疟疾，哮喘 | 内服 0.15 ~ 0.3g，入丸散剂；外用适量，忌火煅 |

# 第三节　方剂基本知识

　　方剂是在辨证审因的基础上，选择合适的药物，按照组方原则，酌定用量，恰当配伍而成。治法是指导遣药组方及其运用的原则，"方从法出"，方剂是体现和完成治法的主要手段。只有方剂与治法配合起来，才能实现理、法、方、药的综合运用。方剂的组成既有其原则性，又有较大的灵活性。

## 一、方剂的组成原则

　　方剂的组成有一定的原则和规律。一般用君、臣、佐、使加以概括，用以说明药物配伍的主从关系。

　　1．君药　又称主药，针对病因或主证起主要治疗作用的药物，是方剂的主要组成部分。在方剂中是不可缺少的药物。

　　2．臣药　又称辅药，①指在方中辅助君药加强治疗主病和主证的药物。②针对兼病或兼证起治疗作用的药物。

　　3．佐药　①佐助药，即配合君、臣药加强治疗作用的药物或直接治疗次要兼证的药物。②佐制药，即减轻或消除君、臣药的毒性和烈性的药物。③反佐药，即病重邪甚可能拒药时，配与君药性味相反而又能在治疗中起相成作用的药物，如在温热方剂中加入少量的寒凉药物。

　　4．使药　①引经药，即能引方中诸药直达病所的药物。②调和药，即具有调和方中诸药作用的药物。

## 二、方剂的组成变化

　　方剂在应用时必须结合患者的病情、体质、年龄、生活习惯、地域及气候等因素综合考虑，予以加减化裁，灵活运用，做到"师其法而不泥其方"。

　　1．药味加减的变化　①佐使药的加减：在主病主证不变的情况下，随着兼证的变化，对某些药物进行加减，以适应一些次要兼证的需要，也称为"随证加减"。②臣药的增减：这种加减变化改变了方剂的配伍关系，会使方剂的功效发生根本变化。如麻黄汤去桂枝加石膏，名为麻黄杏仁甘草石膏汤，仍以麻黄为君药，桂枝易石膏，由辛温变辛凉，成为一首治疗外感风邪，邪热壅肺证的方剂。

2．药量加减变化　是指组成方剂的药物不变，通过增加或减少药物剂量，使该方功用和主治证随之发生改变。如小承气汤与厚朴三物汤，都由大黄、枳实、厚朴组成，小承气汤中大黄的用量是厚朴的 2 倍，其功用为泻热通便，主治热结便秘；厚朴三物汤中厚朴的用量是大黄的 2 倍，其功用为行气除满，主治气滞腹胀。

3．剂型的变化　同一方剂，药物组成和剂量完全相同，由于剂型不同，其功效也有所不同，但这只是药力大小与缓急的区别和主治病情的轻重之分。如理中丸与理中汤，两方组成相同，均治脾胃虚寒证。但理中丸作用慢而力缓，适用于病情较缓和者，理中汤作用快而力峻，适用于病情较急者。

### 三、常用剂型

剂型是根据临床使用中药治疗各种疾病的需要，将药物制成一定大小或不同形态的制剂。剂型的种类众多，既有丸、散、膏、丹等传统剂型，又有采用现代制剂方法，在保持传统制剂基础上创造出的针剂、片剂、糖浆剂等新剂型，每一种剂型都有其特点和适应范围。临床常用的剂型有：

1．汤剂　中药水煎去渣取汁而成的液体剂型，称为汤剂，古代称之为"汤液"。优点是吸收快，疗效迅速，便于加减，是目前中医临床使用最广泛的一种剂型。

2．散剂　是将药物粉碎并均匀混合而成的粉末状制剂，有内服与外用两种。内服散剂可直接冲服，如七厘散；亦有粗末，使用时加水煮沸取汁服，如香苏散。外用散剂一般作外敷、掺撒疮面用，如生肌散、金黄散；亦有作点眼、吹喉外用的，如冰硼散。优点是制作简便，便于服用携带，吸收较快，节省药材，不易变质。

3．丸剂　将药物研成细末，加蜜、水、米糊、面糊、酒、醋、药汁等赋型剂，制成的圆形固体剂型。丸剂吸收缓慢，药力持久，体积小，服用、携带、贮存方便。适用于慢性、虚弱性疾病。

4．片剂　将中药加工或提炼后与辅料混合，压制成圆片状剂型。优点是用量准确，体积小，便于服用，临床应用较广。

5．冲剂　将中药提取物加入部分药粉或糖制成颗粒散剂，用开水冲服。体积小，含量高，作用迅速，味道可口，小儿易于接受。

6．膏剂　将药物煎煮取汁浓缩而成的半固体，称为膏剂。有内服及外用两种，内服膏剂有滋养作用，体积小，含量高，便于服用，用于慢性虚弱性病证。外用的如风湿膏、狗皮膏药等。

7．丹剂　一般是指含有汞、硫黄等矿物，经过加热升华提炼而成的一种化合制剂。具有剂量小、作用大、含矿物质的特点。多外用，如红升丹、白降丹等。此外，习惯上把某些较贵重的药品或有特殊功效的药物剂型称为丹，如至宝丹、紫雪丹等。

8．针剂　将中药加工、提取、精制而成的灭菌溶液，供皮下、穴位、肌肉、静脉等注射用的剂型。具有剂量准确，药效迅速，适用面广等优点，对急症或口服药有困难者尤为适宜。

9．酒剂　是将药物浸泡入酒中，经过一段时间后，去渣取汁供内服或外用。能活血通络，用于风湿或虚弱性病证。

# 第四节　常用方剂介绍

常用方剂见表 6-29。

表 6-29　常用方剂简表

| 方名 | 组成 | 功用 | 主治 | 临床应用 |
|---|---|---|---|---|
| 麻黄汤 | 麻黄 9g、桂枝 10g、杏仁 6g、炙甘草 3g | 发汗解表，宣肺平喘 | 外感风寒表实证。恶寒发热、头痛身痛、无汗而喘、苔薄白、脉浮紧 | 感冒、流行性感冒以及慢性支气管炎、支气管哮喘等属风寒表实证者 |
| 桂枝汤 | 桂枝 9g、芍药 9g、生姜 9g、炙甘草 3g、大枣 12 枚 | 解肌发表，调和营卫 | 外感风寒表虚证。发热头痛、汗出恶风、鼻鸣干呕、脉浮缓 | 感冒、流行性感冒、原因不明的低热、荨麻疹、皮肤瘙痒症、冻疮等属于营卫不和证者 |
| 银翘散 | 金银花 15g、连翘 15g、桔梗 9g、薄荷 9g、淡竹叶 6g、淡豆豉 6g、荆芥穗 9g、牛蒡子 9g、芦根 15g、甘草 6g | 辛凉解表，清热解毒 | 风热表证。发热微恶寒，无汗，头痛口渴，咳嗽咽痛，舌尖红，苔薄白，脉浮数 | 流行性感冒、急性扁桃体炎、麻疹初起以及流行性乙型脑炎、流行性脑膜炎、腮腺炎等属卫分风热证者 |
| 桑菊饮 | 桑叶 9g、菊花 6g、连翘 6g、桔梗 6g、薄荷 3g、杏仁 6g、芦根 6g、甘草 3g | 疏风清热，宣肺平喘 | 风温初起。咳嗽，身热不甚，口微渴，苔薄白，脉浮数 | 上呼吸道感染、急性支气管炎、急性扁桃体炎、流行性感冒等属风热袭肺之轻证者 |
| 大承气汤 | 大黄 12g、芒硝 9g、枳实 9g、厚朴 12g | 峻下热结 | 阳明腑实证。大便秘结，脘腹胀满拒按，或高热神昏，苔黄厚而干，脉沉实有力 | 急性单纯性肠梗阻、急性胆囊炎、急性胰腺炎等见大便不通、苔黄脉实者 |
| 逍遥散 | 柴胡 9g、当归 9g、白芍 9g、白术 9g、茯苓 9g、甘草 6g | 疏肝解郁，健脾养血 | 肝郁血虚。两胁胀痛，头痛目眩，口干咽燥，神疲食少，脉弦细 | 慢性肝炎、慢性胃炎、胃肠神经症、乳腺增生、围绝经期综合征等属肝郁血虚脾弱者 |
| 白虎汤 | 石膏（打碎）30g、知母 12g、甘草 6g、粳米 9g | 清热泻火，生津止渴 | 气分热盛证。壮热面赤，烦渴多饮，汗出恶热，脉洪大有力或滑数 | 感冒、大叶性肺炎、流行性乙型脑炎、流行性出血热等属气分热盛证者 |
| 黄连解毒汤 | 黄连 9g、黄芩 6g、黄柏 6g、栀子 9g | 泻火解毒 | 三焦火毒热盛证。大热烦躁，时有谵语，或热甚发斑、吐衄，舌绛而干，脉细数 | 败血证、脓毒血证、痢疾、泌尿系感染、流行性脑脊髓膜炎、乙型脑炎等属实热火毒证者 |
| 龙胆泻肝汤 | 龙胆草 12g、黄芩 6g、栀子 9g、泽泻 9g、木通 6g、车前子 6g、当归 6g、柴胡 6g、甘草 3g、生地 18g | 泻肝胆实火，清肝经湿热 | 肝胆实火上炎。头痛目赤，胁痛，口苦心烦，耳聋耳肿；肝经湿热下注。阴痒阴肿，小便淋浊，带下黄臭，舌红苔黄腻，脉弦数 | 湿疹、高血压、结膜炎、急性黄疸型肝炎、急性胆囊炎、带状疱疹等属肝经实火湿热者 |
| 青蒿鳖甲汤 | 青蒿 6g、鳖甲 15g、生地 12g、知母 6g、丹皮 9g | 养阴透热 | 热病伤阴，夜热早凉，热退无汗，形体消瘦，舌红少苔，脉细数 | 原因不明的发热、结核等属阴虚内热、低热不退者 |
| 理中丸 | 人参 9g、干姜 9g、白术 9g、炙甘草 6g | 温中散寒，补气健脾 | 脾胃虚寒证。脘腹冷痛，自利不渴，畏寒肢冷，呕吐，腹满食少，舌苔白，脉沉细 | 胃及十二指肠溃疡、慢性胃肠炎、慢性结肠炎等属中焦虚寒证者 |
| 四君子汤 | 人参 9g、茯苓 9g、白术 9g、炙甘草 6g | 补气健脾 | 脾胃气虚证。面色萎黄，气短乏力，食少便溏，舌淡苔白，脉虚弱 | 慢性胃炎、胃及十二指肠溃疡等属脾胃气虚证者 |
| 参苓白术散 | 人参 15g、茯苓 15g、白术 15g、山药 15g、薏苡仁 9g、砂仁 6g、莲子肉 9g、桔梗 6g、白扁豆 12g | 益气健脾，渗湿止泻 | 脾虚夹湿证。胸脘痞闷，食少纳差，肠鸣泄泻，形体消瘦，四肢倦怠 | 慢性胃肠炎、慢性结肠炎、妇女带下病等属脾虚夹湿者 |

续表

| 方名 | 组成 | 功用 | 主治 | 临床应用 |
|---|---|---|---|---|
| 补中益气汤 | 黄芪18g、人参9g、白术9g、炙甘草6g、升麻3g、柴胡3g、当归9g、陈皮6g | 补中益气，升阳举陷 | 神疲乏力，少气懒言，面色萎黄，食少便溏，脱肛，子宫脱垂，久泻久痢，崩漏；身热，自汗，渴喜热饮 | 内脏下垂、重症肌无力、眼睑下垂等属脾胃气虚或中气下陷者 |
| 四物汤 | 熟地12g、当归9g、白芍9g、川芎6g | 补血、活血、调经 | 营血虚滞证。头晕目眩，心悸失眠，面色无华，唇舌淡，或月经不调，量少经闭，舌质淡，脉细 | 月经不调、胎产疾病、荨麻疹、过敏性紫癜等属营血虚滞者 |
| 归脾汤 | 人参6g、黄芪9g、白术9g、炙甘草3g、当归9g、茯神9g、龙眼肉9g、酸枣仁12g、远志9g、生姜2片、木香3g、红枣3枚 | 益气补血，健脾养心 | 心脾两虚，气血不足证。心悸怔忡，健忘失眠，体倦食少，面色萎黄，舌淡，脉细 | 胃及十二指肠出血、功能性子宫出血、再生障碍性贫血、血小板减少性紫癜等属心脾两虚及脾不统血者 |
| 六味地黄丸 | 熟地24g、山药12g、山萸肉12g、茯苓9g、泽泻9g、丹皮9g | 滋补肝肾 | 肝肾阴虚证。腰膝酸软，头晕目眩，耳鸣耳聋，口燥咽干，盗汗，遗精，骨蒸潮热，舌红少苔，脉细数 | 慢性肾炎、高血压、糖尿病、肺结核、肾结核、甲状腺功能亢进、围绝经期综合征等属于肝肾阴虚证者 |
| 肾气丸 | 熟地24g、山药12g、山萸肉12g、茯苓9g、泽泻9g、丹皮9g、肉桂3g、附子3g | 补肾助阳 | 肾阳不足证。腰膝酸软，形寒肢冷，少腹拘急，小便不利；或尿多，阳痿早泄，舌淡苔白，脉沉细 | 慢性肾炎、糖尿病、甲状腺功能低下、围绝经期综合征等属肾阳不足者 |
| 玉屏风散 | 黄芪12g、白术12g、防风6g | 益气固表，止汗 | 表虚自汗证。汗出恶风，面色无华，易感风邪，脉浮缓 | 感冒、肾炎、过敏性鼻炎、荨麻疹等属表虚感受外邪者 |
| 四神丸 | 补骨脂12g、肉豆蔻6g、五味子6g、吴茱萸6g | 温肾暖脾，固肠止泻 | 脾肾阳虚证。五更泄泻，不思饮食，或久泻不愈，腹痛肢冷，神疲乏力，舌淡，苔薄白，脉沉迟无力 | 慢性结肠炎、过敏性结肠炎等属脾肾虚寒者 |
| 生化汤 | 当归24g、川芎9g、桃仁6g、干姜2g、甘草2g | 化瘀生新，温经止痛 | 产后瘀血腹痛。恶露不行，小腹冷痛 | 产后腹痛属血虚瘀滞偏寒者 |
| 补阳还五汤 | 生黄芪120g、当归尾6g、赤芍5g、地龙3g、川芎3g、红花3g、桃仁3g | 补气、活血、通络 | 中风后遗症。半身不遂，口眼歪斜，语言謇涩，口角流涎，舌苔白，脉缓无力 | 脑血管意外后遗症、以及偏瘫、截瘫等属气虚血瘀者 |
| 天麻钩藤饮 | 天麻9g、钩藤12g、石决明18g、栀子9g、黄芩9g、川牛膝12g、杜仲9g、益母草9g、桑寄生9g、夜交藤9g、茯神9g | 平肝熄风，清热安神 | 肝阳偏亢，风阳上扰证。眩晕头痛，失眠多梦，心烦，腰膝酸软，舌红苔黄，脉弦 | 高血压属肝阳上亢者 |
| 藿香正气散 | 藿香9g、紫苏9g、白术9g、白芷6g、茯苓9g、大腹皮9g、厚朴6g、半夏9g、陈皮6g、桔梗6g、甘草3g | 芳香化湿，解表和中 | 外感风寒，内伤湿滞证。恶寒发热，头痛，胸闷，恶心呕吐，腹痛腹泻，苔白腻，脉浮缓 | 急性胃肠炎、四时感冒、属湿滞脾胃，外感风寒者 |
| 茵陈蒿汤 | 茵陈蒿18g、栀子9g、大黄9g | 清热，利湿，退黄 | 湿热黄疸证。一身面目俱黄，黄色鲜明，小便黄赤，腹微满，口渴，苔黄腻，脉沉数 | 急性黄疸型肝炎、胆囊炎、胆石症等引起的黄疸，属于湿热内蕴者 |

续表

| 方名 | 组成 | 功用 | 主治 | 临床应用 |
|------|------|------|------|----------|
| 五苓散 | 泽泻 15g、茯苓 9g、猪苓 9g、白术 9g、桂枝 6g | 利水渗湿，温阳化气 | 水湿内停。小便不利，小腹胀满，水肿，泄泻，烦渴欲饮，舌苔白，脉浮 | 急慢性肾炎、肝硬化腹水、急性肠炎等属水湿内停者 |
| 独活寄生汤 | 独活 9g，秦艽 6g，防风 6g，细辛 3g，桂心 3g，桑寄生、牛膝、杜仲、人参、茯苓各 9g，甘草 6g，当归、芍药、地黄各 9g，川芎 6g | 祛风湿，止痹痛，益肝肾，补气血 | 痹证日久，肝肾不足，气血两虚。腰膝关节疼痛，屈伸不利，或麻木不仁，畏寒喜温，舌淡苔白，脉细弱 | 慢性关节炎、风湿性坐骨神经痛、骨质增生等属肝肾两虚、气血不足者 |
| 二陈汤 | 半夏 15g、陈皮 15g、茯苓 9g、炙甘草 5g | 燥湿化痰，理气和中 | 湿痰咳嗽。咳嗽痰多，色白易咳，胸膈痞满，恶心呕吐，舌苔白润，脉滑 | 慢性支气管炎、肺气肿、妊娠呕吐、神经性呕吐等属湿痰者 |
| 半夏白术天麻汤 | 半夏 9g、天麻 6g、茯苓 6g、橘红 6g、白术 15g、甘草 3g | 化痰熄风，健脾祛湿 | 风痰上扰证。眩晕头痛，胸闷呕恶，舌苔白腻，脉弦滑 | 耳源性眩晕、神经性眩晕属风痰上扰者 |
| 保和丸 | 山楂 18g、神曲 6g、莱菔子 6g、半夏 9g、陈皮 6g、茯苓 9g、连翘 6g | 消食和胃 | 食积内停。脘腹痞闷胀痛，嗳腐吞酸，厌食呕吐，大便稀溏，苔黄厚腻，脉滑 | 急慢性胃炎、急慢性肠炎、消化不良等属食积内停者 |

**本章小结**

<table>
<tr><td rowspan="19">中药与方剂基本知识</td></tr>
</table>

中药与方剂基本知识

中药
├─ 性能
│   ├─ 四气：寒、热、温、凉四种药性
│   ├─ 五味：酸、苦、甘、辛、咸五种药味
│   ├─ 升降浮沉：药物在人体内作用的趋向
│   ├─ 归经：药物对脏腑经络的病变起特殊的选择性治疗作用
│   └─ 毒性：中药对机体产生的不良影响及损害
├─ 配伍：单行、相须、相使、相畏、相杀、相恶、相反
├─ 禁忌：配伍禁忌、妊娠禁忌和服药禁忌
├─ 服药时间
│   ├─ 滋补药：饭前
│   ├─ 驱虫或泻下药：空腹
│   ├─ 对胃肠道有刺激的药及消食药：饭后
│   ├─ 宁神安眠药：睡前
│   ├─ 涩精止遗药：夜间
│   └─ 急性病：不拘时
├─ 服药温度：一般温服；温热药治寒证宜热服；寒凉药治热证宜凉服
├─ 煎药器具：砂罐、搪瓷，忌用铁、铜器
├─ 煎药用水：自来水、泉水等洁净水
├─ 煎药浸泡：冷水浸泡20～30min
├─ 煎药用火：大火煮沸后改小火
└─ 煎药时间
    ├─ 一般药：一煎沸后30 min，二煎沸后20 min
    ├─ 解表药：一煎沸后20 min，二煎沸后15 min
    └─ 滋补药：一煎沸后60 min，二煎沸后50 min

方剂
├─ 组成原则：君、臣、佐、使
├─ 组成变化：药味加减、药量加减、剂型的变化
└─ 剂型特点
    ├─ 汤剂：便于加减，吸收快，疗效迅速
    ├─ 散剂：便于携带，节省药材，不易变质
    ├─ 丸剂：贮存方便，吸收缓慢，药力持久，体积小
    ├─ 片剂：便于服用，用量准确，体积小
    ├─ 冲剂：味道可口，含量高，作用迅速
    ├─ 针剂：剂量准确，药效迅速
    └─ 酒剂：活血通络，用于风湿或虚弱性病证

 **自 测 题**

**单项选择题**

1. 中药的性能不包括

    A．四气

    B．滋味

    C．归经

    D．升降浮沉

    E．毒性

2．甘味药的作用是
　A．泄、燥
　B．补益、和中、缓急
　C．软坚、泻下
　D．收敛固涩
　E．渗湿、利尿

3．生姜能减轻或消除生半夏的毒性或副作用，这种关系是中药"七情"中的
　A．相恶
　B．相杀
　C．相畏
　D．相使
　E．相反

4．一种药物的毒性被另一种药物减轻或消除的配伍关系，称为
　A．相使
　B．相畏
　C．相杀
　D．相恶
　E．相反

5．属于配伍禁忌的是
　A．贝母与瓜蒌
　B．半夏与白蔹
　C．贝母与乌头
　D．白及与半夏
　E．瓜蒌与白及

6．人参等名贵药宜
　A．先煎
　B．后下
　C．另煎
　D．包煎
　E．烊化

7．以下属配伍禁忌的是
　A．川乌与丁香
　B．官桂与石脂
　C．五灵脂与三棱
　D．人参与玄参
　E．沙参与赤药

8．一些有芳香气味，含挥发油的药物，煎煮时应
　A．先煎
　B．久煎
　C．后下

　D．与他药同煎
　E．包煎

9．具有软坚散结作用的药物属于中药五味中的
　A．辛味
　B．甘味
　C．酸味
　D．苦味
　E．咸味

10．最常用的中药剂型是
　A．汤剂
　B．丸剂
　C．散剂
　D．丹剂
　E．针剂

11．中药汤剂的质量与选用的煎药器有密切的关系，最佳选用
　A．搪瓷锅
　B．不锈钢锅
　C．铁锅
　D．砂锅
　E．铜锅

12．在方剂组成中，针对病因或主证而起主要治疗作用的药物称为
　A．君药
　B．臣药
　C．佐药
　D．使药
　E．以上都是

13．药物煎煮时需要包煎的药物是
　A．磁石
　B．薄荷
　C．大黄
　D．车前子
　E．人参

14．具有发散风寒作用的药物是
　A．薄荷
　B．菊花
　C．葛根
　D．生姜
　E．桑叶

15．治疗阴虚证的代表方剂是
　A．四君子汤

B．四物汤

C．六味地黄汤

D．金匮肾气丸

E．八珍汤

16．黄芪在补中益气汤中的配伍意义主要是

A．补气升阳

B．补气利水

C．补气摄血

D．补气行血

E．益气生血

17．杨某，女，28 岁，产后 20 天仍恶露淋漓不绝，量多，质稀，无臭味，精神倦怠，气短懒言，小腹空坠，面色㿠白，舌淡苔白，脉缓弱，医嘱给予补中益气汤服用，其最佳的服药

时间是

A．饭前空腹服

B．饭后立即服

C．两餐之间服

D．睡前服

E．晨起服

18．李某，男，69 岁，体质虚弱，气短喘促，声低懒言，少气乏力，医嘱给予人参小剂量炖服，服用药物期间应禁食的食物是

A．白萝卜

B．土豆

C．山药

D．小米

E．红豆

（张毅敏）

# 第七章 针灸与推拿疗法的应用与护理

**学习目标**

通过本章内容的学习，学生应能：
1. 知道经络、十二正经、奇经八脉的基本概念；十二正经的分布，以及腧穴的定位方法、主治与应用。
2. 知道艾灸、拔罐的操作方法及适应范围，能够正确处理艾灸、拔罐操作过程中的问题。
3. 知道中医推拿的基本手法、适应证和注意事项。
4. 理解针刺的基本操作方法、注意事项与禁忌。

## 第一节 针灸基本理论

### 一、经络

经络是人体组织结构的重要组成部分，是运行全身气血，联络脏腑肢节，沟通上下内外的通道。

经络学说是研究人体经络系统的组织结构、生理功能、病理变化及其与脏腑相互关系的学说，是中医学理论体系的重要组成部分。它不仅是针灸、推拿、气功等学科的理论基础，而且对指导中医临床各科均有十分重要的意义。

**（一）经络的概念**

经络是经脉和络脉的总称。经，即路径之意。经脉是经络系统中纵行的干线，多行于深部，有一定的循行路径。络，即网络之意。络脉是经脉的分支，循行于较浅的部位，有的还显现于体表，纵横交错，网络全身。经络内属于脏腑，外络于肢节，把人体所有的脏腑、器官、孔窍以及皮肉筋骨等组织联结成一个统一的有机整体，使人体各部的功能活动保持相对的协调和平衡。

**（二）经络的组成**

经络系统主要包括十二经脉、奇经八脉、十五别络，以及从十二经脉分出的十二经别等（表7-1）。

表 7-1　经络系统简表

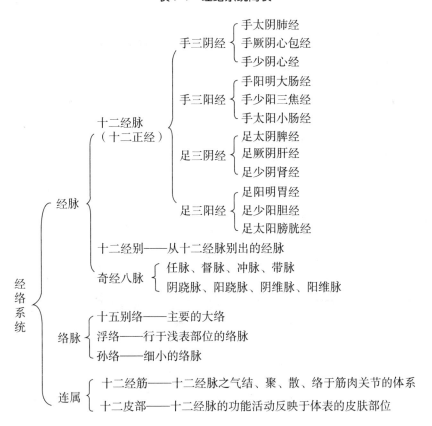

1．经脉　经脉可分为正经和奇经两大类，为经络系统的主要部分。

（1）正经：正经有十二，即手足三阴经和手足三阳经，合称"十二经脉"。十二经脉有一定的起止、一定的循行部位和交接顺序，在肢体的分布和走向有一定的规律，与脏腑有直接的络属关系，是气血运行的主要通道。

（2）奇经：奇经有八条，即督脉、任脉、冲脉、带脉、阴跷脉、阳跷脉、阴维脉、阳维脉，合称"奇经八脉"，有统率、联络和调节十二经脉的作用。

（3）十二经别：是从十二正经别行的部分，主要加强表里经脉及脏腑之间的联系，并且补充十二正经循行分布的不足之处。

2．络脉　络脉有别络、浮络、孙络之分。别络是较大的络脉，共十五条，其中十二经脉与任、督二脉各有一条，加上脾之大络，合为"十五别络"。其主要功能是加强表里阴阳两经的联系和调节。浮络是浮行于人体浅表部位的络脉。孙络是络脉最细小的分支。

3．经筋和皮部　十二经筋和十二皮部是十二经脉与筋肉和体表的连属部分。十二经筋具有联缀四肢百骸、主司关节运动的作用，十二皮部是机体的卫外屏障。

（三）经络的功能

1．沟通表里上下，联系脏腑器官　五脏六腑、四肢百骸、五官九窍能够保持协调统一，进行有机的整体活动，主要是依靠经络的沟通、联络作用实现的。由于十二经脉及其分支的纵横交错，入里出表，通上达下，从而使人体各个脏腑组织器官有机地联系起来，构成了一个表里、上下彼此间紧密联系，协调共济的统一体。

2．通行气血，濡养脏腑组织　人体各个组织器官均需气血濡养，才能维持其正常的生理功能。而气血之所以能通达全身，发挥其营养脏腑组织器官，抗御外邪，保卫机体的作用，则必须赖于经络的传注。

3．感应传导作用　经络系统对于针刺或其他刺激有感觉传递和通导作用，针刺中的"得气"现象和"行气"现象就是经络传导感应作用的表现。

4．调节机体平衡　经络能运行气血和协调阴阳，使人体功能活动保持相对的平衡。当人体发生疾病，出现气血不和及阴阳失调时，即可运用针灸等方法，激发经络的调节作用，达到"泻其有余，补其不足，阴阳平复"。

（四）十二正经

1．名称与分布规律　十二经脉分为手三阴经、手三阳经、足三阴经、足三阳经。它对称地分布于人体的两侧，分别循行于上肢或下肢的内侧或外侧，每一条经脉又分别属于一脏或一腑。因此，名称和分布规律是根据各经所联系内脏的阴阳属性及其在肢体循行位置的不同而定。阴经属脏，行于四肢内侧，阳经属腑，行于四肢外侧；手经行于上肢，足经行于下肢。十二经脉据此规律分别命名为：手太阴肺经、手厥阴心包经、手少阴心经、手阳明大肠经、手少阳三焦经、手太阳小肠经、足太阴脾经、足厥阴肝经、足少阴肾经、足阳明胃经、足少阳胆经、足太阳膀胱经（表7-2）。

表7-2　十二经脉名称分类表

| | 阴经（属脏） | 阳经（属腑） | 循行部位（阴经行于内侧，阳经行于外侧） | |
|---|---|---|---|---|
| 手 | 太阴肺经 | 阳明大肠经 | 上肢 | 前缘 |
| | 厥阴心包经 | 少阳三焦经 | | 中线 |
| | 少阴心经 | 太阳小肠经 | | 后缘 |
| 足 | 太阴脾经 | 阳明胃经 | 下肢 | 前缘 |
| | 厥阴肝经 | 少阳胆经 | | 中线 |
| | 少阴肾经 | 太阳膀胱经 | | 后缘 |

注：足厥阴经在足部和小腿下半部排列于足太阴之前，至内踝上8寸处交叉到足太阴之后。

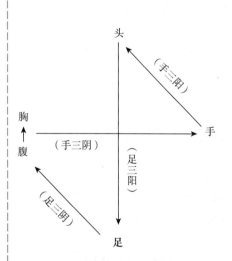

图7-1　十二经脉走向及交接规律示意图

2．走向和交接规律　十二经脉的走向和交接有一定规律可循：手三阴经从胸腔走向手指末端，与手三阳经交会；手三阳经从手指末端走向头面部，与足三阳经交会；足三阳经从头面部走向足趾末端，与足三阴经交会；足三阴经从足趾走向腹腔、胸腔，与手三阴经交会。这样就构成一个阴阳相贯，如环无端的循环路径。

十二经脉的交接是：相为表里的阴经与阳经在四肢末端交接；同名的手足阳经在头面部交接；手足阴经在胸部交接（图7-1）。

3．表里关系　手足三阴、三阳通过经别和别络互相沟通，组合成六对"表里相合"关系。即手太阴肺经与手阳明大肠经为表里，手少阴心经与手太阳小肠经为表里，手厥阴心包经与手少阳三焦经为表里，足太阴脾经与足阳明胃经为表里，足少阴肾经与足太阳膀胱经为表里，足厥阴肝经与足少阳胆经为表里。相为表里的两条经脉，分别循行于四肢内外两个侧面的相对位置，使互为表里的一脏一腑在生理上相互配合，在病理上相互影响。

4．流注次序　十二经脉分布在人体内外，经脉中的气血运行是循环贯注的，即从手太阴肺经开始，依次传至足厥阴肝经，再传至手太阴肺经，首尾相贯，如环无端。其流注次序见图7-2。

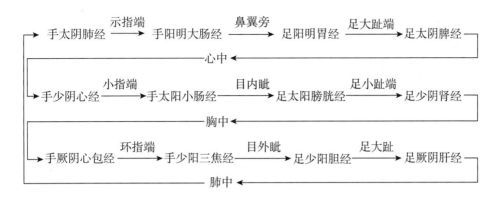

**图 7-2　十二经脉流注次序图**

### （五）奇经八脉

奇经八脉是督脉、任脉、冲脉、带脉、阴跷脉、阳跷脉、阴维脉、阳维脉的总称。由于奇经八脉的分布不像十二经脉那样规则，既不直属脏腑，又无表里相配，故称"奇经"。奇经八脉纵横交叉于十二经脉之间，其主要生理功能：①密切十二经脉之间的联系；②调节十二经气血；③与肝、肾等脏及女子胞、脑、髓等奇恒之腑的关系密切。

八脉之中，督、任、冲三脉均起于胞中，同出会阴，称为"一源三歧"。其中任脉行于胸腹正中，上抵颏部，能总任一身阴经，称为"阴脉之海"；督脉行于腰背正中，上至头面，能总督一身阳经，称为"阳脉之海"；冲脉与足少阴经夹脐上行，环绕口唇，有调节十二经气血的作用，称为"十二经之海"，亦称"血海"；带脉起于胁下，绕腰一周，犹如束带，能约束纵行诸经；阴跷脉起于足跟内侧，随足少阴等经上行，至目内眦与阳跷脉会合；阳跷脉起于足跟外侧，伴足太阳等经上行，至目内眦与阴跷脉会合，沿足太阳经上额，于项后会于足少阳经。二跷脉主宰一身左右的阴阳，共同调节肢体的运动和眼睑的开合功能；阴维脉起于小腿内侧，沿腿股内侧上行，与六阴经相联系，至咽喉与任脉会合，主一身之里；阳维脉起于足跗外侧，沿股膝外侧上行，与六阳经相联系，至项后与督脉会合，主一身之表。二维脉维络一身表里之阴阳，进一步加强了机体的统一性。因督、任二脉有专穴，故与十二经脉并称"十四经"。

## 二、腧穴

### （一）腧穴的分类

腧穴俗称穴位，是人体脏腑经络之气输注于体表的部位，是针灸施术的特定位置。"腧"同"俞"与"输"，有转输、输注的含义；"穴"有"孔""隙"的意思。在历代文献中有"砭灸处""气穴""孔穴""穴道""穴位"等名称。

腧穴通过经络与脏腑密切相联，脏腑的生理、病理变化可以反映到腧穴，而腧穴的感应又可通过经络传与脏腑，因此，通过针灸刺激腧穴，以通其经脉，调其气血，从而使人体阴阳归于平衡，脏腑趋于和调，达到扶正祛邪、防治疾病的目的。

腧穴分为十四经穴、奇穴、阿是穴三类。

十四经穴：十四经穴为位于十二经脉和任督二脉的腧穴，简称"经穴"。经穴分布在十四经脉的循行线上，与经脉关系密切，不仅可以反映本经经脉及其所属脏腑的病证，也可以反映本经脉所联系的其他经脉、脏腑之病证，同时又是针灸施治的部位。因此，腧穴不仅有治疗本经脏腑病证的作用，也可以治疗与本经相关经络脏腑之病证。

奇穴：奇穴是指未能归属于十四经脉的腧穴，又称"经外奇穴"，它既有一定的名称，又有明确的位置，这些腧穴对某些病证具有特殊的治疗作用。奇穴因其所居人体部位的不同，其分布也不尽相同。如四神聪、四缝等穴。

阿是穴：阿是穴又称天应穴，这一类腧穴既无具体名称，又无固定位置，以压痛点或其他反应点作为针灸部位，"以痛为腧"。

**（二）腧穴的治疗作用**

1. 近治作用　是所有腧穴具有的共同主治特点。凡是腧穴均能治疗该穴位所在部位及邻近组织、器官的疾病。

2. 远治作用　是十四经腧穴主治作用的基本规律。在十四经腧穴中，尤其是十二经脉在四肢肘膝关节以下的腧穴，不仅能治疗局部病证，而且能治疗本经循行所及的远距离部位组织、器官、脏腑的病证，甚至具有治疗全身疾病的作用。

3. 特殊作用　临床实践说明，针刺某些腧穴对机体的不同状态可起着双向的良性调整作用。如泄泻时，针刺天枢能止泻；便秘时，针刺天枢又能通便。又如大椎退热，至阴矫正胎位等，均是其特殊治疗作用的体现。

**（三）腧穴的体表定位**

正确取穴和针灸疗效的关系很大，现代临床常用的腧穴定位与取穴方法有：

1. 体表标志法

（1）固定标志：指不受人体活动影响而固定不移的标志，如五官、毛发、指（趾）甲、乳头、肚脐及各种骨节突起和凹陷部。如两眉之间取"印堂"；两乳之间取"膻中"等。

（2）活动标志：指必须采取相应的动作才能出现的标志，包括关节的屈伸、皮肤的褶皱、肌肉或肌腱因动作而凹陷或隆起等。如张口于耳屏前方凹陷处取"听宫"；握拳于手掌横纹头取"后溪"等。

2. 骨度分寸法　以骨节为主要标志测量周身各部的长度与宽度，并依其比例折算尺寸作为定穴标准的方法，不论男女、老少、高矮、肥瘦都是一样。如腕横纹至肘横纹作十二寸，也就是把这段距离划成十二个等分，取穴就以它作为折算的标准。常用骨度分寸见表7-3及图7-3。

表7-3　常用骨度分寸表

| 分部 | 起止点 | 骨度分寸 | 度量法 | 说明 |
|------|--------|---------|--------|------|
| 头部 | 前发际正中至后发际正中 | 12寸 | 直量 | 用于确定头部经穴的纵向距离 |
|  | 前额两鬓角之间 | 9寸 | 横量 | 用于确定头部经穴的横向距离 |
|  | 耳后两完骨（乳突）之间 | 9寸 | 横量 | 用于测量头后部经穴的横向距离 |
| 胸腹 | 两乳头之间 | 8寸 | 横量 | 用于确定胸腹部经穴的横向距离 |
|  | 胸剑联合至脐中 | 8寸 | 直量 | 用于确定胸腹部经穴的纵向距离 |
|  | 脐中至耻骨联合上缘 | 5寸 | 直量 | 用于确定腹部经穴的纵向距离 |
| 背腰 | 大椎以下至尾骶 | 21寸 | 直量 | 用于确定腰背部经穴的纵向距离 |
|  | 两肩胛骨脊柱缘之间 | 6寸 | 横量 | 用于确定胸腹部经穴的横向距离 |
| 上肢 | 腋前纹头至肘横纹 | 9寸 | 直量 | 用于确定上肢经穴的纵向距离 |
|  | 肘横纹至腕横纹 | 12寸 | 直量 | 用于确定上肢经穴的纵向距离 |
| 下肢 | 耻骨上缘至股骨内上髁上缘 | 18寸 | 直量 | 用于确定下肢内后侧足三阴经穴的纵向距离 |
|  | 胫骨内侧髁下缘至内踝尖 | 13寸 | 直量 | 用于确定下肢内后侧足三阴经穴的纵向距离 |
|  | 股头大转子至腘横纹 | 19寸 | 直量 | 用于确定下肢外后侧足三阳经穴的纵向距离 |
|  | 腘横纹至外踝尖 | 16寸 | 直量 | 用于确定下肢外后侧足三阳经穴的纵向距离 |

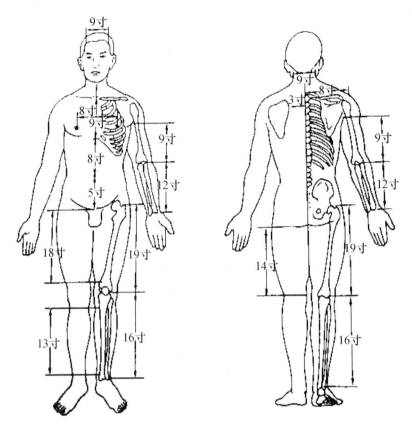

**图 7-3 常用骨度分寸**

3．手指同身寸　以本人的手指为标准，进行测量定穴的方法。临床常用以下三种：

（1）中指同身寸：以患者的中指中节屈曲时内侧两端横纹头之间作为 1 寸。

（2）拇指同身寸：以患者拇指指关节的横度作为 1 寸。

（3）横指同身寸：又名"一夫法"，患者将第 2～5 指并拢，以中指中节横纹处为准，四指宽度为 3 寸（图 7-4）。

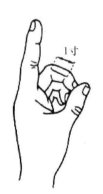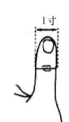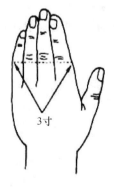

**图 7-4　手指同身寸**

4．简便取穴法　临床上常用一种简便易行的取穴方法，如两耳尖直上连线与头正中线之交会点取"百会"，两手虎口交叉示指端取"列缺"，直立垂手时中指尖处大腿外侧取"风市"穴等。

三、常用腧穴

（一）手太阴肺经穴

【经脉循行】　起于中焦，下络大肠，返回沿胃上口，通过横膈，属于肺，从肺系横出腋下，行于上肢内侧前缘，入寸口上鱼际，沿其边缘直出拇指桡侧端，与手阳明大肠经相接（图7-5）。

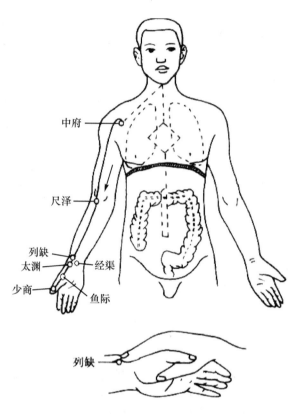

图7-5　手太阴肺经循行及常用腧穴图

【主治概要】　主治咳嗽、气喘、咯血、咽痛等肺系疾患，以及本经循行部位的其他病证。本经单侧11穴，首穴中府，末穴少商。

【常用腧穴】　常用腧穴的定位、主治及操作见表7-4。

表7-4　手太阴肺经常用腧穴

| 穴名 | 定位 | 主治 | 操作 |
|---|---|---|---|
| 尺泽（Chǐzé） | 仰掌微屈肘，肘横纹上，肱二头肌腱桡侧凹陷处 | 咳嗽，气喘，胸部胀满，肘臂挛痛 | 直刺0.8～1.2寸，或点刺出血；可灸 |
| 列缺（Lièquē） | 桡骨茎突上方，腕横纹上1.5寸。简便定位法：两手虎口交叉，一手示指按在桡骨茎突上，指尖所至凹陷处 | 头痛、项强、咳喘、咽喉肿痛、牙痛、口眼歪斜，手腕酸痛等 | 斜刺0.3～0.8寸；可灸 |
| 少商（Shàoshāng） | 拇指桡侧端，距指甲角0.1寸处 | 咽喉肿痛，鼻衄，咳嗽，发热，晕厥，昏迷等。为急救穴之一 | 直刺0.1寸，或点刺出血；可灸 |

（二）手阳明大肠经穴

【经脉循行】　起于示指桡侧端上行，经第一、二掌骨之间，循行于上肢外侧前缘，上走肩峰，进入锁骨上窝，络肺属于大肠。从锁骨上窝出走颈部，经面颊入下齿龈，交叉止于对侧鼻旁，与足阳明胃经相接（图7-6）。

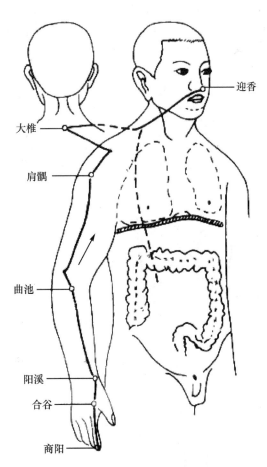

**图7-6 手阳明大肠经循行及常用腧穴图**

【主治概要】 主治齿痛、咽喉肿痛、鼻衄、腹痛泄泻、便秘、发热等病证，以及本经循行部位的其他病证。本经单侧20穴，首穴商阳，末穴迎香。

【常用腧穴】 常用腧穴的定位、主治及操作见表7-5。

**表7-5 手阳明大肠经常用腧穴**

| 穴名 | 定位 | 主治 | 操作 |
|------|------|------|------|
| 商阳（Shāngyáng） | 示指桡侧端，距指甲角0.1寸 | 发热，咽喉肿痛，牙痛，鼻衄，昏迷，手指麻木等。为急救穴之一 | 浅刺0.1～0.2寸，或点刺出血；可灸 |
| 合谷（Hégǔ） | 手背第一、二掌骨之间，当第二掌骨桡侧中点处 | 头痛，咽喉肿痛，牙痛，口眼歪斜，半身不遂，热病无汗，多汗，耳聋耳鸣，腹痛，滞产，便秘，小儿惊风，风疹等 | 直刺0.5～1寸；可灸，孕妇禁刺 |
| 曲池（Qūchí） | 屈肘90°，在肘横纹桡侧端与肱骨外上髁连线的中点 | 热病，咽喉肿痛，牙痛，头痛，眩晕，肘臂痛，腹痛，风疹，湿疹等，为保健穴之一 | 直刺1～1.5寸；可灸 |
| 迎香（Yíngxiāng） | 鼻翼外缘中点旁，当鼻唇沟中 | 鼻塞，鼻渊，鼻衄，口歪，面痒，面肿 | 直刺或向上斜刺0.2～0.5寸；禁灸 |

### （三）足阳明胃经穴

【**经脉循行**】 起于鼻翼旁，上行到鼻根部，沿鼻柱外侧下行，入上齿龈，绕唇，交会于承浆穴，再沿下颌角上行，经耳前及发际抵前额。支脉下行过横膈，属于胃络于脾。外行部分由锁骨上窝分出，经乳头，向下夹脐旁达腹股沟处，循行于下肢外侧前缘，经足背部，止于第二趾外侧端。分支从膝下 3 寸和足背分出，进入足中趾和足大趾，与足太阴脾经相接（图 7-7）。

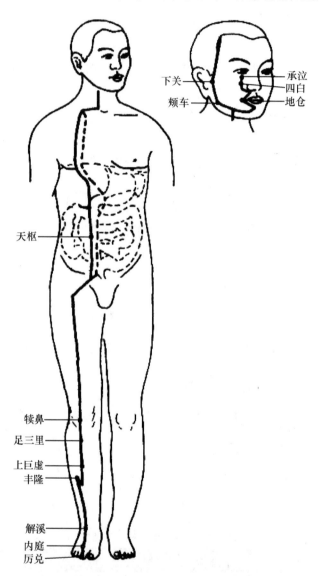

图 7-7　足阳明胃经循行及常用腧穴图

【**主治概要**】 主治胃肠病、神志病，头面、口鼻、目齿疾患，以及本经循行部位的其他病证。本经单侧 45 穴，首穴承泣，末穴厉兑。

【**常用腧穴**】 常用腧穴的定位、主治及操作见表 7-6。

表 7-6 足阳明胃经常用腧穴

| 穴名 | 定位 | 主治 | 操作 |
|---|---|---|---|
| 地仓（Dìcāng） | 承泣穴直下，口角旁开 0.4 寸 | 口角歪斜，流涎，牙痛，颊肿，眼睑瞤动，流泪 | 向颊车方向平刺 0.5 ~ 1 寸；可灸 |
| 颊车（Jiáchē） | 下颌角前上方一横指，当咀嚼时咬肌隆起，按之凹陷处 | 口眼歪斜，颊肿，牙痛，牙关紧闭，面肌抽搐，面瘫等 | 直刺 0.3 ~ 0.5 寸，或向地仓斜刺 0.5 ~ 1 寸；可灸 |
| 天枢（Tiānshū） | 脐中旁开 2 寸处 | 腹痛，腹胀，泄泻，痢疾，便秘，月经不调 | 直刺 0.8 ~ 1.2 寸；可灸 |
| 足三里（Zúsānlǐ） | 小腿前外侧，犊鼻穴下 3 寸，距胫骨前脊外侧一横指处 | 胃痛，腹痛，腹胀，呕吐，消化不良，泄泻，便秘，痢疾，疳积，下肢痿痹，癫狂，虚劳羸瘦。为保健要穴 | 直刺 1 ~ 2 寸；可灸 |
| 丰隆（Fēnglóng） | 外踝尖上 8 寸，距胫骨前脊二横指 | 咳喘痰多，头痛，眩晕，呕吐，便秘，下肢麻痹 | 直刺 1 ~ 1.5 寸；可灸 |

### （四）足太阴脾经穴

【经脉循行】 起于足大趾内侧端，上行至内踝前，沿小腿内侧正中线上行，至内踝尖上 8 寸交出于足厥阴经之前，经膝、股内侧前缘进入腹部，属于脾络于胃，上行到舌根部，止于舌下。支脉从胃向上过膈，注于心中，与手少阴心经相接（图 7-8）。

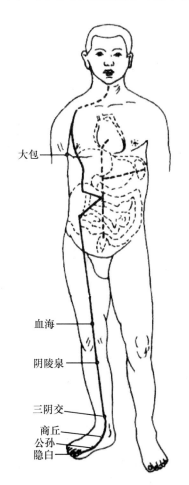

图 7-8 足太阴脾经循行及常用腧穴图

【主治概要】 主治脾胃、妇科及前阴病证，以及本经循行部位的其他病证。本经单侧21穴，首穴隐白，末穴大包。

【常用腧穴】 常用腧穴的定位、主治及操作见表7-7。

表7-7　足太阴脾经常用腧穴

| 穴名 | 定位 | 主治 | 操作 |
|---|---|---|---|
| 三阴交（Sānyīnjiāo） | 小腿内侧，足内踝尖上3寸，胫骨内侧缘后方 | 肠鸣腹胀，泄泻，消化不良，月经不调，经闭，带下，难产，遗精，阳痿，小便不利，足痿痹痛，失眠 | 直刺1～1.5寸；可灸；孕妇禁针 |
| 阴陵泉（Yīnlíngquán） | 胫骨内侧髁后下方凹陷处 | 腹胀，腹泻，水肿，小便不利，黄疸，膝痛 | 直刺1～2寸；可灸 |
| 血海（Xuèhǎi） | 大腿内侧，髌底内侧端上2寸，当股四头肌内侧头隆起处 | 月经不调，崩漏，经闭，瘾疹，湿疹，小便淋沥 | 直刺1～1.2寸；可灸 |

（五）手少阴心经穴

【经脉循行】 起于心中，出属"心系"，属于心络于小肠。体表循行从腋窝起，沿上肢掌侧面的尺侧缘下行入掌中，经第四、五掌骨之间，沿小指桡侧至末端，与手太阳小肠经相接（图7-9）。

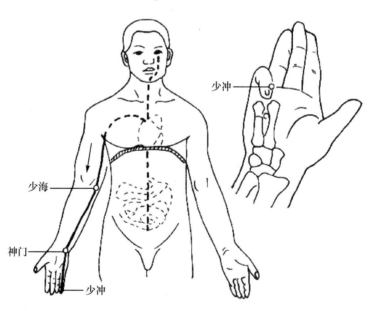

图7-9　手少阴心经循行及常用腧穴图

【主治概要】 主治心、胸、神志病证，以及本经循行部位的其他病证。本经单侧9穴，首穴极泉，末穴少冲。

【常用腧穴】 常用腧穴的定位、主治及操作见表7-8。

表 7-8　手少阴心经常用腧穴

| 穴名 | 定位 | 主治 | 操作 |
|---|---|---|---|
| 神门（Shénmén） | 腕横纹尺侧端，当尺侧腕屈肌腱的桡侧凹陷中 | 心痛，失眠健忘，惊悸，怔忡，癫狂 | 直刺 0.2～0.5 寸；可灸 |
| 少海（Shàohǎi） | 屈肘，肘横纹尺侧端与肱骨内上髁之间 | 心痛，失眠，臂麻酸痛，肘臂屈伸不利，手颤 | 直刺 0.5～1 寸；可灸 |

**（六）手太阳小肠经穴**

【经脉循行】　起于小指尺侧端，沿手背尺侧至腕，沿上肢外侧后缘，上达肩部，绕肩胛，入锁骨上窝，下络心，属于小肠。分支从颊至目内眦，与足太阳膀胱经相接（图 7-10）。

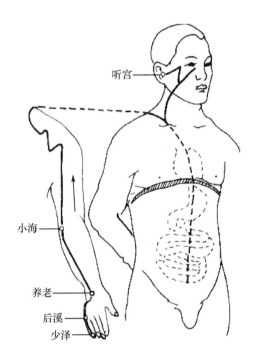

图 7-10　手太阳小肠经循行及常用腧穴图

【主治概要】　本经主治头项、五官病证及热病、神志疾患，以及本经循行部位的其他病证。本经单侧 19 穴，首穴少泽，末穴听宫。

【常用腧穴】　常用腧穴的定位、主治及操作见表 7-9。

表 7-9　手太阳小肠经常用腧穴

| 穴名 | 定位 | 主治 | 操作 |
|---|---|---|---|
| 后溪（Hòuxī） | 第五掌指关节尺侧后方，握拳横纹头赤白肉际处 | 头项强痛，耳聋，癫狂，痫证，热病，腰痛，肘臂及手指挛痛 | 直刺 0.5～1 寸；可灸 |
| 小海（XiǎoHǎi） | 肘内侧，当尺骨鹰嘴与肱骨内上髁之间凹陷处 | 颊肿颈痛，癫痫，肩臂外侧痛。 | 直刺 0.3～0.5 寸；可灸 |
| 听宫（Tīnggōng） | 耳屏前，下颌关节髁状突的后缘，张口呈凹陷处 | 耳鸣，耳聋，聤耳，齿痛，下颌关节肿痛 | 张口直刺 0.5～1 寸；可灸 |

（七）足太阳膀胱经穴

【经脉循行】　起于目内眦，上额交会于头顶，下行项后，从脊旁入体腔，络肾，属于膀胱。一条沿着脊柱旁，经背、腰、骶、臀部达腘窝中央；另一条沿肩胛内缘下行，过臀部会合于腘窝中。由此向下，过腓肠肌，至外踝后，沿足背外侧到足小趾外侧端，与足少阴肾经相接（图7-11）。

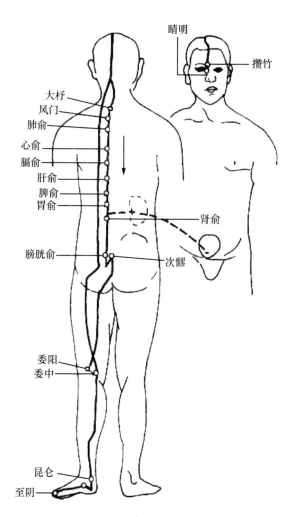

图 7-11　足太阳膀胱经循行及常用腧穴图

【主治概要】　主治头目、项背、腰腿、神志病证，和与背部的"背俞"穴相应的脏腑病证，以及本经循行部位的其他病证。本经单侧 67 穴，首穴睛明，末穴至阴。

【常用腧穴】　常用腧穴的定位、主治及操作见表 7-10。

表 7-10　足太阳膀胱经常用腧穴

| 穴名 | 定位 | 主治 | 操作 |
|---|---|---|---|
| 睛明<br>（Jīngmíng） | 目内眦角上方 0.1 寸，眼眶骨内缘处 | 目赤肿痛，迎风流泪，胬肉攀睛，目视不明，近视，夜盲 | 嘱患者闭目。医者左手轻推眼球向外侧固定，沿眼眶边缘缓慢进针，直刺 0.3～0.5 寸，不提插行针，出针后按压针孔 1～2 分钟，以防出血；不宜灸 |
| 肾俞<br>（Shènshū） | 第二腰椎棘突下，旁开 1.5 寸 | 遗精，阳痿，早泄，遗尿，月经不调，白带，腰背酸痛，耳鸣，耳聋，水肿，喘咳少气 | 直刺 0.5～1 寸；可灸 |

续表

| 穴名 | 定位 | 主治 | 操作 |
|---|---|---|---|
| 委中<br>(Wěizhōng) | 腘窝横纹中央，当股二头肌腱与半腱肌腱的中间 | 腰背疼痛，下肢痿痹，腹痛，吐泻，小便不利 | 直刺 1～1.2 寸；或三棱针点刺出血；可灸 |
| 承山<br>(Chéngshān) | 腓肠肌肌腹下，用力伸足，肌腹下出现"人"字凹陷处 | 小腿转筋，痔疮，便秘，疝气，脚气 | 直刺 1～2 寸；可灸 |
| 至阴<br>(Zhìyīn) | 足小趾外侧端，距趾甲角 0.1 寸 | 胎位不正，难产，胞衣不下，头痛，鼻塞，鼻衄，目痛 | 浅刺 0.1 寸；胎位不正用灸法 |

（八）足少阴肾经穴

【经脉循行】　起于足小趾下，斜走足心，出于舟骨粗隆下，沿内踝后、小腿内侧后缘上行，傍任脉，由腹达胸，属于肾，络于膀胱，与手厥阴心包经相接（图 7-12）。

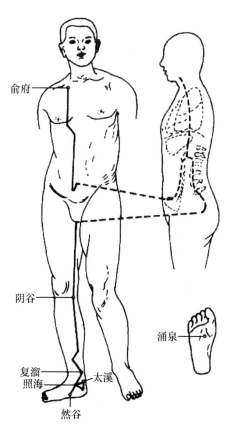

图 7-12　足少阴肾经循行及常用腧穴图

【主治概要】　主治生殖、泌尿系统病证，以及气喘、水肿、泄泻、眩晕、腰痛等与本经循行部位的其他病证。本经单侧 27 穴，首穴涌泉，末穴俞府。

【常用腧穴】　常用腧穴的定位、主治及操作见表 7-11。

表7-11　足少阴肾经常用腧穴

| 穴名 | 定位 | 主治 | 操作 |
|---|---|---|---|
| 涌泉（Yǒngquán） | 足底部，卷足时足底前凹陷中，当足底（去趾）正中线前1/3与后2/3交点处 | 晕厥，中暑，小儿惊风，癫痫，瘈病，为急救穴之一 | 直刺0.5～1寸；可灸 |
| 太溪（Tàixī） | 内踝尖与跟腱之间的凹陷处 | 阳痿，小便不利，咽痛，齿痛，耳鸣，眩晕，足踝痛 | 直刺0.5～1寸；可灸 |
| 照海（Zhàohǎi） | 内踝尖下方凹陷处 | 咽喉干痛，癫痫，失眠，月经不调，赤白带下，小便频数，癃闭 | 直刺0.5～0.8寸；可灸 |

（九）手厥阴心包经穴

【经脉循行】　起于胸中，至腋下，沿上臂内侧正中，入掌中，至中指末端。支脉从掌中分出，走向环指端，与手少阳三焦经相接（图7-13）。

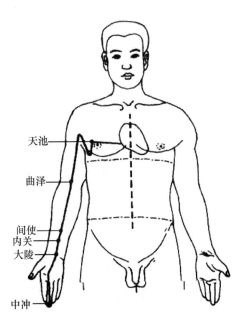

图 7-13　手厥阴心包经循行及常用腧穴图

【主治概要】　主治心、胸、胃、神志病证，以及本经循行部位的其他病证。本经单侧9穴，首穴天池，末穴中冲。

【常用腧穴】　常用腧穴的定位、主治及操作见表7-12。

表7-12　手厥阴心包经常用腧穴

| 穴名 | 定位 | 主治 | 操作 |
|---|---|---|---|
| 曲泽（Qūzé） | 肘横纹中，当肱二头肌腱的尺侧缘 | 心痛，心悸，胃痛，呕吐，泄泻，热病，肘臂疼痛 | 直刺0.8～1寸，或点刺出血；可灸 |
| 内关（Nèiguān） | 仰掌，腕横纹上2寸，桡侧腕屈肌腱与掌长肌腱之间 | 心痛，心悸，胸闷，胃痛，呕吐，呃逆，癫痫，上肢痹痛，失眠，眩晕，偏头痛 | 直刺0.5～1寸；可灸 |

（十）手少阳三焦经穴

【经脉循行】　起于环指尺侧端，经手背第四、五掌骨间，沿尺、桡骨之间，向上过肘尖，沿上臂外侧达肩，入锁骨上窝，络于心包，联系上、中、下三焦。

支脉从锁骨上窝，上走项部，沿耳后直上，从耳后入耳中，出走耳前，至目外眦，与足少阳胆经相接（图7-14）。

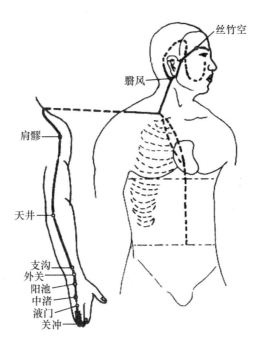

**图7-14　手少阳三焦经循行及常用腧穴**

【主治概要】　主治耳目、咽喉病证，肩臂、肘部外侧疼痛等，以及本经循行部位的其他病证。本经单侧23穴，首穴关冲，末穴丝竹空。

【常用腧穴】　常用腧穴的定位、主治及操作见表7-13。

**表7-13　手少阳三焦经常用腧穴**

| 穴名 | 定位 | 主治 | 操作 |
|---|---|---|---|
| 中渚（Zhōngzhǔ） | 握拳，手背第四、五掌骨小头后缘凹陷处 | 头痛，目赤，耳鸣耳聋，咽喉肿痛，指、肘、肩疼痛 | 直刺0.3～0.5寸；可灸 |
| 外关（Wàiguān） | 腕背横纹上2寸，尺、桡骨之间 | 热病，偏头痛，耳鸣耳聋，胁痛，上肢痹痛 | 直刺0.5～1寸；可灸 |
| 翳风（Yìfēng） | 耳垂后方，乳突与下颌角之间的凹陷处 | 耳鸣，耳聋，口眼歪斜，面瘫，齿痛，颊肿，瘰疬 | 直刺0.8～1.2寸；可灸 |

（十一）足少阳胆经穴

【经脉循行】　起于目外眦，上达额角，下行耳后，沿颈到肩，入胸中络于肝，属于胆，经胸胁到达髋关节部，下沿大腿外侧，腓骨前面，至外踝前下方，沿足背入第四足趾外侧端。支脉从足背分出，沿第一、二跖骨之间，至足大趾外侧端，与足厥阴肝经相接（图7-15）。

【主治概要】　主治耳、目、胁肋部疾患、神志病、偏头痛、下肢外侧痛等，以及本经循行部位的其他病证。本经单侧44穴，首穴瞳子髎，末穴足窍阴。

【常用腧穴】　常用腧穴的定位、主治及操作见表7-14。

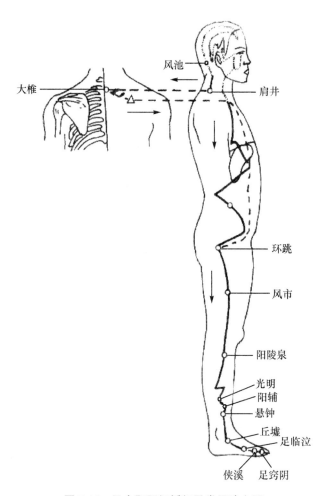

图 7-15　足少阳胆经循行及常用腧穴图

表 7-14　足少阳胆经常用腧穴

| 穴名 | 定位 | 主治 | 操作 |
|------|------|------|------|
| 风池（Fēngchí） | 枕骨直下，胸锁乳突肌与斜方肌上端之间的凹陷中 | 头项强痛，眩晕，目赤肿痛，感冒，耳鸣，中风口歪，癫痫等 | 针尖微下，向鼻尖方向斜刺0.5～1寸；深部为延髓，必须严格掌握针刺角度与深度；可灸 |
| 环跳（Huántiào） | 侧卧屈股，在股骨大转子最高点与骶管裂孔连线的外1/3与内2/3交点处 | 下肢痹痛，瘫痪，腰胯痛，膝胫痛 | 直刺2～3寸；可灸 |
| 阳陵泉（Yánglíngquán） | 腓骨小头前下方凹陷处 | 胁痛，口苦，呕吐，黄疸，半身不遂，下肢痿痹，小儿惊风 | 直刺1～1.5寸；可灸 |
| 悬钟（Xuánzhōng）（又名绝骨 Juégǔ） | 外踝尖上3寸，腓骨前缘处 | 半身不遂，颈项强痛，胸胁胀满，足痿挛痛，脚气 | 直刺0.8～1寸；可灸 |

（十二）足厥阴肝经穴

【经脉循行】　起于足大趾丛毛处，沿足背，过内踝前，上行胫骨内侧面，至踝上八寸处交出足太阴脾经后，沿大腿内侧中间上行，绕阴器，抵小腹，属于肝络于胆，向上过横膈，分布于胁肋。支脉过横膈，与手太阴肺经相接（图 7-16）。

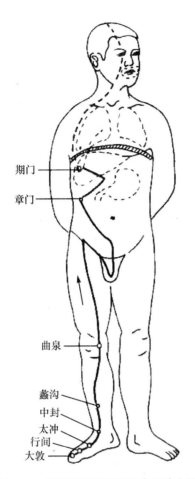

图 7-16　足厥阴肝经循行及常用腧穴图

【主治概要】　主治妇科和泌尿、生殖系统疾病，腰痛、胸胁胀满疼痛等，以及本经循行部位的其他病证。本经单侧 14 穴，首穴大敦，末穴期门。

【常用腧穴】　常用腧穴的定位、主治及操作见表 7-15。

表 7-15　足厥阴肝经常用腧穴

| 穴名 | 定位 | 主治 | 操作 |
| --- | --- | --- | --- |
| 太冲（Tàichōng） | 足背，第一、二跖骨结合部前方凹陷处 | 头痛，眩晕，目赤肿痛，胁痛，疝气，崩漏，月经不调，癫痫，小儿惊风，下肢痿痹 | 直刺 0.5～0.8 寸；可灸 |
| 曲泉（Qūquán） | 屈膝，在膝关节内侧纹头上方凹陷中 | 腹痛，小便不利，遗精，月经不调，痛经，带下，膝痛 | 直刺 1～1.5 寸；可灸 |

（十三）任脉穴

【经脉循行】　起于胞中，下出会阴，前行阴阜，沿前正中线，上经腹胸达咽喉，上行环唇，经过面部，入目眶下（图 7-17）。

【主治概要】　主治腹、胸、颈、头面及相应内脏的病证。本经为正中单穴，共 24 穴，首穴会阴，末穴承浆。

【常用腧穴】　常用腧穴的定位、主治及操作见表 7-16。

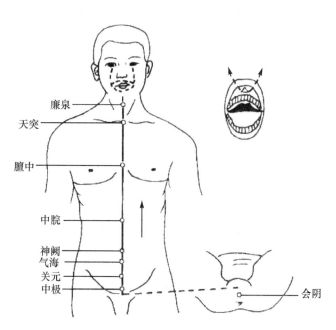

图 7-17 任脉循行及常用腧穴图

表 7-16 任脉常用腧穴

| 穴名 | 定位 | 主治 | 操作 |
|---|---|---|---|
| 关元（Guānyuán） | 下腹前正中线上，脐下3寸 | 遗尿，尿闭，遗精，阳痿，月经不调，虚劳羸瘦等，为保健要穴 | 直刺 1～1.5 寸，孕妇慎用。可灸 |
| 气海（Qìhǎi） | 下腹前正中线上，脐下1.5寸 | 腹痛，泄泻，遗尿，遗精，阳痿，月经不调，虚脱，形体羸瘦，为保健要穴 | 直刺 1～1.5 寸；可灸。孕妇慎用 |
| 神阙（Shénquè） | 在脐窝正中处 | 腹痛，泄泻，脱肛，虚脱，小便不利 | 禁针，可用艾条灸或间接灸 |
| 中脘（Zhōngwǎn） | 上腹前正中线上，脐上4寸 | 胃痛，呕吐，吞酸，呃逆，腹胀，泄泻，黄疸，癫狂 | 直刺 1～1.5 寸；可灸 |

（十四）督脉穴

【经脉循行】 起于胞中，下出会阴，向后行于脊柱内，上达项部，入脑内，上行巅顶，沿前额下行鼻柱，至上唇内系带处（图 7-18）。

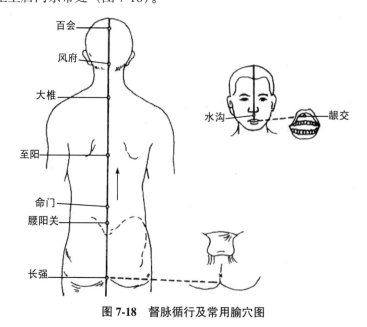

图 7-18 督脉循行及常用腧穴图

【主治概要】 主治肠道和泌尿、生殖系统疾病；神志病、热病、腰背、头项以及本经循行部位的其他病证。本经为正中单穴，共28穴，首穴长强，末穴龈交。

【常用腧穴】 常用腧穴的定位、主治及操作见表7-17。

表7-17　督脉常用腧穴

| 穴名 | 定位 | 主治 | 操作 |
| --- | --- | --- | --- |
| 腰阳关（Yāoyángguān） | 后正中线上，第四腰椎棘突下 | 月经不调，遗精，阳痿，腰骶痛，下肢痿痹 | 向上斜刺 0.5～1 寸；可灸 |
| 命门（Mìngmén） | 后正中线上，第二腰椎棘突下 | 阳痿，遗精，月经不调，泄泻，虚损腰痛 | 向上斜刺 0.5～1 寸；可灸 |
| 大椎（Dàzhuī） | 后正中线上，第七颈椎棘突下 | 热病，感冒，咳喘，骨蒸盗汗，癫痫，头痛项强，肩背痛，腰脊强痛 | 向上斜刺 0.5～1 寸；可灸 |
| 百会（Bǎihuì） | 头部，当前发际正中直上 5 寸，或两耳尖连线的中点处 | 头痛，眩晕，中风失语，癫狂，脱肛，泄泻，阴挺，健忘，不寐 | 平刺 0.5～0.8 寸；可灸 |
| 水沟（Shuǐgōu） | 鼻下人中沟上 1/3 与下 2/3 交点处 | 昏迷，晕厥，癫狂，痫证，小儿惊风，口角㖞斜，腰脊强痛等。为急救要穴 | 向上斜刺 0.3～0.5 寸，或用指甲按掐 |

（十五）经外奇穴

经外奇穴常用腧穴的定位、主治及操作见表7-18，图7-19～图7-22。

表7-18　经外奇穴常用腧穴

| 穴名 | 定位 | 主治 | 操作 |
| --- | --- | --- | --- |
| 太阳（Tàiyáng） | 眉梢与目外眦之间向后约 1 寸凹陷处 | 头痛，目疾，口眼㖞斜，牙痛 | 直刺或斜刺 0.3～0.5 寸，或点刺出血 |
| 定喘（Dìngchuǎn） | 第七颈椎棘突下，旁开 0.5 寸 | 哮喘，咳嗽，肩背痛 | 向椎体方向斜刺 0.5～1 寸 |
| 夹脊（Jiájí） | 在第一胸椎至第五腰椎，各椎棘突下左右旁开 0.5 寸 | 上胸部穴位治疗心肺、上肢疾病；下胸部穴位治疗胃肠疾病；腰部穴位治疗腰腹及下肢疾病 | 斜刺 0.3～0.5 寸，或用梅花针叩刺，可灸 |
| 四缝（Sìfèng） | 第二至五指掌面，近端指间关节横纹的中点处 | 小儿疳积，百日咳 | 点刺出血或挤出少许黄白色透明黏液 |
| 十宣（Shíxuān） | 手十指尖端，距指甲游离缘 0.1 寸 | 昏迷，癫痫，高热，中暑，咽喉肿痛。为急救穴 | 浅刺 0.1～0.2 寸，或点刺出血 |
| 胆囊（Dǎnnáng） | 阳陵泉穴直下 2 寸处 | 急慢性胆囊炎，胆石症，胆道蛔虫症，下肢痿痹 | 直刺 1～1.5 寸；可灸 |
| 阑尾（Lánwěi） | 在足三里穴直下 2 寸处 | 急慢性阑尾炎，消化不良，胃脘痛 | 直刺 1～1.5 寸；可灸 |

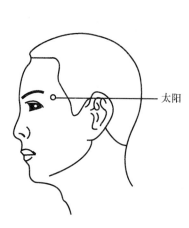

图 7-19　太阳穴

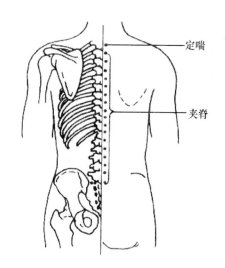

图 7-20　定喘、夹脊穴

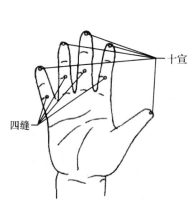

图 7-21　四缝、十宣穴

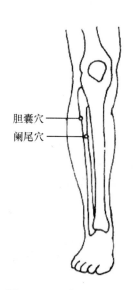

图 7-22　胆囊、阑尾穴

# 第二节　针　法

针法是指应用不同的针具针刺机体一定的腧穴，并运用不同的手法以激发经络之气，调整机体平衡，防治疾病的一种方法。临床常用的针法有毫针刺法、三棱针法、皮肤针法等，而应用最多的是毫针刺法。

## 一、针具

1. 毫针　毫针是临床应用最广泛的针具，现在使用的毫针多以不锈钢为材料制成。毫针的结构可分为五个部分：针的尖端锋锐的部分称针尖，亦名针芒；针尖与针柄之间部分称为针身，针身光滑挺直，富有弹性；针身与针柄连接处称为针根；以铜丝或铝丝呈螺旋形紧密缠绕的一端称针柄，是持针着力的部位；针柄的末端多缠成圆筒状称针尾（图 7-23）。

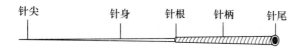

**图 7-23　毫针的结构**

毫针的规格是指针身的粗细和长短。其长短规格见表 7-19，粗细规格见表 7-20。

**表 7-19　毫针的长度规格**

| 寸 | 0.5 | 1.0 | 1.5 | 2.0 | 2.5 | 3.0 | 3.5 | 4.0 | 4.5 |
|---|---|---|---|---|---|---|---|---|---|
| 长度（mm） | 15 | 25 | 40 | 50 | 65 | 75 | 90 | 100 | 115 |

**表 7-20　毫针的粗细规格**

| 号 | 26 | 27 | 28 | 29 | 30 | 31 | 32 | 33 |
|---|---|---|---|---|---|---|---|---|
| 直径（mm） | 0.45 | 0.42 | 0.38 | 0.34 | 0.32 | 0.30 | 0.28 | 0.26 |

针具应放在垫有海绵或纱布的针盒或针管中，防止针尖受损或针体弯曲，对有缺损或折痕明显的毫针应剔除不用。

2．三棱针　由不锈钢制成，长 2～3 寸，是一种柄粗而圆，针身呈三棱形，针尖锋利的针具。临床一般应用于实证、热证、瘀血病证等点刺或点刺放血，手法宜轻、宜浅、宜快，出血不宜过多。注意无菌操作，以防感染。

3．皮肤针　又称"梅花针"，是用 5 或 7 枚不锈钢针，固定在针柄的一端而成，用它在一定部位的皮肤上进行叩刺。轻刺用力小，使局部皮肤略有潮红即可；重刺用力稍大，使局部皮肤微出血为度。临床一般用于失眠、头痛、斑秃、中风后遗症、胃肠病、皮肤病等病证。

二、针刺前的准备

1．选择针具　针刺前，根据患者的性别、年龄、形体胖瘦、体质强弱、病情虚实、病变部位的表里深浅和所选腧穴的具体部位，选择长短、粗细适宜的针具。如男性、形胖、体壮且病位较深者，可选稍粗、稍长的毫针；若为女性、形瘦、体弱而病位较浅者，就应选择较细、较短的针具。毫针应以针柄无松动，针身挺直、光滑、坚韧而富有弹性，针尖锐利者为好。

2．选择体位　针刺时，患者体位是否合适，对于正确取穴和进行针刺操作，以及防止针刺意外的发生有一定的意义。选择体位应以医生能正确取穴，便于操作，患者舒适并能持久为原则。临床常用的体位有仰卧、俯卧、侧卧和仰靠坐、伏案坐、侧伏坐等体位。

3．消毒　包括针具消毒、医生手指和施术部位的消毒。针具可采用高压或煮沸消毒法，亦可放在 75% 的乙醇内浸泡 30 分钟取出擦干备用。医生的手指和施术部位用 75% 乙醇棉球擦拭消毒。

4．医生态度　医生首先要有急患者之所急，痛患者之所痛的思想，关心患者，集中精神，专心为患者治疗，尽到医生的职责。对初诊患者应耐心介绍针刺的常识，以消除其恐惧心理，取得患者的主动配合，更好地发挥针灸的治疗作用。

三、毫针的刺法

1．进针法　进针法是把针刺入肌肤内的操作方法，进针时，一般多为双手协作、相互配合。大多以右手持针（称为刺手），用拇、示两指夹持针柄，用中指抵住针身，运用指力使针尖快速透入皮肤，再捻转刺向深层。同时运用左手辅助（称为押手），以固定穴位，扶托针身，减少进针疼痛。临床常用的进针方法有以下几种：

（1）指切进针法：用左手拇指或示指端切按在穴位旁，右手持针，紧靠指甲面刺入皮肤，适用于短针的进针（图7-24）。

（2）夹持进针法：用左手拇、示两指持捏消毒干棉球，夹住针身下端，露出针尖，将针固定在穴位上，右手持针柄，使针垂直，进针时右手用力下压，左手拇指和示指同时用力，协助右手将针刺入腧穴，适用于长针的进针（图7-25）。

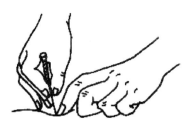

图 7-24　指切进针法

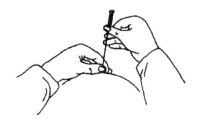

图 7-25　夹持进针法

（3）提捏进针法：左手拇、示两指将针刺部位的皮肤捏起，右手持针从捏起部的上端刺入，适用于皮肉浅薄部位的进针（图7-26）。

（4）舒张进针法：左手拇、示两指将针刺部位的皮肤向两侧撑开，使之绷紧，右手将针刺入，适用于皮肤松弛或有皱纹部位的进针（图7-27）。

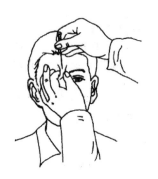

图 7-26　提捏进针法

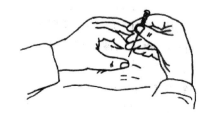

图 7-27　舒张进针法

2．针刺的角度和深度　正确掌握针刺的角度和深度，是获得针感、提高疗效、防止针刺意外事故发生的重要环节。针刺的角度和深度，要根据施术部位、病情需要以及患者的体质强弱、体形胖瘦、年龄大小等具体情况而定。

（1）针刺的角度：是指进针时针身与皮肤表面所构成的夹角。其角度的大小，主要根据腧穴所在部位的特点和治疗要求而定。一般分直刺、斜刺、平刺三种（图7-28）。

1）直刺：即针身与皮肤表面呈90°角垂直刺入。常用于肌肉较丰厚的腰、臀、腹、四肢等部位的腧穴。

2）斜刺：即针身与皮肤表面呈45°角左右倾斜刺入。适用于肌肉浅薄处或内有重要脏器的部位，如胸、背及某些关节部的腧穴。

3）平刺：又称"沿皮刺""横刺"。即针身与皮肤表面呈15°角左右沿皮刺入。适用于肌肉特别浅薄处，如头面部、胸骨部的腧穴。

（2）针刺的深度：是指针身刺入皮肉内的深度而言。一般以既有针感又不伤及脏器为原则。临床应用时，应根据患者的年龄、体质、部位、病情灵活掌握。年老体弱或小儿宜浅刺，年青体壮者可深刺；体瘦者宜浅刺；体胖者宜深刺；头面及胸背部宜浅刺，四肢及臀腹部可深刺；病在

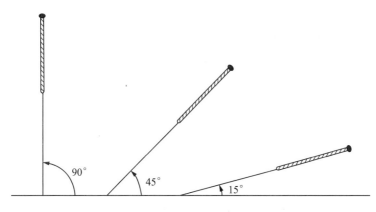

**图 7-28 针刺的角度**

表、阳证、新病者宜浅刺,病在里、阴证、久病者宜深刺。针刺的角度和深度之间有着相辅相成的密切联系。一般而言,深刺多用直刺,浅刺多用斜刺或平刺。

3．行针与得气

(1)行针:指将针刺入腧穴后,为了使患者产生针感或调节针感的强弱而施行的各种针刺手法,又叫运针。行针手法很多,常用的一般分为基本手法和辅助手法两类。

1)基本手法:主要有以下两种:

提插法:指毫针刺入腧穴一定深度后,将针反复上下提插的操作方法(图 7-29)。提插幅度的大小、频率的快慢以及操作时间的长短,应根据患者的体质、病情和腧穴的部位及医者要达到的目的灵活掌握。一般提插幅度以 1 ～ 1.5cm 为宜。

捻转法:指毫针刺入腧穴一定深度后,施以左右来回捻动的操作方法(图 7-30)。捻转的幅度一般掌握在 180°～ 360°,不可单一方向捻针。

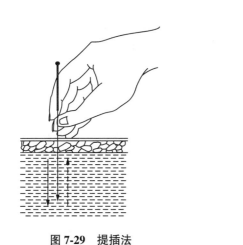

**图 7-29 提插法**　　　　　　　　　**图 7-30 捻转法**

2)辅助手法:主要有以下三种:

刮柄法:将针刺入腧穴一定深度后,用拇指指腹抵住针尾,以示指或中指指甲轻刮针柄。此法可加强针感和促使针感的扩散。

弹柄法:将针刺入腧穴一定深度后,用手指轻弹针尾,使针体轻微震动,以增强针感。

震颤法:将针刺入腧穴一定深度后,用右手拇、示、中指捏住针柄,作小幅度、快频率的提插捻转动作,使针身发生轻微震颤,以增强针感。

(2)得气:行针后,针刺部位产生的经气感应,称为"得气",也称"针感",即患者感觉针刺部位有酸、麻、胀、重的感觉，医生指下亦有沉紧的反应。针刺得气与否是治疗效果的关键，一般得气迅速，疗效就好；得气缓慢，疗效较差；如不得气，则可能无效。因此，在针刺过程中如得气较慢或不得气时，应及时检查针刺的角度、深度和取穴是否准确，手法是否恰当，并予以调整。

4. 针刺补泻　针刺补泻是根据"实则泻之，虚则补之"的理论而确立的两种不同的治疗原则和方法。凡能鼓舞人体正气，使低下的功能恢复旺盛的方法称补法；凡能疏泄病邪，使亢进的功能恢复正常的称泻法。常用的针刺补泻手法见表7-21。

表 7-21　常用补泻手法

| | 补法 | 泻法 |
| --- | --- | --- |
| 提插补泻 | 先浅后深，重插轻提，幅度小，频率慢 | 先深后浅，轻插重提，幅度大，频率快 |
| 捻转补泻 | 捻转幅度小，用力轻，频率慢，时间短 | 捻转幅度大，用力重，频率快，时间长 |
| 疾徐补泻 | 进针慢，少捻转，出针快 | 进针快，多捻转，出针慢 |
| 迎随补泻 | 针尖随着经脉循行方向，顺经而刺 | 针尖迎着经脉循行方向，逆经而刺 |
| 呼吸补泻 | 呼气时进针，吸气时出针 | 吸气时进针，呼气时出针 |
| 开阖补泻 | 出针后迅速按压针孔 | 出针时摇大针孔而不立即按压 |
| 平补平泻 | 进针后均匀地提插、捻转、得气后出针 | |

5. 留针与出针

(1) 留针：行针施术后，将针留置于穴内称为留针。其目的是加强针刺的持续作用和便于间歇行针。一般病证，针刺得气并施以适当的补泻手法后即可出针，或酌情留针15～30分钟。但对一些慢性、顽固性、疼痛性、痉挛性病证，可适当延长留针时间，以便在留针过程中间歇行针，以巩固疗效。

(2) 出针：行针施术完毕后，将针拔出。出针时，左手持消毒棉球按压针孔周围皮肤，右手持针轻微捻转，将针退到皮下，迅速出针，再用消毒棉球按压针孔，防止出血。出针后检查针数，防止漏针。

四、针刺意外及其处理

1. 晕针　在针刺过程中，患者突然出现头晕目眩，胸闷心慌，面色苍白，身出冷汗，甚则晕厥，称为晕针。多因患者精神紧张，或体质虚弱，或饥饿疲劳，或体位不当，或医生手法过重所致。出现晕针时，应立即停止针刺，并将针取出，让患者平卧，头部放低，注意保暖。轻者静卧片刻，并给予温开水或糖开水后即可恢复。重者用拇指掐或针刺人中、合谷、足三里、内关，灸百会、关元等穴，必要时配合现代治疗急救措施。

预防晕针，要消除患者的恐惧和紧张，饥饿和疲劳的情况下勿针刺，针刺时手法宜轻，选穴宜少。针刺过程中，医生应随时注意观察患者的情况，询问感觉，以便及时发现和处理。

2. 滞针　行针时医生感觉针下紧涩，提插、捻转、出针困难，患者感觉局部疼痛称为滞针。多因患者精神紧张，局部肌肉强烈收缩；或行针手法不当，向单一方向捻针，使肌纤维缠绕针身所致。出现滞针，应根据不同原因予以处理。因肌肉强烈收缩而致者，可在局部按摩，或在针刺附近再刺一针，以缓解痉挛；若因行针不当而致者，可向相反方向将针捻回，待针松动后即可出针。

预防滞针，针前做好患者的解释工作，针刺手法轻巧，捻转幅度不要太大，不宜单向捻转。

3. 弯针　针身在体内形成弯曲，多因患者在留针时移动体位，或医生进针时用力过猛所致。

出现弯针时，不得再行提插捻转，应顺着弯曲的方向，慢慢将针取出，如因体位改变而致，应先慢慢恢复原来体位，待局部肌肉放松后再缓缓退针。切忌强行拔针，以免将针断入体内。

4．断针　针身折断，残端留在患者体内。多因针具质量欠佳，针根松动、锈蚀，针刺时，又将针身全部刺入，行针时，强力捻转提插，肌肉强烈收缩；或患者改变体位；或滞针和弯针时未及时正确处理所致。发生断针时嘱患者不要紧张，切勿改变原来体位，以防断端向肌肉深层陷入。如断端还在体外，可用手指或镊子取出；如断端与皮肤相平，可挤压针孔两旁，使断端暴露，用镊子取出；如针身完全陷入肌肉，应在 X 线下定位，手术取出。

预防断针，针刺前认真检查针具，对不符合质量要求的应剔出不用，针刺时，不要将针身全部刺入，应留一部分在体外，正确处理滞针和弯针。

5．血肿　针刺部位出现出血而引起肿胀疼痛，其原因是针尖刺伤血管所致。血肿较轻者，一般不必处理，可自行消退。若肿痛较重，青紫面积较大，可先做冷敷止血后，再做热敷，促使局部瘀血消散。若误伤大血管，出血严重时，应该采取急救措施。注意针刺时避开血管，出针时立即用消毒干棉球按压针孔。

五、针刺注意事项

1．患者劳累、饥饿、精神紧张时不宜立即针刺；体质虚弱的患者，刺激不宜过强，并尽量采用卧位。

2．有自发性出血倾向或因损伤后出血不止者，或者皮肤感染、溃疡、瘢痕部位，不宜针刺。

3．怀孕 3 个月以内者，小腹及腰骶部穴位禁刺；3 个月以上者，上腹部及某些针感强烈的穴位，如合谷、三阴交等禁刺；有习惯性流产史者及月经期间如不是为了调经，均不宜针刺。

4．眼区、项部、胸背部、胁肋部等部位的穴位，应掌握好针刺的角度、方向和深度。

5．小儿囟门未闭合时，头项部腧穴不宜针刺，小儿针刺时宜采用速针法，不宜留针。

# 第三节　灸　法

灸法是用艾绒或其他药物放置在体表的腧穴或部位上烧灼、温熨，借灸火的热力和药物的作用，通过经络的传导达到治病防病目的的一种方法。施灸的原材料主要是艾，用干燥的艾叶捣成艾绒，做成艾条或艾炷使用。艾绒气味芳香，辛温易燃，火力温和、持久，易于深透肌肉，而发挥治疗作用。

一、灸法的作用及适应证

1．温经散寒，舒筋活络　适用于寒湿痹证所致的肢体麻木酸痛。

2．升提中气，扶阳固脱　适用于中气下陷所致的胃下垂、子宫脱垂、久泻脱肛以及阳气虚脱所致的昏厥、休克等。

3．温养气血，扶赢补虚　适用于体质虚弱所致的头昏、乏力、乳少、经闭、阳痿等症。

4．温中散寒，消瘀散结　适用于寒邪所致的胃痛、腹痛、吐泻以及外科皮下阴性肿块、痰核、瘘管等。

5．预防疾病，保健强身　常灸关元、气海、足三里、中脘等穴，能鼓舞人体正气，增强抗病能力，起到防病保健作用。

## 二、灸法的操作方法

1．艾条灸　用桑皮纸将艾绒卷成圆柱形的艾卷，点燃一端，在距离穴位 1 寸左右的高度进行熏烤，灸至局部灼热红晕为度。一般每穴灸 3 ～ 5 分钟，此法称温和灸。如将点燃的艾条像鸟雀啄食一样，一上一下移动熏灸，称为雀啄灸。若将点燃的艾条做左右方向的移动或反复的旋转施灸，称为回旋灸（图 7-31）。

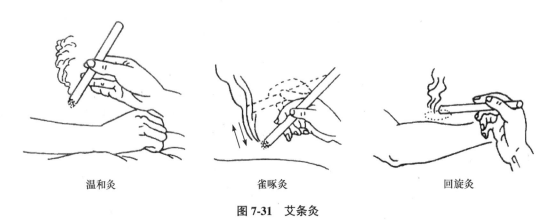

温和灸　　　　　　　　　　雀啄灸　　　　　　　　　　回旋灸

**图 7-31　艾条灸**

2．艾炷灸　将艾绒放在平板上，用拇、示、中三指捏成上小下大的圆锥状。大者如半个枣核，小者如麦粒，燃烧一个艾炷称为一壮。艾炷灸可分为直接灸和间接灸两种。

（1）直接灸：将艾炷直接放在腧穴上点燃施灸（图 7-32）。直接灸又分为瘢痕灸和无瘢痕灸。

瘢痕灸又称化脓灸。用大蒜捣汁涂敷施灸部位，上置艾炷点燃，待艾炷燃尽，除去灰烬，继续加炷再灸。一般灸 5 ～ 10 壮，使局部皮肤灼伤，起疱化脓，4 ～ 5 周后灸疮自愈，留下瘢痕。施灸前必须征得患者同意。此法一般用于慢性、顽固性病症。

无瘢痕灸又称非化脓灸。施灸部位先涂少量凡士林，上置艾炷点燃，待患者感到灼痛时，即移去未燃尽的艾炷，更换艾炷再灸。一般灸 3 ～ 5 壮，以局部皮肤充血、红润为度。

（2）间接灸：即在艾炷与皮肤之间加一层间隔物，常用的间隔物有姜、蒜、盐、饼等，艾炷的热力通过间隔物作用于施灸部位，以此增强疗效（图 7-33）。

隔姜灸：将鲜姜切成约 0.3cm 厚的薄片，中间用针刺数孔后置于施术部位，上面放艾炷点燃灸之，当患者感觉灼痛时，换炷再灸，一般灸 3 ～ 7 壮，以局部皮肤红润为度。适用于虚寒

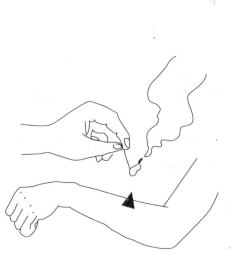

**图 7-32　艾炷直接灸**

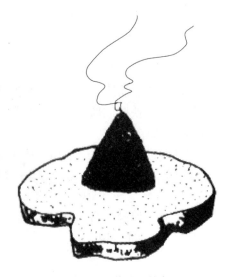

**图 7-33　艾炷间接灸**

性疾患。

隔蒜灸：将鲜大蒜切成约 0.3cm 的薄片，灸法同上。适用于痈疽初起、毒虫咬伤、肺痨等病证。

隔盐灸：用纯净的细食盐填平肚脐，上置艾炷施灸。此法有回阳救逆之功，适用于中风脱证、急性腹痛、吐泻、四肢厥冷等症。

隔饼灸：用附子研粉，以黄酒调和成饼为施灸的衬垫物。此法适用于肾阳虚衰的寒冷痼疾。

3．艾箱灸 是用纯净的艾绒或加入中药卷成艾条，点燃后放入特制小木箱中在人体表面熏烤的一种疗法。适用于各种虚寒性病症，如胃脘痛、腹痛、泄泻、风寒痹证、阳痿、早泄、疮疡久溃不愈等症。

### 三、灸法的注意事项

#### （一）禁忌证

1．实热、阴虚发热者；孕妇腹部、腰骶部；皮肤破损处；禁灸穴应禁灸。

2．颜面、五官和浅表大血管部位，肌腱所在部位，不宜采用瘢痕灸。

#### （二）护理及注意事项

1．体位 灸治体位与针刺体位相同，以舒适自然而能持久为原则，以体位平直便于施灸为宜，不能移动，防止艾炷脱落。

2．施灸顺序 一般是先上后下，先阳后阴。壮数是先少而后多，艾炷选择先小而后大。

3．艾绒和艾条燃尽后应立即除去灰烬，防止烫伤皮肤和烧坏衣物。用过的艾条、残余艾炷等，应装入小口玻璃瓶或铁筒内，以防复燃。

4．施灸后局部皮肤出现微红灼热，属正常情况，无须处理。若灸后局部起疱，小疱可自行吸收，水疱较大者，可用消毒注射器抽取水液，涂以龙胆紫，用消毒纱布覆盖，防止感染。

# 第四节 拔罐疗法

拔罐疗法（cupping therapy）是以罐为工具，借助热力排出罐内空气形成负压，使罐吸附于腧穴或应拔部位的体表，使局部皮肤充血、瘀血，以达到防治疾病的方法。此法具有温通经络，驱风散寒，消肿止痛，吸毒排脓等作用。常用罐具有竹罐、陶罐、玻璃罐以及真空抽气罐等（图 7-34）。

### 一、拔罐的适应证

拔罐法的适应范围广泛，如各种风湿痹痛、胃脘痛、腹痛、痛经、头痛、感冒、咳嗽、哮喘、消化不良、神经麻痹、软组织损伤、丹毒、毒蛇咬伤、疮疡初起未溃等。

### 二、拔罐前的准备

1．备齐拔罐用物，携至床边，做好解释，再次核对。

2．取合理体位，充分暴露拔罐部位，注意保暖。

3．根据部位不同，选用合适火罐，并检查罐口

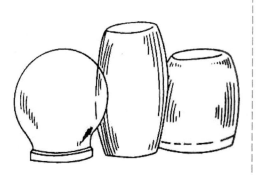

图 7-34 玻璃罐、竹罐、陶罐

边缘是否光滑。

### 三、拔罐的操作方法及应用

#### （一）拔罐方法

1．火罐法　利用燃烧时火焰的热力排去空气，使罐内形成负压，借以将罐吸附在皮肤上。常用玻璃罐，主要分为闪火法、投火法等。

（1）闪火法：用镊子夹住酒精棉球，点燃后，在火罐内壁中段快速绕 1～3 圈立即退出，迅速将罐吸附在施术部位，是最常用的拔罐方法。需注意，不可烧罐口边沿，以免灼热的罐口烫伤皮肤（图 7-35）。

（2）投火法：将纸片或 95% 酒精棉球点燃后，投入罐内，然后迅速将火罐吸附在施术部位。投火法适宜患者侧卧横拔，使罐体横放，以免因燃烧物落下而烫伤皮肤（图 7-36）。

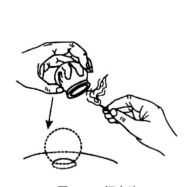
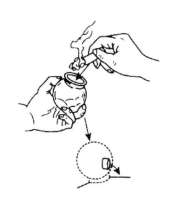

图 7-35　闪火法　　　　　　　　图 7-36 投火法

2．水罐法　一般选用竹罐。先将竹罐倒置在沸水或药液之中，煮沸 1～2min。然后用镊子夹住罐底，颠倒提出，甩去水液，趁热将竹罐扣在皮肤上。

3．抽气罐法　利用机械抽气使罐内形成负压，将罐体吸附于施术部位的方法。

#### （二）拔罐法的应用

1．留罐　又称坐罐，指罐体吸附在选定的部位上留置一段时间的拔罐方法。一般在腰背部等肌肉丰厚处可留罐 10～15 分钟，肌肉浅薄处留罐时间稍短。气候炎热季节应缩短留罐时间，寒冷季节留罐时间可稍长。

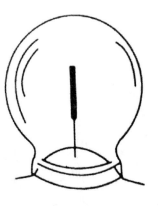

2．走罐　又称推罐，一般用于肌肉丰厚的部位，须选口径较大的玻璃罐，先在罐口或所拔部位的皮肤上，涂上适量凡士林等润滑油脂，拔罐后，用右手握住罐体，上下反复推移，至所拔皮肤潮红充血或瘀血为度。

3．闪罐　将罐拔住后，又立即取下，再迅速拔住，如此反复多次的拔上取下，取下拔上，直至皮肤潮红为度。

4．针罐　是针刺与拔罐相结合的一种方法（图 7-37）。即先针刺，待得气后留针，再以针为中心点将罐拔上，留置 10～15 分钟，然后起罐起针。

图 7-37　针罐法

### 四、拔罐的注意事项

#### （一）禁忌证

高热抽搐及凝血机制障碍患者；皮肤有过敏、溃疡、水肿及大血管处；孕妇腹部、腰骶部均不宜拔罐。

**（二）护理及注意事项**

1. 拔罐时应取合理体位，选肌肉丰满的部位。骨骼凹凸不平和毛发较多处不宜拔罐。

2. 用火罐时应注意勿灼伤皮肤，操作时动作要稳、准、快。患者不要随便移动体位，以免罐体脱落。

3. 起罐时，手法要轻，以一手按压罐边的皮肤，使空气进入罐内，即可将罐取下，切不可硬行上提或旋转提拔，以免拉伤皮肤。

4. 起罐后皮肤局部潮红，瘙痒，嘱患者不要乱抓，经数小时或数日即可消除。如局部出现水疱，处理同灸法。

5. 拔罐时应密切观察患者反应，如突然出现面色苍白，多汗，心慌欲吐，四肢厥冷，甚则神志不清，二便失禁，脉微欲绝等现象，此为晕罐，应立即起罐，取平卧头低足高位，注意保暖，轻者休息片刻，饮温水或糖水后可恢复，重者可考虑配合其他急救措施。

# 第五节　推拿疗法

推拿（massage treatment），又称按摩，是中国医药学的一个重要组成部分，属中医外治疗法之一。中医推拿是在中医基本理论指导下，医生运用各种手法作用于人体体表的某些特定部位，以调节机体生理、病理状态，从而达到防治疾病的一种方法。推拿疗法具有疏通经络、滑利关节、舒筋整复、活血祛瘀、调整脏腑气血功能，增强人体抗病能力等作用。

## 一、推拿的适应证

推拿疗法适应范围广泛，普遍用于骨伤科、外科、内科、妇科、儿科等疾病的治疗。如伤科中的腰椎间盘突出症、颈椎病、软组织急性扭挫伤、慢性劳损、骨质增生、骨折及关节脱位的恢复期；外科手术后的粘连；内科中的感冒、哮喘、胃痛、腹泻、便秘、失眠、瘫痪；妇科中的痛经；儿科中的消化不良、小儿麻痹后遗症、泄泻、遗尿等。

## 二、推拿前的准备

1. 备齐用物（如各种介质、毛巾等），携至床边，再次核对。
2. 向患者讲明推拿作用、方法等，使其知情同意，取得合作。
3. 进行腰腹部按摩时，嘱患者先排尿。
4. 安排合理体位，必要时协助松开衣物，冬季注意保暖。

## 三、推拿的方法

用手或肢体其他部分按其特定动作的技能和技巧，在体表操作的方法，称为推拿手法。其基本要求是持久、有力、均匀、柔和。临床常用的推拿手法有如下几类：

**（一）滚法**

通过腕关节的伸屈和前臂的旋转、协调运动带动小指掌指关节背侧及部分小鱼际在体表一定部位反复往返滚动的一种手法。

1. 动作要领　操作时小指掌指关节背侧及部分小鱼际要紧贴体表，肩、臂放松，肘关节微屈约120°，前臂的内、外旋及腕关节的伸屈运动要协调，压力、频率、腕臂摆动幅度要均匀，动作有节律，不可跳跃或者拖拽摩擦，摆动频率约120次/分（图7-38）。

2．临床应用　本法具有舒筋活血、祛风散寒、解痉止痛的功效，适用于肩背、腰臀及四肢肌肉较丰厚部位的风湿痹痛、肢体麻木、中风瘫痪等病症。

**（二）按法**

按法分指按法和掌按法两种。用拇指指端或指腹按压体表，称指按法；用单掌或双掌重叠按压体表，称掌按法。

1．动作要领　操作时着力部位要紧贴体表，不可移动，用力要由轻而重，不可用暴力（图7-39）。

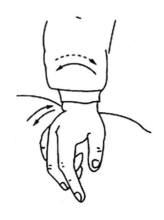

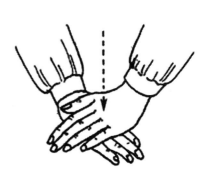

图 7-38　滚法　　　　　　　　　　　　　图 7-39　按法

2．临床应用　本法具有放松肌肉、开通闭塞、活血止痛的功效，适用于胃脘痛、头痛、肢体酸痛麻木等病症。指按法一般适用于全身各部穴位；掌按法一般适用于腰背和腹部。

**（三）拿法**

用拇指与其余四指对合呈钳形，夹提受术部位的一种手法。

1．动作要领　操作时，用劲要由轻而重，不可骤然用力，动作缓和而有连贯性（图7-40）。

2．临床应用　本法具有祛风散寒、开窍止痛、舒筋活络的功效。适用于感冒、头痛、腰腿痛、筋肉挛急等病症。

**（四）摩法**

摩法是用手掌面或示、中、环指附着于受术部位上，以腕关节为中心，连同前臂作节律性的环旋运动，分掌摩法和指摩法两种。

1．动作要领　肘关节自然屈曲，腕部放松，指掌自然伸直，动作缓和而协调。频率约120次／分（图7-41）。

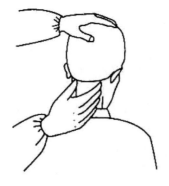

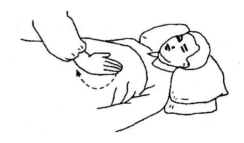

图 7-40　拿法　　　　　　　　　　　　　图 7-41　摩法

2. 临床应用 本法具有理气和中、消积导滞、调理脾胃的功效，适用于胸胁胀痛、脘腹不适、食积胀满、胃肠功能紊乱等病症。

**（五）擦法**

用手掌的大鱼际或小鱼际在受术部位上进行直线来回摩擦的一种手法。

1. 动作要领 腕关节伸直，手指自然分开，以肩关节为支点，上臂带动手掌作前后或上下往返移动。频率120次/分。用力适中、持续、均匀，不使皮肤折叠、擦伤，以局部皮肤潮红为度，使用擦法后一般不再使用其他手法（图7-42）。

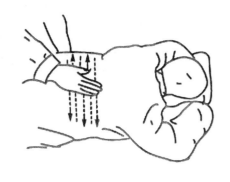

图 7-42 擦法

2. 临床应用 本法具有温经通络、行气活血、健脾和胃、祛风散寒的功效，适用于腰背酸痛、肢体麻木、筋肉痉挛、消化不良等病症。

**（六）推法**

用指、掌或肘部着力于受术部位上，进行单方向直线移动的一种手法。分指推法、掌推法和肘推法。

1. 动作要领 指、掌或肘要紧贴体表，用力要稳，速度要缓慢、均匀，"轻而不浮，重而不滞"（图7-43）。

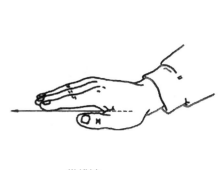

掌推法

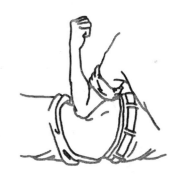

肘推法

图 7-43 推法

2. 临床应用 本法具有温经活络、活血止痛、健脾和胃、调和气血的功效。适用于肝郁气滞、胁肋胀满、风湿痹痛、脘腹胀闷、感冒发热等病症。

**（七）揉法**

用掌根、大鱼际或手指指腹在体表作轻柔缓和的回旋转动的一种手法，分掌揉和指揉两种。

1. 动作要领 以掌或指为着力点紧贴体表，腕部放松，以肘为支点，前臂主动摆动，带动腕部使掌或指作环形运动，并带动该处的皮下组织。动作要协调而有节奏、持续、均匀、柔和，频率约120次/分（图7-44）。

2. 临床应用 本法具有宽胸理气、消积导滞、调和气血、缓急止痛的功效。适用于胸胁疼痛、脘腹胀满、消化不良、软组织损伤、筋肉痉挛等病症。

**（八）搓法**

用双手掌面夹住受术部位，相对用力作快速搓揉并上下往返移动的一种手法。

1. 动作要领 双手用力要对称、均匀、搓动要快，移动要缓，动作协调一致（图7-45）。

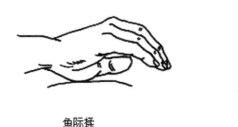

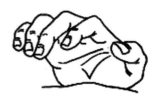

鱼际揉                                       掌根揉

图 7-44 揉法

2．临床应用　本法具有解痉止痛、舒筋通络、调和气血等作用。适用于腰背酸痛、胸胁胀闷、肢体麻木、筋肉挛急等病症。搓法多作为推拿的结束性手法之一。

（九）拍法

将手指自然并拢、掌指关节微屈形成虚掌拍打体表的一种手法。

1．动作要领　以手腕发力，平稳均匀而有节奏地拍打患处（图 7-46）。

2．临床应用　本法具有舒筋通络、行气活血、缓急止痛的功效，适用于风湿痹痛、肌肉痉挛、局部感觉迟钝等病症。多作为推拿的结束性手法之一。

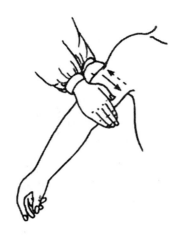

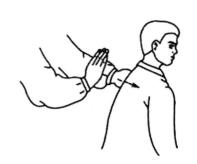

图 7-45 搓法                        图 7-46 拍法

（十）抖法

用双手握住患者肢体远端，用力使患者肢体产生连续的小幅度上下颤动，使关节有松动感的一种手法。

1．动作要领　颤动幅度要小，频率要快（图 7-47）。

2．临床应用　本法具有调和气血、解除粘连、通利关节、舒缓筋脉的功效。适用于肢体麻木、功能障碍、腰腿疼痛、屈伸不利等病症。

图 7-47 抖法

四、推拿疗法的注意事项

（一）禁忌证

1．急性传染病；各种感染性疾病，如丹毒、脓肿、骨髓炎、蜂窝织炎、化脓性关节炎等。

2．皮肤病的病变部位，如溃疡性皮炎、皮肤破损处等；骨折移位或关节脱位。

3．正在出血的部位；妇女经期或妊娠期，腹部和腰骶部不宜推拿；较严重的内脏器质性病变；各种恶性肿瘤；精神障碍患者。

4．极度疲劳、年老体弱、过饥过饱或酒醉后。

**（二）护理及注意事项**

1．保持室内空气流通，温度适宜（22～25℃）。注意双手清洁，剪指甲。

2．根据患者情况和疾病需要，选择适宜手法和力度，以患者感到局部稍有酸胀感、舒适为度。

3．患者在接受推拿前应先排空大小便，使机体放松。手法宜先轻后重、由浅入深、循序渐进，切勿用暴力，以免损伤皮肤及其他组织器官。

4．作较大动作手法治疗时，必须严格掌握操作要领，并嘱患者不要紧张或抵抗，以免造成损伤。俯卧位时，注意保持呼吸通畅；重手法治疗时，不要憋气。

5．年老体弱者或重手法治疗后，应该在床上休息片刻，以防立即起床产生头晕、血压波动现象，并要加盖衣被以免受凉。

**本章小结**

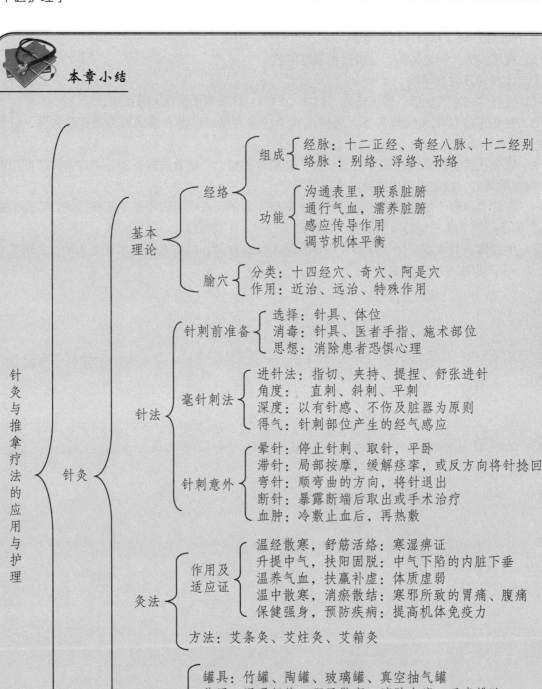

针灸与推拿疗法的应用与护理

- 基本理论
  - 经络
    - 组成
      - 经脉：十二正经、奇经八脉、十二经别
      - 络脉：别络、浮络、孙络
    - 功能
      - 沟通表里，联系脏腑
      - 通行气血，濡养脏腑
      - 感应传导作用
      - 调节机体平衡
  - 腧穴
    - 分类：十四经穴、奇穴、阿是穴
    - 作用：近治、远治、特殊作用

- 针灸
  - 针法
    - 针刺前准备
      - 选择：针具、体位
      - 消毒：针具、医者手指、施术部位
      - 思想：消除患者恐惧心理
    - 毫针刺法
      - 进针法：指切、夹持、提捏、舒张进针
      - 角度：直刺、斜刺、平刺
      - 深度：以有针感、不伤及脏器为原则
      - 得气：针刺部位产生的经气感应
    - 针刺意外
      - 晕针：停止针刺、取针、平卧
      - 滞针：局部按摩，缓解痉挛，或反方向将针捻回
      - 弯针：顺弯曲的方向，将针退出
      - 断针：暴露断端后取出或手术治疗
      - 血肿：冷敷止血后，再热敷
  - 灸法
    - 作用及适应证
      - 温经散寒，舒筋活络：寒湿痹证
      - 升提中气，扶阳固脱：中气下陷的内脏下垂
      - 温养气血，扶赢补虚：体质虚弱
      - 温中散寒，消瘀散结：寒邪所致的胃痛、腹痛
      - 保健强身，预防疾病：提高机体免疫力
    - 方法：艾条灸、艾炷灸、艾箱灸
  - 拔罐法
    - 罐具：竹罐、陶罐、玻璃罐、真空抽气罐
    - 作用：温通经络，驱风散寒，消肿止痛，吸毒排脓
    - 适应证：感冒、咳嗽、风湿痹痛、脘腹疼痛、痛经
    - 方法：火罐法、水罐法、抽气罐法
    - 应用：留罐、走罐、闪罐、针罐

- 推拿
  - 作用：疏通经络、滑利关节、舒筋整复、活血祛瘀、调整脏腑功能
  - 适应证：内、外、伤、儿、妇等各科疾病，以及预防保健
  - 常用方法：滚、按、拿、摩、擦、推、揉、搓、拍、抖

**自测题**

**单项选择题**

1. 足少阴肾经在下肢的循行部位是
   A. 外侧中线
   B. 内侧中线
   C. 内侧后线
   D. 外侧前线
   E. 内侧前线

2. 上肢内侧后缘疼痛应责之于
   A. 手太阴肺经
   B. 手太阳小肠经
   C. 手少阳三焦经
   D. 手少阴心经
   E. 手厥阴心包经

3. 手太阴肺经交于何经
   A. 足厥阴经
   B. 手少阳经
   C. 手太阳经
   D. 手阳明经
   E. 足太阴经

4. 手足阳明经交接的部位在
   A. 示指端
   B. 上肢端
   C. 鼻翼旁
   D. 目内眦
   E. 目外眦

5. 手太阴经脉所络的脏腑是
   A. 肺
   B. 胃
   C. 胆
   D. 大肠
   E. 三焦

6. 足三阴经的走向是
   A. 从手走头
   B. 从胸走手
   C. 从足走腹胸
   D. 从头走足
   E. 从足走头

7. 下列哪一经的名称是错误的
   A. 足太阳膀胱经

B. 足厥阴脾经
   C. 足少阴肾经
   D. 手阳明大肠经
   E. 手厥阴心包经

8. 足太阴脾经与足厥阴肝经是在内踝上几寸之处交叉变换前后位置的
   A. 8 寸处
   B. 2 寸处
   C. 3 寸处
   D. 5 寸处
   E. 以上均不是

9. "一源三歧"的经脉是
   A. 任冲督
   B. 冲任带
   C. 任督带
   D. 冲督带
   E. 以上均不是

10. 称"阴脉之海"的经脉是
    A. 冲脉
    B. 督脉
    C. 任脉
    D. 阴维脉
    E. 阴跷脉

11. 对阿是穴描述不正确的是
    A. 无固定位置
    B. 无固定名称
    C. 以痛为腧
    D. 又称天应穴
    E. 多数都有特殊治疗效果

12. 下列首选的急救穴是
    A. 关元
    B. 神阙
    C. 水沟
    D. 百会
    E. 印堂

13. 常用于治疗小儿疳积的是
    A. 十宣
    B. 足三里

C. 四缝

D. 合谷

E. 神门

14. 毫针的粗细、长短规格是指哪部分

A. 针尖

B. 针身

C. 针根

D. 针柄

E. 针尾

15. 胸背有重要脏器的部位针刺时应该

A. 深刺

B. 直刺

C. 平刺

D. 斜刺

E. 只灸不刺

16. 下述哪项不宜增加留针时间

A. 急性病

B. 顽固性疾病

C. 疼痛性疾病

D. 痉挛性疾病

E. 慢性病

17. 晕针的处理首先是

A. 平卧

B. 取出已刺的针

C. 积极救治

D. 喝温开水

E. 保暖

18. 艾灸主要适用于

A. 虚寒性疾病

B. 高热

C. 感染性疾病

D. 虚热

E. 老年性疾病

19. 以下何穴孕妇不宜针

A. 迎香

B. 三阴交

C. 百会

D. 足三里

E. 神门

20. 艾灸能纠正胎位的腧穴是

A. 合谷

B. 水沟

C. 至阴

D. 关元

E. 太阳

21. 下列哪种疾病不宜推拿

A. 颈椎病

B. 慢性腰肌劳损

C. 骨质增生

D. 风寒湿痹

E. 骨折初期

22. 下列哪项不宜拔罐法治疗

A. 胃脘疼痛

B. 哮喘

C. 毒蛇咬伤

D. 疮疡已溃

E. 风湿痹痛

（闫立国）

# 第八章　传统中医药外治疗法与护理

**学习目标**

通过本章内容的学习，学生应能：
1. 正确评价中医药传统外治方法的护理技术。
2. 应用中医基本理论完成中医药传统外治方法的基本操作。
3. 知道中医药传统外治方法的应用范围及禁忌证。

## 第一节　刮痧疗法的应用与护理

刮痧法又称"挑痧"，属《内经》砭石疗法、刺络疗法的一种。是指用边缘钝滑的器具，在患者体表一定部位反复刮动，使局部皮下出现瘀斑或痧痕的一种治疗痧证的方法。"痧证"又称"痧胀"和"痧气"，不是一种独立的病，而是一种毒性反应的临床综合征，痧是许多疾病的共同证候，故有"百疾皆可发痧"之说。痧证多见于夏秋两季，春季次之，冬季少见。

### 一、适用范围

刮痧使局部组织高度充血，血管神经受到刺激，血流增快，使经络通畅，气血通达，起到活血祛瘀，舒筋通络作用；能调节肌肉的收缩和舒张，加强局部的新陈代谢，使组织间压力得到舒缓，加速体内废物、毒素排出，能提高免疫能力和调整肠运动，具有行气排毒，调整阴阳的作用，并有减轻病势，促进康复，从而达到治疗疾病的目的。常适用于中暑发热、胸闷、呕吐、头昏、晕厥，夏秋季节的伤暑、伤湿、伤食等出现的呕吐、腹胀、腹泻。现代多用于防治消化系统与呼吸系统的疾病。

### 二、使用方法及护理

1. 刮痧材料准备　①刮具：用水牛角或黄牛角制成平、弯、有棱角而光滑、小巧、精致的刮板，且水牛角有凉血解毒的作用；亦可用边缘光滑的银元、铜元、木梳背、瓷汤匙等。②活血润滑油：可选用具有消毒杀菌、活血止痛作用的刮痧油作润滑剂，亦可用菜油代之。③治疗盘、治疗碗（内盛少量清水、植物油或药液）、擦纸，必要时备浴巾等。④刮痧用具一定要注意清洁消毒，防止交叉感染，原则上一人一板，每次刮痧只治疗一种病症，不可连续大面积刮治。
2. 操作及护理
（1）取合适体位（体位选择既便于施术者操作，又使受术者舒适持久），暴露刮痧部位，做适当清洁，室内保持空气流动，冬季注意保暖，并且解释刮痧的目的、方法。

（2）根据病情确定刮痧部位，常用的部位有头颈部、背部、胸部及四肢。一般从上向下或从内向外单一方向刮擦皮肤，用力均匀，力度适中，不宜来回刮拭。

（3）刮痧板与刮拭方向保持90°～45°，刮痧过程中，应保持刮痧板的湿润。刮动数次干涩时，要及时蘸润滑油再刮，以免刮伤皮肤，直至皮下呈现红色或紫红色。一般一个部位刮20次左右，每次约刮20min，或者以患者能耐受为度。

（4）刮痧过程中，应注意观察患者和局部皮肤的反应，及时调整手法的力度。如果患者出现面色苍白、出冷汗等，应立即停止操作，或者作必要的处理。

（5）形体过于消瘦、有皮肤病、有出血性疾病者，不宜刮痧；神经衰弱患者，最好选择在白天进行头部刮痧；五官孔窍、孕妇的腹部、腰骶部禁刮；过饥、过饱及过度紧张不宜刮痧。

（6）操作完毕，清洁局部皮肤或用手掌按摩，协助患者取舒适卧位，保持情绪稳定，禁食生冷、油腻之品。

（7）以3～5次为一疗程，间隔时间一般为3～6天，或者以痧痕消退为准。

# 第二节　贴敷疗法的应用与护理

贴敷疗法是以中医基本理论为指导，应用中草药制剂，贴敷于皮肤、腧穴及病变局部的治病方法，较内治法更为简便、实用。贴敷疗法作用迅速，使用比较安全，副作用较小，在骨伤、皮肤、肛肠等科疾病，以及对内科、妇科疾病都有较好疗效，对老幼虚弱之体，攻补难施或不肯服药之人，具有内服药力所不能及的优点。因而贴敷疗法从古至今一直备受医家关注，是一个值得系统整理和加强研究的重要课题之一。

近年来，中医药贴敷的运用和治疗得到快速发展，利用声、光、电、磁等原理配合中药治疗的方法普遍应用于临床，现代医学对运用中药通过体表皮肤、黏膜等吸收机制的认识，提高了中药外治疗法的作用。利用贴敷疗法与现代生活结合起来，制造出药物背心、内衣、胸罩、腰带、护肩、护膝等药物保健品，在市场上备受青睐。

## 一、适用范围

1. 散剂　散剂是贴敷法中最基本的剂型，也是中医药未来深加工的发展方向。根据辨证选药配方，将药物碾成极细的粉末，可直接敷或用水等溶剂调和成贴敷，外用纱布、胶布固定，或将药末撒布在普通黑膏药中间敷贴。由于药粉接触面较大，刺激性增强，故易于发挥作用。散剂的运用需要根据配伍药物的特点来进行对证治疗，不能一概而论。如金黄散用于疮疡初起，红肿热痛；冰硼散用于热毒蕴结所致的咽喉疼痛，口舌生疮。

2. 膏剂　有硬膏和软膏两种，其制法不同。软膏具有化瘀消肿，活血止痛，舒筋活络，接筋续骨，温经通络，散寒祛风，清热解毒，生肌拔毒的功能。用于外伤后气血瘀滞，肿胀疼痛；或疮疡疖肿，焮红瘀痛；或创口感染，局部溃烂肉腐不脱。贴于皮肤、黏膜或疮面，使药物慢慢吸收，发挥疗效。硬膏具有温通经络，祛风除湿，活血止痛，化瘀消肿的功能。用于风湿痹痛，软组织损伤，筋肉慢性劳损，四肢麻木，筋脉拘急等。贴于患处或穴位上，治疗局部或全身性疾病。

3. 饼剂　是将药物粉碎过筛后，加入适量的面粉拌糊，压成饼状，放笼上蒸30min，待稍凉后摊贴穴位。有些药物有黏腻性，可直接捣融成饼，大小、重量应根据疾病轻重和贴敷部位而定。

4. 锭剂　将敷贴药物粉碎过筛后，加水及面糊适量，制成锭剂，晾干，用时以水或醋磨糊，涂布贴。多用于慢性病，可减少配制麻烦，便于随时应用。

二、使用方法及护理

1．贴敷前必须准备好消毒用具，如治疗盘、加热用品、胶布、绷带等。对治疗部位皮肤清洁，包括剃除较长、较密的毛发，用生理盐水清洗等。

2．贴敷患处消毒处理，防止感染。注意不同贴敷药剂按说明区别使用。

3．药剂贴敷后，尤其是关节部位，为避免脱落，须外加绷带固定，松紧适宜。药的厚度以0.2～0.5cm为宜，要注意保持药物的湿润和温度，以免药物剥落或干板不舒，影响效果。

4．注意观察皮肤变化，少数患者在贴药后，局部出现潮红、丘疹、水疱、瘙痒异常等，为贴药所致的过敏反应，要立即取下药物，暂停使用。

5．开放性骨折者皮肤破损严重，或出现感染者，禁用药物贴敷。对已成脓的疮疡疔肿，外敷不宜遮盖整个患处，留出顶端排脓；为了减轻肿胀疼痛和控制感染的蔓延，必须引流通畅，同时内服清热解毒的药物。

6．凡痈疡初起，肿块局限者，一般选用消散药贴敷。注意阳证不能用热性药物，以免助长火毒，但也不可过施寒凉，过则毒为寒凝，不得消散；阴证不能用寒性药物，以免寒湿痰瘀凝滞不化。

7．药剂贴敷，除了肿疡的厚型药剂外，一般一日一贴，24 h内更换；除去药物后，局部随即用松节油擦拭干净，观察毛孔是否有汗，有汗为血脉通畅，热毒散，效果好，反之则效果欠佳。

# 第三节　熏洗疗法的应用与护理

熏洗疗法是将中药材加水煎熬煮沸，充分利用药液蒸发的热气渗透作用，在患处熏洗、淋洗或浸泡的医疗护理技术。也可以将中药包装在纱布袋内，经过蒸或煮后，使药性透出，待温度适宜时在局部浸洗，这种方法又称腾洗。熏洗是借助热力和药力的综合作用，达到温经通络，舒筋活血，消肿止痛，祛风除湿，解毒化瘀，杀虫止痒的治疗目的。

一、适用范围

中药熏洗不但能治疗外伤科、皮肤科和眼科疾患，而且对某些内、妇、儿科的疾病也有一定疗效。常用于皮肤疾患；四肢肌肉、筋骨疼痛，风寒湿痹证；中风偏瘫；关节及肛门、阴部疾患；跌打损伤，骨折恢复期，瘀血肿痛，以及感冒风寒等。熏蒸法也可用于室内空气消毒。

二、使用方法及护理

1．物品准备　治疗盘、治疗巾、橡胶单。按医嘱准备好中草药配方、消毒药液、常规消毒坐椅，更换治疗床单，避免交叉感染；如果腾洗，还应准备好双层棉纱布袋。

2．将中药用适量的冷水浸泡30min，加热煮沸；如腾洗则把中药装入纱布袋内浸泡后，加水适量煮沸。将煎好的药液过滤备用，腾洗则连药袋与药液一起备用。无论腾洗还是熏洗，药液不可过热，避免烫伤，老人小儿温度不超过50℃，青壮年可略高，禁用对皮肤有刺激或有腐蚀作用的药物熏洗。

3．四肢和腰部最好腾洗结合洗浴，待药液温度适宜时，将四肢浸泡在其中，边用药液浸泡边用药袋腾洗。腾洗腰背部时，用蒸热的药袋放在腰背部，再盖上橡胶单和治疗巾；冬季用棉被单盖上保温。腾洗、洗浴时间为 30 ~ 60 min，每天 1 次。洗浴后擦干局部，让患者安静休息半小时。

4. 熏洗臀部时，装药液的容器上最好是有孔的木盖，将煮沸的药液装入其中，裸露臀部坐于孔上，使患部对准盆孔熏蒸；臀部要与药液保持一定距离，以免烫伤。待药液温度恰当时，拿掉木盖，坐入容器内洗泡。浸泡时间每次持续 30 ~ 60 min，每天 1 次。适宜于肛门、阴部疾患，如蛲虫肛痒、脱肛、肛裂、痔疮及阴部湿疹等。

5. 使用蒸汽熏时，一定要温度适中，避免烫伤或灼伤患部；为防止蒸气走散，可加盖被单。根据病情，需要延长熏蒸时间时，可用铁秤砣或洗净的鹅卵石烧红，放入盆内，加强蒸发。

6. 使用药浴时，浴室温度应调节在 20 ~ 22℃为宜，药液温度在 40 ~ 45℃为宜。夏季防止出汗过多，冬季防止受凉。若病情需要，可先熏后洗。能自理者可自己洗浴，不能自理者，应由家属或护理人员陪同。全身药浴时间不宜过长，一般每次 30 ~ 40 min，避免疲劳虚脱。

7. 腾洗药袋和药液夏季可连续使用 1 ~ 2 天，冬季可连续使用 4 ~ 5 天。每次使用时必须重新蒸煮，1 袋只限 1 人用，用后灭菌消毒，防止交叉感染；药液泡洗只能一次性使用。熏洗溃疡的药液不能重复使用。

8. 熏洗过程中应有医护人员陪同，患者感觉不适或局部有不良反应，应该立即中止治疗。熏洗结束后，患者不能立即参加剧烈活动，以免发生意外。妇女孕期及月经期禁止坐盆泡洗，热病、局部尚有出血者亦不适宜熏蒸或熏洗。

## 第四节　热熨疗法的应用与护理

热熨疗法是中医独特、有效的外治方法之一。将药物、药液或其他物品加热后，在特定的部位或穴位上适当地来回或回旋运转，借助温热及药物之力，使药性由表达里，通过皮毛腠理内及脏腑，以达到疏通经络、行气活血、散寒止痛、祛瘀消肿、调整脏腑功能为目的。常用的热熨法有药熨法、坎离砂法、盐熨法等。

### 一、适用范围

热熨疗法广泛地应用于内、外、妇、儿、皮肤、伤科等多种疾病的治疗中，尤其是局部病痛。

1. 药熨法和坎离砂法适用于　①脾胃虚寒引起的胃脘疼痛，腹冷泄泻，呕吐。②跌打损伤等引起的局部瘀血、肿痛。③扭、挫伤引起的腰背不适，行动不便。④风湿痹证引起的关节冷痛、麻木、沉重、酸胀。

2. 盐熨法适用于　①慢性虚寒性胃痛、腹泻、癃闭。②筋骨痿弱，风湿痹痛。②肾阳不足，耳鸣头晕。

### 二、使用方法

1. 药熨法

（1）物品准备：治疗盘、竹筷、棉签、凡士林、双层棉纱布袋、大毛巾、炒锅、电炉、药物、白酒。

（2）将药物放入锅内炒热至 60 ~ 70℃，加白酒再炒后，装入布袋内，用大毛巾保温，用时温度在 50℃左右。或将配方的药物打碎后装入布袋，扎紧袋口，然后煎煮或蒸。

（3）选择合适体位，向患者做好解释工作。暴露治疗部位，清洁消毒后，趁热将药袋置于治疗部位。开始需时时提起，以免烫伤，待温度适宜后，可置于治疗部位不动，也可在患处慢慢移动回旋推熨。力量要求均匀，开始用力稍轻，速度稍快。随着药袋温度降低，速度减慢，力量可稍大。温度过低时要及时更换药袋。每次 15～30 min，每天 1～2 次，药熨过程中注意观察皮肤变化，防止烫伤、擦伤。

（4）药熨后擦净局部皮肤，嘱咐患者卧床休息半小时以上，15 日为一个疗程。间隔 5 天后再行第二个疗程。

2．坎离砂熨法

（1）物品准备：治疗碗、木棒、竹筷、陈醋、双层纱布袋、凡士林、棉签、坎离砂成品。

（2）将坎离砂放入治疗碗内加适量陈醋，以坎离砂湿润为度，搅拌均匀，装入布袋内，待发热备用。此法是利用铁和醋酸之化学反应所产的热在患处进行热熨的一种方法。

（3）暴露治疗部位，将患处清洁消毒后，涂少许凡士林保护皮肤。用坎离砂袋放在患处皮肤上，来回推熨，速度和力量以患者能耐受为宜。冬季可用毛巾裹住保温。

（4）每次治疗 20～30min，每日 1～2 次。坎离砂可反复使用，每次用时加入陈醋，直至不能发热时再更换。

3．盐熨法

（1）物品准备：颗粒大小较均匀的大青盐 500～1000 g，双层纱布袋、竹铲、炒勺、电炉。

（2）将盐放入炒勺内炒热，用竹铲搅动，使加热均匀，待温度达到 50～60℃时，装入纱布袋内，在患处滚熨。以患者能耐受和不烫伤皮肤为准。

（3）每次熨 20～30 min，每天 2 次。盐熨袋温度下降时可重新加热再用。袋内的青盐可反复使用。

（4）慢性虚寒性胃痛、腹泻，可在胃脘部或腹部滚熨。痹证、痉证、瘫痪、肌肉筋骨疼痛麻木，可直接在患处盐熨。头晕耳鸣，可熨百会穴，或将盐熨袋枕于头下；肾阳不足，熨涌泉穴。

三、护理措施及注意事项

1．热熨之前先嘱咐患者排空小便；冬季暴露部位不要太大，以免受凉，影响疗效。

2．热熨温度不宜超过 70℃，老年人、幼儿不宜超过 50℃，避免烫伤。坎离砂熨温度较高时，可在下边垫一个布垫，以保护皮肤避免受损。

3．操作过程中应经常检查熨物的温度、熨包是否破漏，患者有无疼痛或皮肤出现水疱、擦伤等，并询问患者是否有头痛、头晕、恶心、心悸等，如有不良感觉，应立即停止操作，并采取相应的治疗护理措施。如药袋温度达不到要求时，应及时更换或加热。

4．药袋用后要清洗消毒灭菌备用。中药袋根据情况可连续使用 3～4 次，但必须一人一袋，不可交叉使用。

5．热熨疗法主要用于治疗各种寒证、虚证，对高热、急性炎症等实热病证均属禁忌。局部皮肤无知觉、肿瘤、皮肤溃疡、急性出血性疾病，以及孕妇腹部和腰骶部禁熨，高血压、心脏病患者慎用。

6．药熨法是一种综合治疗作用，通过药物及热刺激等使局部血管扩张，血液循环加快，促使药物的吸收、渗透和扩散，增加全身效应。因此，要知情同意，以取得患者的配合，才能充分发挥出药熨法的疗效。

## 第五节 掺药疗法的应用与护理

掺药疗法是将药物研成极细粉末，属于矿物类药品，最好水飞，然后配伍成方。用时掺在膏药上或直接掺布于病变部位。某些掺药不仅需要研制，而且还要经过特殊的加工流程才能制成。无论哪一类，制作要求都很高。

### 一、适用范围

掺法可以吸湿，有利于改变局部溃烂状况，药物经局部吸收，通过经络气血，由外入里，可调理脏腑功能。掺药的种类很多，用途广泛。具有解毒、消肿、祛腐、生肌、止血、收涩、促进创面愈合等多种功能，一切阳毒、阴毒、疮疡、皮肤溃烂、痈疽不敛、烫烧伤、皮肤火毒、湿癣、口腔黏膜炎症或溃烂等，需要消散、提脓、收口者，均可应用。

### 二、使用方法及护理

1. 掺药的应用必须根据临床病情辨证配制。疮疡初起肿势局限，宜选用渗透和消散类掺药，成脓期宜用提脓祛腐类掺药；如疮口瘀腐之肉不除，脓水不净，或胬肉生长，影响创口愈合，应选用提脓去腐，或腐蚀、平胬类掺药；溃疡后期宜用生肌收口类掺药。

2. 掺药使用方法一般有三种：①将药粉直接撒布于溃疡创面，用灭菌棉签蘸少许药末轻轻拨动，使其均匀地轻浮于创面。②将药末薄撒在膏药上，直接敷贴患处。③将药末掺于药捻上，再插入窦道或瘘管。用来掺附于膏药及病变部位的掺药，只能少量掺着黏附，不需要大量填塞。

3. 用药前先消毒清洁局部皮肤或创面，准备恰当的掺药，患者体位恰当，治疗部位平面向上，按创面大小均匀掺布药粉，厚薄适度。掺好药后用灭菌纱布或油膏纱布覆盖，胶布固定，关节活动处加绷带固定。一般 1 ~ 2 天换药 1 次，分泌物较多者可根据具体情况勤换。每次换药时要注意无菌操作，并把创面清洗干净。

4. 提脓祛腐掺药适用于溃疡初期，脓水未尽，腐肉未脱，新肉未生的阶段。该掺药有时会刺激创面，引起疼痛，应让患者知情同意，使其积极配合治疗。有过敏者应禁用。不宜用于眼部、唇部、颜面的病变，避免强烈腐蚀影响容貌。这类掺药多含有汞，如三仙丹、大升丹、九一丹等；大面积创伤宜慎用，以免过多吸收而发生汞中毒。凡在治疗过程中出现不明原因的高热、乏力、口中有金属味等汞中毒症状时，应立即停药。

5. 腐蚀、平胬掺药有腐蚀组织和平复肉胬的作用。用于脓未溃时或赘肉、息肉、疮疡溃破后疮口太小，引流不畅、疮口僵硬、胬肉突出等。可做成裹药，插入疮口；或涂敷患处。该类掺药含有汞、砒成分，如白降丹、平胬丹等，腐蚀力较大，必须慎重。不可长期、过量地使用。

6. 祛腐生肌掺药用于溃疡日久，或腐肉已脱，新肉不长，久不收口。若脓毒未清、腐肉未净时，不能使用生肌收口掺药，否则不仅无益，反而溃烂，甚至引起毒邪炽盛，迫毒内攻。若已成漏管，也不能用，勉强收口生肌，日后可能溃出漏管。溃烂肉色灰淡而少红活，新肉生长缓慢，应用生肌收口药时，应配合内服补益药及食物增强营养，补充气血，以助新生。

7. 止血类掺药是用于溃疡及创伤出血的一类应急药物，只针对一般损伤或疮疡出血，掺敷于出血之处，促使创口血液凝固，达到止血目的。如圣金刀散、云南白药等。若遇到大出血时，必须配合手术及内治等方法急救，以免出血不止引起严重后果。

8. 使用掺药后，要时时注意创面情况，如有化脓、腐烂或其他恶化趋势，要迅速采取措施更换治疗方法。外科肿疡初起、肿势蔓延、不局限者不宜用消散掺药，否则会促使肿疡扩散；若脓已成，也不能再用消散药，以免脓毒走散。

# 第六节 灌肠疗法的应用与护理

灌肠疗法是将汤药自肛门灌入直肠至结肠，通过肠黏膜吸收达到治疗疾病的目的。广泛用于内、外、妇、儿科等临床多种常见病的治疗。研究证明，直肠给药的生物利用度较口服给药增加100%；因其给药方法不受患者吞咽功能和上消化道的影响，吸收快，药效发挥迅速，而成为一种很有前途的中医外治方法之一。临床上依其所达到的治疗目的不同，分为不保留灌肠、保留灌肠和直肠点滴三种。

## 一、适用范围

本法具有通腑润肠，清热解毒等功能，适用于便秘、慢性结肠炎、慢性细菌性痢疾、慢性盆腔炎、盆腔包块、尿毒症、高热不退等病证，以及不能服药的昏迷、剧吐、吞咽困难的患者。实践证明，本疗法不仅可以治疗结肠、直肠的局部病变，而且通过肠黏膜吸收治疗全身性疾病。其方法简便，吸收迅速，作用较快，还能避免某些药物对胃黏膜的不良刺激。

## 二、使用方法及护理

灌肠方药一般根据患者不同病情特点临时配制而成。经过煎煮后浓缩至一定剂量，装入容器备用。如用散剂，在使用时加入调匀即可。配制灌肠液时应避免使用对肠黏膜有腐蚀作用的药物。

1. 术前准备 治疗盘、灌肠筒1套、血管钳、弯盘、水温计、润滑油、治疗巾、塑料布、手纸、中药灌肠液。相关器械均应严格灭菌消毒。

2. 让患者排便，或用清水灌肠，以利药物吸收。患者取侧卧位，双腿屈曲，臀部靠近床沿，下垫塑料布及治疗巾，臀下放置便盆。肛管外面涂少量石蜡油，暴露肛门，嘱咐患者张口呼吸，将肛管轻轻插入直肠10～30 cm，如插入有抵抗感，将肛管退出后再行插入；插入肛管动作要轻柔，以免损伤肠黏膜，增加患者痛苦。插妥肛管后，固定肛管，松开止血钳，使药液缓缓流入肠内。如果是肠道手术或检查前清洁灌肠，应反复灌洗，直至排出液无粪渣为止。

3. 用解毒消炎的药液保留灌肠，臀部应垫高10 cm，使药物更好地停留在直肠与乙状结肠内。保留灌肠肛管应插入20～25 cm，药液灌入压力要低，让其缓慢流入肠内。各种保留灌肠要嘱咐患者忍耐30 min后排便。对刺激敏感的患者可选用导尿管代替肛管。每次灌肠药液量因人因病而异，成人1次一般为200～300 ml，小儿按年龄酌减。如尿毒症一般为200～500 ml，保留2～3h。一般7～10天为一个疗程。

4. 直肠点滴实际是中药保留灌肠的一种改良用法。患者较一般保留灌肠不适感轻，且注入药量大，便于保留和吸收，疗效更确切，操作也不复杂。可采用输液瓶经输液管滴入肠道，一般每分钟70～100滴，成人每次可滴入300～400ml。适宜于需要较大量灌肠液的病情，如高热伤津的急症患者，气血亏虚的慢性患者等。

5. 非保留灌肠主要是通腑泻下，刺激肠蠕动，使粪便、肠内积气、邪毒等排出体外，起帮助诊断和治疗的双重作用。适宜于实热毒邪结聚肠道，大便干燥、腑气不通；或误服毒物，已由胃至肠需导毒排出；或需检查大便作辅助诊断者。灌入药液量因人而异，一般成人800～1000ml。药液灌完后，应帮助患者保留5～10min，并给予便盆让其排便。

6. 灌肠药液温度一般掌握在40℃左右。温度过低易刺激肠蠕动增强，药液保留时间短，吸收少，效果差；温度过高易损伤肠黏膜。灌肠时要仔细观察患者反应，特别是年老体弱者。如出现心慌、面色苍白、脉速、出冷汗、剧烈腹痛等，应立即停止灌肠，让患者安静休息；反应严重者应采取急救措施。

　　7. 灌肠时压力及速度要根据治疗要求及患者情况而定，年老体弱者，压力宜低，速度要慢，否则肠道受到强烈刺激，不但给患者带来痛苦，还会影响灌肠效果。

　　8. 注意观察灌肠后洗出大便的颜色、坚硬度、量，有无脓液、血液及特殊腥臭，及时留取标本送检。凡肛门、直肠、结肠等手术后患者，或大便失禁者，不宜做保留灌肠；孕妇慎用。

# 第七节　吸入疗法的应用与护理

　　吸入疗法分湿化和雾化治疗法，是利用超声的空化作用，使液体在气相中分散，将药液变成雾化颗粒，通过吸入直接作用于呼吸道病灶局部的一种治疗方法。临床上常在湿化的同时加入药物以雾化的方式吸入。由于雾气大小可以自行调节，雾气分子小，易于黏膜吸收，与口服法相比具有用药量少、见效快、疗效高，副作用小等优点。

## 一、适用范围

　　吸入疗法可在雾化液中加入化痰、解毒、止咳平喘等药物，使药液直接作用于呼吸道的病变部位，有效地发挥清热解毒、宣通肺气、利咽消肿、化痰止咳等功效。雾化产生的气雾量大，雾滴小而均匀，吸入时可深达肺部，并沉积于呼吸道和靶细胞，可解除支气管痉挛，减少黏膜水肿和液化支气管分泌物，利于其从呼吸道排出及刺激呼吸道的自我清洁机制和改善通气功能。主要适用于：①肺、支气管、咽、喉、鼻腔黏膜的急慢性炎症及变态反应性疾病。②鼻、咽、喉局部手术后的预防感染。③稀释呼吸道内的黏稠分泌物，使之顺利咳出，改善呼吸道的通气功能。

## 二、使用方法及护理

　　1. 按辨证先备好适于吸入疗法的中药液、消毒用品，超声雾化器，使用 1300 ~ 2500 kHz 超声能通过以水为介质的耦合槽，传递到雾化罐内，产生雾滴，供患者吸入，做到无菌操作。

　　2. 患者及环境的准备　让患者知情同意，耐心解释治疗目的、作用和注意事项，消除紧张、恐惧情绪，使其主动配合治疗。病区保持整洁，室温控制在 18 ~ 20℃，相对湿度在55% ~ 60%，杜绝在室内放置容易引起过敏的花卉等物品。

　　3. 雾化液的选择　选择的药物要求有效成分为水溶液，无刺激、无毒性，不引起过敏反应；pH 接近中性；能适应组织的胶体渗透压；有较好的雾化效果与稳定性。一般用灭菌蒸馏水配制雾化液，口感好，患者易于接受。

　　4. 体位选择　雾化吸入时最好选择坐位，有利于吸入药液沉积到终末细支气管及肺泡。仰卧位由于潮气量减少，不利于吸入治疗。对意识模糊、呼吸无力者采取侧卧位，并将床头抬高30°，使膈肌下移，胸腔扩大，增加气体交换量，提高治疗效果。

　　5. 雾化气流量及温度　雾化气流量以 6 ~ 8 L/min 为宜，流量过小则雾量小，影响药物的吸入及弥散；流量过大则会导致患者咽部不适。有临床研究分析，当气流量超过 12 L/min，会导致与雾化器连接口爆脱，使患者惊慌及对雾化吸入产生恐惧。湿化温度一般控制在 35 ~ 37℃，过高可引起呼吸道灼伤，过低可诱发哮喘、寒战。

　　6. 嘱患者双唇含住喷雾器上的口含器，深深地吸气后，可停留片刻，呼气时，嘴可移开口含器，尽量缓慢地呼气，尽可能通过鼻腔呼出，保证药物全部的剂量被吸入靶器官。如果不是口含雾化器，则雾化喷管要距离患者口鼻 5 ~ 15 cm。

　　7. 避免降低吸入氧浓度和窒息。雾化吸入因吸入湿度过高，降低了吸入氧浓度，如果患者感觉胸闷、气促加重或呛咳，应终止治疗，亦可使用氧气驱动的喷射式雾化吸入。干结的呼吸道分泌物湿化后膨胀易阻塞支气管，治疗后要帮助患者翻身，拍胸背部，一般拍打 3 ~ 5 min，以便及时排痰。

8．避免湿化过度。过度湿化可引起呼吸道黏膜水肿、气道狭窄，甚至诱发支气管痉挛，所以吸入时间不宜过长，一般每次 15 min 左右。

9．给患者高蛋白质、高维生素饮食，不宜进油腻及辛辣等刺激性食物，鼓励患者多饮水，每日保证饮水量在 1500 ml 左右。

10．雾化液要每天新鲜配制，湿化瓶需每天更换消毒。治疗结束后，所用器械要清洗灭菌，雾化器一人一用，避免呼吸道交叉感染。

 **本章小结**

传统中医药外治疗法与护理

- 刮痧疗法：边缘钝滑的器具，在患者体表一定部位反复刮动，常适用于"痧证"如中暑，伤暑，伤食
- 贴敷疗法：贴敷于皮肤、腧穴及病变局部，一日一贴，用于骨伤、皮肤肛肠等科疾病
- 熏洗疗法：利用药液蒸发的热气渗透作用，药液温度适中，常用于皮肤疾患
- 热熨疗法：借助温热及药物之力，使药性由表达里，通过皮毛腠理，内及脏腑，广泛应用于多种虚寒性疾病
- 掺药疗法：掺药有消散、提脓、收口作用，主要用于外科疾病，使用后要时时注意创面情况
- 灌肠疗法：具有通腑润肠，清热解毒等功能，治疗结肠、直肠的局部病变及全身性疾病
- 吸入疗法：雾气分子小，易于黏膜吸收，药量少、见效快、疗效高，副作用小，用于呼吸道疾病

 **自测题**

**单项选择题**

1．刮痧前后两次刮顿时间需间隔
　A．9 ~ 12h
　B．20 ~ 24 h
　C．3 ~ 6d
　D．20 ~ 25 d
　E．1 ~ 2d

2．以下对刮痧疗法描述错误的是
　A．刮痧板与刮拭方向保持90°~ 45°

B．来回刮拭
C．每一部位刮 20 次左右
D．从上至下，由内向外刮动
E．过饥、过饱及过度紧张不宜刮痧

3．以下不适宜用药物贴敷疗法治疗的是
　A．哮喘
　B．面瘫
　C．痹证
　D．晕厥

E．痈疡

4．掺药疗法不具有下列何种功能
    A．解毒消肿
    B．祛腐生肌
    C．温中散寒
    D．收涩止血
    E．促进创面愈合

5．进行熏洗疗法使用药浴时，药液温度以多少为宜
    A．20～25℃
    B．40～45℃
    C．30～35℃
    D．50～55℃
    E．60～65℃

6．热熨疗法适用下列何种病证
    A．寒证

B．热证
    C．急性炎症
    D．癌症
    E．出血病证

7．下列何种病证不适宜用灌肠疗法
    A．慢性结肠炎
    B．尿毒症
    C．高热不退
    D．大便失禁
    E．便秘

8．雾化吸入时，雾化气流量以多大为宜
    A．2～4 L/min
    B．4～6 L/min
    C．6～8 L/min
    D．8～10 L/min
    E．10～12L/min

（张丽霞）

# 第九章 一般护理

## 第一节 心理护理

心理护理是以医学心理学的理论体系为指导，以良好的医患关系为桥梁，应用医学心理学的技术与方法，通过语言、知识、情绪和行为，改善和消除患者的病理心理状态和躯体症状，从而达到疾病护理目的的一种方法。

心理波动过于激烈或持久，是疾病产生和恶化的原因之一。通过心理疏导，使患者处于良好的心境中，气血调畅，肝气条达，脾胃健运，以减轻患者的紧张、焦虑的心理状况，增强其战胜疾病的信心，促进疾病的康复是心理护理的目的。所以，"善医者先医其心，而后医其身，而后医其未病"。

### 一、影响心理健康的因素

人的心理活动是一个极为复杂的动态过程，因此，影响心理健康，造成心理障碍的因素也复杂多样，归纳起来有以下几个方面。

1. 遗传因素　人的心理变化主要是在后天环境影响下形成和发展起来的，但是心理发展与遗传因素有着密切的关系，许多精神障碍的发病原因不排除血缘关系。遗传上的易感性在某些患者身上比较明显，以遗传素质为基础的神经类型及各个年龄阶段所表现的身体特征也影响着人的心理活动。

2. 疾病因素　某些病菌、病毒等引起的中枢神经系统疾病会损害人的神经组织结构，导致器质性心理障碍，对儿童影响尤为严重，造成智力迟滞或痴呆。脑外伤或化学中毒，以及某些严重的躯体疾病、功能障碍等，也是造成心理障碍与精神失常的原因。

3. 社会因素　社会因素是多维的，对人的心理影响也是多方面的。经济条件的优劣、生活习惯的好坏、工作环境、社会地位、情感纠葛、家庭生活不协调、社会动乱等，都会使人产生焦虑、烦躁、愤怒、失望等紧张心理，由于个体每经历一次社会事件，都会给其带来压力，都要付出精力去调整、适应，因此，如果在一段时间内发生的不幸事件太多或事件较严重、突然，个体的身心健康就很容易受到影响，常是导致心理失常或精神障碍的原因。

4．教育因素　教育因素包含家庭教育和学校教育。对个人心理发展而言，早期教育和家庭环境是影响心理健康的重要因素之一。个体早期环境如果单调、贫乏，其心理发展将会受到阻碍，并会抑制其潜能的发展；而受到良好照顾，接受丰富和谐教育的个体则可能在成年后心态较好。儿童与父母的关系，父母的教养态度、方式，家庭的类型等也会对个体以后的心理健康产生影响。早期与父母建立和保持良好关系，得到充分父母关爱，受到支持、鼓励的儿童，容易获得安全感和信任感，并对成年后的人格良好发展、人际交往、社会适应等方面有着积极的促进作用。幼年生活于单亲家庭、破裂家庭、缺少关爱温暖的人；或父母教育方式简单粗暴，或过分溺爱的子女，心理承受能力一般较弱。

## 二、心理护理的基本原则

1．心药寻因　心药指的是精神心理护理，寻因就是寻找病因。人是欲望之物，精神因素引起的疾病只有从心理源头上寻找病因，运用心理护理方法，才能祛除疾病。心药寻因主要是分析发病的主客观原因，全面分析病史，了解病理机制，从中找出症结所在，并针对病因消除导致疾病的各种精神因素，以和蔼、诚恳的态度，同情、关怀的心情，协助患者适应新的社会角色。

2．因人施护　由于患者家庭、职业、年龄、性格、知识、经济条件、生活阅历、所患疾病及病程长短的不同，其心理状态也不同。因此，在心理护理过程中，应特别强调根据患者的遗传禀赋、性别年龄、自然条件、社会环境、精神因素等特点因人施护，不同的病情选用不同的心理护理方法，做到有的放矢，才能起到应有的效果。

3．怡情养性　孙思邈说："性既自善，内外百病皆不恶生，祸乱灾害，亦无由作，此养生之大经也。"修身养性，保持心情舒畅，能使机体神安气顺，心清形静，气血调和，脏腑功能平衡协调，从而有益于健康。对医护工作者而言，不管患者病情如何，尽可能让其保持乐观豁达的心情，促进其康复。

4．避免刺激　人生病时，适应噪声的能力减弱，某些体质虚弱或犯心惊、癫狂等证的患者听到轻微的声响就会坐立不安、心惊肉跳，影响睡眠与休息。安静的环境能使患者心情愉快，身体舒适，睡眠充足，饮食增加，有利于康复。因此，医护人员在工作时应特别注意"四轻"，即说话轻、走路轻、操作轻、关门轻。对于前来探视患者的亲朋好友，医护人员应提醒探视者保持情绪稳定，言语平和，不要给患者带来各种不良刺激。

## 三、心理护理的基本方法

1．以理遣情法　通过解释、鼓励、安慰、保证等方式正面说理，使患者了解疾病的发生、发展及治疗护理情况，解除其不良情绪，从而使患者心境坦然，精神愉快，气机条达，气血调和，脏腑功能顺畅，促使身体康复。

2．情志相胜法　又称情志制约法，就是以一种情志活动调节或控制另一种情志活动，从而达到消除过激和不良情志的目的。张子和对此疗法的理解具有独到之处，指出："悲可以治怒，以怆恻苦楚之言感之；喜可以治悲，以谑浪戏狎之言娱之；恐可以治喜，以恐惧死亡之言怖之；怒可以治思，以侮辱欺罔之言触之；思可以治恐，以虑彼忘此之言夺之"。

3．移情解惑法　又称移精变气法或移情易性法。移情指排遣情思，使思想焦点转移他处。在护理工作中，采取一定的措施，将患者的精神注意力从疾病转移到其他方面。解惑是通过一定的方法解除患者对事物的误解和疑惑，从而尽快恢复健康。《理瀹骈文》说："情之病者，看书解闷，听曲消愁，有胜于服药者矣"。病者多疑，特别是性格抑郁、沉默寡言的患者更为突出，常产生各种各样的疑惑或猜测，或小病疑大，或轻病疑重，或久病疑死，最终疑虑成疾。为此，医护人员应经常与患者一起分析病情，阐明本质，解除其精神负担，使其从迷惑中解脱出来。要让患者学会自我疏导，忘却病痛，克服紧张、烦闷之感，达到情绪愉悦、心神稳定、心理平衡。运用移情疗法可配合群体心理护理治疗，通过群体活动，让患者相互介绍同疾病做斗争的经验，自然形成一种亲近合作的内部关系，相互帮助、支持，产生轻松、愉快、超脱的共鸣，以增强护理效果。

4．暗示护理法　包括心理暗示和针药暗示。心理暗示是运用语言、情绪、行为、举止等给患者以暗示的护理方法，从而使患者解除精神负担，坚信疾病可以治愈，增强战胜疾病的信心。部分患者对疾病失去治疗的信心，形成十分顽固的偏见，正面说理开导不易接受，可通过某种场合或某种情景施以针灸、药物等方法，暗示其病因已解除，从而达到治疗与护理目的。

5．发泄解郁法　古人云："神者，伸也，人神好伸而恶郁，郁则伤神，为害非浅"。医护人员及时鼓励患者毫无保留地进行倾诉，充分宣泄内心深处的心理矛盾和痛苦，将压抑已久的不愉快情绪、欲望与冲突等全部发泄出来，以排除心理障碍，让患者化郁为畅，恢复正常的情志活动，达到减轻心理负荷的目的。这种"心理疏泄"可使患者心情得以舒畅，为治疗和护理创造条件。

# 第二节　饮食护理

饮食护理即饮食疗法，简称食疗，是根据病情或患者的需求，采用有针对性的饮食，对疾病进行治疗或防病健身的一种方法。民以食为天，饮食是维持人体生命活动的重要因素，合理的饮食是人体五脏六腑、四肢百骸得以濡养的源泉；饮食不当则可使人体正气虚弱，抵抗力下降，导致多种疾病的发生。

根据中医辨证施护的原则，在日常生活和治疗疾病的过程中，对患者进行营养和膳食方面的护理和指导意义重大。《千金要方·食治》指出："食能排邪而安脏腑，悦神爽志，以资血气。若能用食平疴，释情遣疾者，可谓良工"。因此，合理运用饮食调护对疾病的治疗和恢复，能起事半功倍之效。

## 一、饮食护理的基本原则

《黄帝内经》说："五谷为养，五果为助，五畜为益，五菜为充。气味合而服之，以补精益气"。总结出以粮食、蔬菜、水果、肉食为饮食的主要内容，合乎食疗之道。

### （一）辨证择食，合理食补

饮食的选择要以辨证为依据，适合病情和患者的体质，才有助于疾病康复。

1．因人因病择食　病证有寒、热、虚、实之分，食物有四性五味之别，饮食护理应按病症的性质不同，选择相宜之食品。因此，在运用食疗时，应因人、因病辨证择食，遵循"寒者热之，热者寒之，虚者补之，实者泻之"的护理原则，注意不同疾病的饮食宜忌，做到因证施食和因人施食。如体胖者多痰湿，饮食宜清淡，多食蔬菜、瓜果，忌食肥甘厚腻、助湿生痰之品。老年人脾胃功能虚弱，运化无力，宜食清淡、温热熟软之食，忌食生冷、粗硬、不易消化之品。小儿生机旺盛，气血未充，脏腑娇嫩，易寒易热，易虚易实，宜选清淡平和、易消化食物，忌用峻攻，少用补益。妇女有经、带、胎、产等生理特点，宜食含有脂肪、蛋白质、氨基酸、糖类以及钙、磷、铁、碘、维生素等食品，并根据妇女各个不同生理阶段和不同病情进行综合调理。

2．因时因地择食　《饮膳正要》说："春气温，宜食麦以凉之；夏气热，宜食菽以寒之；秋气燥，宜食麻以润其燥；冬气寒，宜食黍以热性治其寒"。一年四季疾病发生有其规律和客观原因，对人体的生理、病理产生不同影响。要根据不同季节的气候特点和不同地区的地理环境，灵活选用不同性质、不同方法的饮食护理方式。

春天万物复苏，阳气升发，要注意养阳。选择能助阳的食品，如葱、荽、豉等，使聚集一冬的内热散发出来。多食时鲜蔬菜，如春笋、菠菜、芹菜、太古菜等，少吃肥肉等高脂肪食物。夏季酷热多雨，阳气盛而阴气弱，暑湿之气易乘虚而入。宜少食辛甘燥烈之物，选择甘酸清润之品，如绿豆、西瓜、乌梅等。亦不可饮冷无度。秋天气候凉爽、干燥，要少食辛燥之物，如辣椒、生葱等，选择甘淡濡润之品，如芝麻、糯米、粳米、蜂蜜、枇杷、甘蔗、菠萝、乳品等，并且主张秋季早晨喝点粥。冬天气候寒冷，选择滋阴潜阳，热量较高的食物。如谷物类、羊肉、龟、鳖、木耳等。但燥热之物不可太过，以免使阳气郁而化热。对于体虚、年老之人，冬季是饮食进补的最佳时机。

由于各地寒温差异较大，南北生活习惯不一，饮食护理必须考虑地理环境因素。西北地势高而寒冷，其病多寒，食疗宜用辛温，如山药、羊肉羹、松子粥、玉米粥等，以温养气血，补虚润肺，调中开胃。东南地势低而温热，其病多湿热，食疗宜用寒凉偏苦燥，如百合绿豆沙羹、薏苡仁粥、山药扁豆汤等，以清热补肺，健脾利湿解毒，滋肾益精。

**（二）审证求因，协调配食**

脂肪、蛋白质、糖是最基本的三大营养素，但摄入过多会导致高血压、高血脂、动脉硬化等心脑血管疾病。

1. 昂贵的食物不一定营养价值高　有的食品相对便宜，但是营养价值很高；有的食品价格很高，但是营养价值并不太高。食品价格是由成本和供求关系决定的，高价格并不是高营养价值的理由，稀罕和炒概念才是它昂贵的原因。如海参、虾、鱼翅等海鲜，感冒、咳嗽、气喘、急性炎症、皮肤病、疮疖、高血压及有过敏史者，均不宜食用；燕窝在蛋白质方面的营养价值，还远远不如各种肉类、大豆等高蛋白质食品。

2. 素食也并非长寿的秘诀　维持人体发育、生长、活动的七大类营养物质，有碳水化合物、脂肪、蛋白质、维生素、矿物质、水和纤维素。食物主要概括为肉类、粮食和蔬菜水果三大类。一般来说，上述几类营养物质在各种食物中均存在，只是含量存在差异而已。目前研究还不能证实素食有助于长寿，但已证实，平衡饮食有助于人类的健康。蛋白质是构成人体的重要物质，不能缺乏。如果用植物蛋白来代替，如粮食，一般来说，比较困难。因为植物中蛋白质含量较低，且质量不如动物蛋白好，所以植物蛋白无论在数量或质量上，均不易达到理想的标准。生命现象总是和蛋白质同时相互存在的，没有了蛋白质，也就没有了生命。长期吃素持斋，蛋白质、脂肪等物质摄入不足，会影响人的生长发育，导致抗病力下降，甚至智力障碍，严重者导致脏腑功能衰减，不能维持正常的生命活动。

所以，合理恰当的饮食调养与药物治疗处于同等重要的地位，对某些慢性病来说，食疗比药物治疗更重要。只有审证求因，正确调配饮食，才能达到护病求本的目的。

## 二、常用的食疗方法

人赖饮食以养生，食须调和方相宜。合理的饮食调养远胜过滋补药物。古往今来，常用的食疗方法很多，《养生镜》说："食宜早些，食宜缓些，食宜少些，食宜淡些，食宜暖些，食宜软些"；《寿世保元》说："不欲苦饱""不欲食后便卧及终日稳坐"等，都是食疗的可贵经验。

**（一）饮食有节，讲究科学**

1. 先饥而食，先渴而饮　《千金要方》说："不欲极饥而食，食不可过饱，不欲极渴而饮，饮不欲过多"。饮食要有正常的规律，不要过分饥渴以后才进食和饮水。因此，饮食的时间不宜相距太远和太近，传统的一日三餐制被证明是科学的。每餐间隔的时间在 5 h 左右比较恰当。餐次过多，间隔时间过短，则胃不能排空，影响消化吸收；餐次过少，间隔时间太长，又易产生饥饿、疲劳，影响学习、工作。进食时间间隔过长过短，容易引起消化道疾病。

2．早饭宜精，午饭宜饱，晚饭宜少　"早餐吃好，中餐吃饱，晚餐吃少"这种进食方式可供参考。早晨是一日工作的开始，胃经过一个夜晚已排空，必须补充食物。但起床后食欲欠佳，因此，要少而精，选用含蛋白质、脂肪较丰富的食物，如鸡蛋、牛奶、面包等，以保证对机体热能的供给。中餐的质量应高一些，并达到一定数量，一方面补充了上午的不足，另一方面要争取热能的摄入量达到全天的40%，从而保持充沛的精力。晚餐不宜吃得过多，一般达到七八成饱即可，而且应以低糖、低蛋白质、低脂肪食物为主，因为睡觉后人体代谢减慢，消耗能量减少，进食过多易滞食，并使人发胖。

3．食宜杂　人是杂食动物，人的消化系统和身体结构决定了对食物的需要。不像牛、羊吃草，熊猫吃竹子就行。人吃的食物要比其他动物复杂得多，这是人类进化的结果。人类从米、面、杂粮中摄取热能和糖类，从蔬菜、水果中摄取维生素、矿物质和纤维素，从鸡、鱼、肉、蛋、奶中摄取蛋白质，从油脂中摄取脂肪，这些营养物质少了不行，多了也不行。食物的化学成分有天然和非天然的，天然的包括水、矿物质、蛋白质、糖类、维生素、香味物质及其他成分；非天然成分包括食品添加剂、污染物质。常见的天然食物数以百计，每天最好安排30种食物以备选择，至少要吃14种以上，才能达到各种营养素齐全，保证营养平衡。假如食谱固守一个模式，不仅达不到食疗目的，相反会造成营养素不足或缺少，引发某些疾病。

4．平衡膳食　平衡膳食是营养和食疗的关键和主题。过去人们担心营养不足，现在担心的是营养过剩。其实不然，不愁吃的现代人最容易患的是边缘性营养缺乏症，也就是说营养不均衡。平衡的膳食就像一座金字塔，底层是主食，包括米饭、麦片、面包等是饮食的基础；第2层是蔬菜、水果，是维生素的主要来源；第3层是鱼、肉、蛋、奶，是蛋白质的来源；第4层是脂肪、油类、甜品，这类食物不占主要地位。这样设计比较合理、简单、直观、明了，基本能指导大家正确地吃好，达到健康长寿的目标。

**（二）养成良好的饮食习惯**

1．注意饮食卫生，防止病从口入　饮食卫生主要是指食用不清洁或有毒或不符合卫生标准、陈腐变质的食物。饮食不洁可引起多种肠胃道疾病，出现腹痛、吐泻等；或某些传染病，如痢疾、黄疸等；或肠道寄生虫病。若食用腐败变质或有毒食物，可导致食物中毒，轻者腹痛吐泻，重者出现昏迷或死亡。我国历来有注意饮食卫生的习惯，孔子主张"十不食"，如"食饐而餲，鱼馁而肉败，不食。色恶，不食。臭恶，不食。失饪，不食。不时，不食。割不正，不食。不得其酱，不食……"，最重要的是不吃腐败变质的食物。尤其是鱼、肉、蛋、水果、蔬菜等含水分较多的，在气候炎热时，往往短期内就会发臭、发酵、发霉。要注意防止腐败，保藏的时间应有一定限制。

2．冷热适度，合理烹调加工　《灵枢•师传》说："食饮者，热无灼灼，寒无沧沧"。饮食的冷热偏嗜可以引起人体阴阳的偏盛偏衰，不良的烹调方式也会引起疾病的产生，如煎、炸、腌、腊、熏等。

3．食宜缓细，不可粗速　咀嚼是帮助消化的重要环节。进食时缓嚼慢咽，能使唾液大量分泌。唾液中的淀粉酶可帮助食物的消化，还有溶菌酶和一些分泌性抗体可帮助杀菌解毒。细嚼使食物磨碎，口中唾液与食物充分混合，促进胃的消化和吸收，又使胃、胰、胆等消化腺得到和缓的刺激，令其逐渐分泌消化液。《养病庸言》说："不论粥饭点心，皆宜嚼得极细咽下"。缓食养生一是有利于提取饮食精华，滋养人体；二是有利于保护胃，不使受伤；三是避免吞、呛、噎、咳的现象发生。

4．食宜专致，不可分心　《论语》说："食不语，寝不言"。《千金翼方》说："食勿大言""及饥不得大语"。说明进食的时候宜专心致志，才利于胃的纳谷和消化。如果边进食边看书、边思考问题边说话，就会使中枢神经不能专职调节进食和消化，也不符合饮食卫生和养生的要求。

5. 胃好恬愉，脾好音声　恬静愉快的情绪有利于胃的消化，食前和食后能够保持这种精神状态，对于饮食养生具有积极意义；音乐对饮食的消化和吸收有很大裨益。《寿世保元》说："脾好音声，闻声即动而磨食"。柔和轻快的音乐，舒适整齐的环境，作为一种良性刺激而通过中枢神经系统调节人体的消化吸收功能。相反，怒、喜、思、忧、悲、恐、惊等不良情绪会造成人体气血紊乱，难以保证消化功能的正常进行。古人说："食后不可便怒，怒后不可便食"。饮食前后一切反常情绪都会对食物的消化和人体健康产生危害。

### 三、食疗的适应证与禁忌证

临床上许多疾病缠绵难愈或愈而复发，往往与饮食宜忌有关。《金匮要略》指出："所食之味，有与病相宜，有与病为害，若得宜则补体，为害则成疾"。

#### （一）疾病饮食宜忌

食物有四性五味之别，疾病有寒热虚实、阴阳表里之辨，食物的性味应与疾病的属性相适应，否则会影响治疗效果。在指导患者饮食时，须根据其体质、疾病性质，选择不同属性的食物，"寒者热之，热者寒之，虚者补之，实者泻之"，达到辅助治疗疾病的目的。寒证宜温性、热性食物，忌寒凉、生冷物品，如雪梨、鲜藕、芭蕉等；热证宜寒凉平性之品，忌辛辣、醇酒、炙烤等热性食物，如辣椒、姜、葱、蒜、烟酒及油炸物品。阳虚者宜温补，忌用寒凉；阴虚者宜滋补、清淡，忌用温热。

#### （二）服药饮食宜忌

食物与药物一样，均有自己的性味功能，某些食物还能诱发疾病，如香蕈、蘑菇、笋、香菇；南瓜、猪头肉、鸡头、翅、脚；黄鱼、带鱼、虾、蟹等。在患病过程中或康复期，要避免此类食物。同时，要注意食物与食物之间、食物与药物之间的忌口。

一般忌口：服药期间忌食生冷、黏腻、五辛、酒、酪、腥臭等不易消化及有特殊刺激性的食物。特殊忌口：如地黄、何首乌忌葱、蒜、萝卜；黄连、桔梗、乌梅忌猪肉；甘草忌鲤鱼；薄荷忌甲鱼；茯苓忌食醋；鳖甲忌苋菜；服发汗药后，忌服醋及生冷的食物；服补药后，忌食浓茶和萝卜；疮痈肿毒者忌食虾、蟹、羊肉、辣椒等刺激性食物；皮肤病忌食海腥发物。

饮食宜忌不是绝对的，要针对具体病情具体分析，还要注意个体差异。有些饮食经调制或配伍后是可以改变其性质而改变宜忌的。所以要灵活掌握，适当考虑传统经验，做到辨证施食，因人、因时、因地施食。

# 第三节　体质护理

体质现象是指人体生命过程中，在先天禀赋和后天获得的基础上所形成的形态结构、生理功能和心理状态方面综合的、相对稳定的固有特质。是人类在生长、发育过程中所形成的与自然、社会环境相适应的人体个性特征。

王琦教授在临床上运用"三辨理论"，即辨体、辨病、辨证的模式来诊疗和护理疾病，创立了"中医体质九分法"。将体质分为平和质（A型）、气虚质（B型）、阳虚质（C型）、阴虚质（D型）、痰湿质（E型）、湿热质（F型）、血瘀质（G型）、气郁质（H型）、特禀质（I型）9个类型。

### 一、平和质

1. 特征　阴阳气血调和，以形神和谐，脏腑功能强健，精力充沛等为主要特征。其体形匀称健壮，性格随和开朗，是一般健康人的体质。平和质占人群比例约为32.75%，男性多于女性，年龄越大，平和体质的人越少。

2. 表现 面色、肤色润泽，头发稠密有光泽，目光有神，嗅觉灵敏通利，唇色红润，不易疲劳，精力旺盛，耐受寒热，睡眠良好，胃纳佳，二便正常，舌色淡红，苔薄白，脉和缓有力。

3. 发病 平素较少患病。

4. 适应能力 对自然环境和社会环境适应能力较强。

5. 护理 保持体质平和，防止体质偏颇，不伤不忧，遵循"道法自然、规律生活、饮食有节、劳逸结合"等几个方面。

二、气虚质

1. 特征 性格内向，不喜冒险，元气不足，以疲乏、气短、自汗等气虚表现为主要特征。

2. 表现 平素语音低弱，气短懒言，肌肉松软，容易疲劳，精神不振，易出汗，舌淡红，舌边有齿痕，脉弱。

3. 发病 易患感冒、内脏下垂等病，病后康复缓慢。

4. 适应能力 对外界适应能力较差，不耐风、寒、暑、湿之邪，在寒冷、大风以及炎热天气环境下更容易患病。

5. 护理 起居宜柔缓，夏当避暑，冬当避寒，适当的健身活动，避免过劳伤正气，不宜剧烈运动。清净养藏，祛除杂念，不躁动，少思虑。饮食调护：宜食益气健脾食物，如粳米、大麦、山药、大枣、鸡肉、牛肉、鲢鱼等，少吃耗气物品。药物调护：选用甘温补气药方，如人参、山药、黄芪等；四君子汤，参苓白术散等均能益气健脾。

三、阳虚质

1. 特征 阳气不足，以畏寒怕冷、手足不温等虚寒表现为主要特征，肌肉松软不实，性格多沉静、内向。

2. 表现 形寒肢冷，脸色淡白，精神倦怠，喜欢安静，没有活力，喜热饮食，舌淡胖嫩，苔润滑，脉沉迟。

3. 发病 对外界寒湿邪气反应敏感，冬天易生冻疮，易患肥胖、痹证、骨质疏松、水肿、泄泻等病，感邪易从寒化。

4. 适应能力 耐夏不耐冬，易感风、寒、湿之邪。

5. 护理 注意保暖，劳逸结合，尽量避免熬夜，夜晚是阳气收敛的时候，熬夜会造成阳气过多透支。不能滥用清热解毒药，大剂量使用，阳气容易被克伐。选择温补的饮食方药，如当归生姜羊肉汤，温中补血，祛寒止痛，特别适合冬日食用。韭菜炒胡桃仁能补肾助阳、温暖腰膝。忌生冷寒凉、冰冻、过咸、黏腻之物。

四、阴虚质

1. 特征 阴液亏少，以口燥咽干、手足心热等虚热表现为主要特征，体形偏瘦，性情急躁，外向好动，活泼。

2. 表现 心烦易怒，手足心热，口燥咽干，鼻微干，喜冷饮，大便干燥，舌红少津，脉细数。

3. 发病 高血压、失眠、便秘、口疮等病，易上火，怕热，感邪易从热化。

4. 适应能力 耐冬不耐夏，不耐受暑、热、燥之邪。

5. 护理 起居应有规律，环境应安静，早睡早起，睡前不要饮茶；避免熬夜，节制房事。戒烟酒，克制情绪，遇事要冷静，怡情悦性，陶冶情操，防止恼怒。选择甘凉滋润的饮食方药，如龟、鳖、绿豆、冬瓜、赤小豆、海蜇、荸荠、芝麻、百合等物品。药食调护，如莲子百合煲瘦肉能清心润肺、益气安神；蜂蜜蒸百合，能补肺、润燥、清热。饮食宜清淡，远肥腻厚味、燥烈之品。

### 五、痰湿质

1．特征　痰湿凝聚，以形体肥胖、腹部肥满、口黏苔腻等痰湿表现为主要特征。性格偏温和、稳重，多善于忍耐。

2．表现　面部皮肤油脂较多，腹部肥满松软，身重易倦，多汗，胸闷，痰多，口黏腻，喜食肥甘，苔腻，脉滑。

3．发病　肥胖症、消渴、中风、胸痹、咳喘、高血压、动脉硬化等病。

4．适应能力　对梅雨季节及湿重环境适应能力差。

5．护理　坚持体育锻炼，如散步、慢跑、太极拳等。饮食宜清淡平和，多吃些蔬菜、水果，选择健脾燥湿、行气化痰的药食，如白萝卜、荸荠、洋葱、扁豆、红小豆、薏米、带鱼、泥鳅、柠檬、莲藕粉、茯苓饼等。药食调护，如山药冬瓜汤能健脾、益气、利湿；赤豆鲤鱼汤能健脾除湿化痰；平胃散能燥湿祛痰，行气健脾，参苓白术散能健脾渗湿，宣肺化痰。避免肥甘厚味、酸涩之品，戒酒，忌暴饮暴食。

### 六、湿热质

1．特征　湿热内蕴，以体重如裹、身热不扬，苔黄腻等湿热表现为主要特征，形体偏胖，性格心烦急躁。

2．表现　面垢油光，易生痤疮，口苦口干，肢体困倦，大便黏滞不畅或燥结，小便短黄，男性易阴囊潮湿，女性易带下增多，舌质偏红，苔黄腻，脉滑数。

3．发病　疮疖、黄疸、热淋等病。

4．适应能力　对夏末秋初湿热交蒸气候，气温偏高环境较难适应。

5．护理　保持神志安宁，收敛神气，培养乐观情绪。饮食清淡，保持身体清爽，阻止湿热侵犯，选择赤小豆、绿豆、芹菜、黄瓜、薏苡仁、莲子、茯苓、鲫鱼、苦瓜、藕等甘寒、平和食物调养脾胃、益气化湿。药食调护，如橘红茶能消食健脾，燥湿化痰；泥鳅炖豆腐能清利湿热；绿豆藕能清热解毒，生津止渴；三仁汤能清热利湿，宣畅气机。应戒除烟酒，避免甘温滋腻，辛温助热的食物。

### 七、血瘀质

1．特征　血行不畅对人的寿命、健康、美容的影响较大，以肿块、出血或局部刺痛、舌质紫黯等血瘀表现为主要特征，胖瘦均见。

2．表现　肤色晦黯，色素沉着，抑郁，易烦，健忘，瘀斑，口唇暗淡，舌黯或有瘀点，舌下络脉紫黯或增粗，脉涩。

3．发病　癥瘕、痛证、血证、中风、高血压、冠心病等。

4．适应能力　不耐受寒邪，苦闷、忧郁、烦恼。

5．护理　精神养生对血瘀质尤为重要，培养乐观情绪，多运动，精神愉快则气血和畅，有利气滞血瘀的改善。多吃活血养血食物，如食桃仁、山楂、油菜、海藻、海带、黑豆等，具有活血行气、疏肝解郁活血作用，可少量饮酒，多喝醋，多喝姜汤。药食调护，如血府逐瘀汤、补阳还五汤，均能疏肝行气，活血化瘀，用于肝郁气滞血瘀证。山楂嚼食方：新鲜山楂果洗净晒干，切片，随意嚼服，能化瘀通脉；决明子茶：炒决明子30g，用沸水冲泡，当茶饮用，能清肝降脂，明目润肠；绞股蓝银杏叶煎剂：绞股蓝20g，银杏叶30g，加水煎煮成300ml。分6次，当茶饮用，能活血化瘀，降脂通络。

## 八、气郁质

1．特征　气机郁滞，以抑郁、忧虑脆弱、多愁善感等气郁表现为主要特征，性格内向不稳定、敏感多虑。

2．表现　神情抑郁，情感脆弱，烦闷不乐，沉闷欲哭，嗳气太息，胸胁胀闷，舌淡红，苔薄白，脉弦。

3．发病　脏躁、梅核气、抑郁证、失眠等。

4．适应能力　对精神刺激适应能力较差，不适应阴雨天气。

5．护理　调节心情，多参加户外活动，常看喜剧、听相声，看富有鼓励、激励意义的电影、电视，勿看悲剧、苦剧。药食调护：选择行气解郁、补气血的食物。如佛手、橙子、柑橘、荞麦、茴香菜、大蒜、高粱皮、刀豆、香橼等，可适度饮酒，疏肝活血；越鞠丸能疏肝理气解郁；甘麦大枣汤能养心安神，理气和中。乌梅玫瑰茶：乌梅三至五颗、干玫瑰花适量，泡茶饮，能生津止渴、理气解郁、和血散瘀。忌睡前喝茶、咖啡等提神饮料，也不宜喝得太凉。

## 九、特禀质

1．特征　先天失常，以生理缺陷、过敏反应等为主要特征，随禀赋不同情况各异。

2．表现　过敏体质者常见哮喘、风团、咽痒、鼻塞、喷嚏等；患遗传性疾病者有垂直遗传、先天性、家族性特征；患胎传性疾病者具有母体影响胎儿个体生长发育及相关疾病特征。

3．发病　易患过敏性、遗传性、胎传性疾病。

4．适应能力　对易致过敏季节适应能力差，易引发宿疾。

5．护理　春季减少室外活动，防止对花粉过敏；不宜养宠物，起居应有规律，避免情绪紧张。保持室内清洁，被褥、床单要经常洗晒；饮食清淡，粗细均衡搭配，荤素配伍合理。药食调护：如固表粥：乌梅15g，黄芪20g，防风10g，冬瓜皮30g，当归12g，粳米100g熬成粥，加冰糖趁热食用，能养血消风、扶正固表。葱白百合粥：粳米100g，百合30g，薄荷6g，金荞麦10g熬成粥，最后加葱白、薄荷，调味服用，能疏风养阴。玉屏风散（或玉屏风颗粒）能益气固表，预防过敏性疾病功效明显，具有调节人体免疫力的作用，有"中药免疫调节剂"和"中成药中的丙种球蛋白"之美称。避免食用山芋、荞麦、蚕豆、白扁豆、牛肉、鹅肉、鲤鱼、虾、蟹、茄子、酒、辣椒、浓茶、咖啡等辛辣之品、腥膻发物及含致敏物质的食物。

本章小结

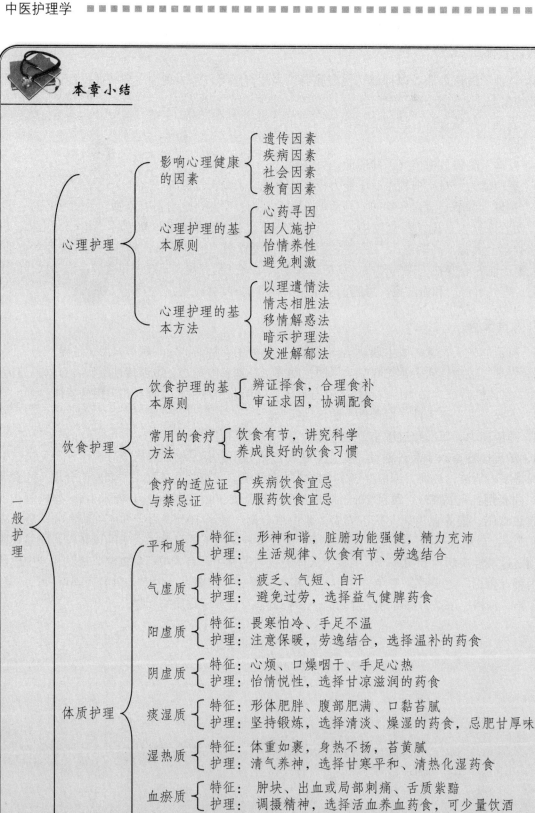

一般护理
├─ 心理护理
│   ├─ 影响心理健康的因素
│   │   ├─ 遗传因素
│   │   ├─ 疾病因素
│   │   ├─ 社会因素
│   │   └─ 教育因素
│   ├─ 心理护理的基本原则
│   │   ├─ 心药寻因
│   │   ├─ 因人施护
│   │   ├─ 怡情养性
│   │   └─ 避免刺激
│   └─ 心理护理的基本方法
│       ├─ 以理遣情法
│       ├─ 情志相胜法
│       ├─ 移情解惑法
│       ├─ 暗示护理法
│       └─ 发泄解郁法
├─ 饮食护理
│   ├─ 饮食护理的基本原则
│   │   ├─ 辨证择食，合理食补
│   │   └─ 审证求因，协调配食
│   ├─ 常用的食疗方法
│   │   ├─ 饮食有节，讲究科学
│   │   └─ 养成良好的饮食习惯
│   └─ 食疗的适应证与禁忌证
│       ├─ 疾病饮食宜忌
│       └─ 服药饮食宜忌
└─ 体质护理
    ├─ 平和质
    │   ├─ 特征：形神和谐，脏腑功能强健，精力充沛
    │   └─ 护理：生活规律、饮食有节、劳逸结合
    ├─ 气虚质
    │   ├─ 特征：疲乏、气短、自汗
    │   └─ 护理：避免过劳，选择益气健脾药食
    ├─ 阳虚质
    │   ├─ 特征：畏寒怕冷、手足不温
    │   └─ 护理：注意保暖，劳逸结合，选择温补的药食
    ├─ 阴虚质
    │   ├─ 特征：心烦、口燥咽干、手足心热
    │   └─ 护理：怡情悦性，选择甘凉滋润的药食
    ├─ 痰湿质
    │   ├─ 特征：形体肥胖、腹部肥满、口黏苔腻
    │   └─ 护理：坚持锻炼，选择清淡、燥湿的药食，忌肥甘厚味
    ├─ 湿热质
    │   ├─ 特征：体重如裹，身热不扬，苔黄腻
    │   └─ 护理：清气养神，选择甘寒平和、清热化湿药食
    ├─ 血瘀质
    │   ├─ 特征：肿块、出血或局部刺痛、舌质紫黯
    │   └─ 护理：调摄精神，选择活血养血药食，可少量饮酒
    ├─ 气郁质
    │   ├─ 特征：抑郁、忧虑脆弱、多愁善感
    │   └─ 护理：调节心情，选择行气解郁、补养气血的药食
    └─ 特禀质
        ├─ 特征：先天失常，生理缺陷，过敏反应，随禀赋不同而异
        └─ 护理：防止过敏，选择养血固本、益气扶正的药食

**自 测 题**

**单项选择题**

1. 下列除哪项外都是影响心理健康的因素
   A．社会因素
   B．教育因素
   C．遗传因素
   D．饮食因素
   E．疾病因素

2. 心理护理的基本原则是
   A．心药寻因
   B．因人施护
   C．怡情养性
   D．避免刺激
   E．以上都是

3. 下列哪项不是心理护理的基本方法
   A．以理遣情法
   B．移情解惑法
   C．情志相胜法
   D．暗示护理法
   E．协调配食法

4. 饮食护理的基本原则是
   A．辨证择食
   B．协调食补
   C．选择营养丰富的食品
   D．选择素食
   E．选择肉类食物

5. 下列哪项对服药饮食宜忌的描述不恰当
   A．服白术忌猪肉
   B．服鳖甲忌食苋菜
   C．饮食宜忌有个体差异
   D．皮肤病忌食海腥发物
   E．服人参忌食萝卜

6. 下列哪项不是气虚质的表现
   A．语音低弱
   B．气短懒言
   C．形寒肢冷
   D．易出汗
   E．容易疲劳

7. 下列哪项不是阴虚质的表现
   A．心烦易怒
   B．口燥咽干
   C．手足心热
   D．肢体困倦
   E．舌红少津

8. 对阳虚质护理需注意
   A．保暖
   B．劳逸结合
   C．尽量避免熬夜
   D．选择甘凉滋润的食物
   E．不滥用清热解毒药

（吴　堃）

# 第十章 常见病证的辨证施护

**学习目标**

通过本章内容的学习，学生应能：
1. 解释感冒、胸痹、水肿、消渴、胃痛、便秘、黄疸、痹证、痛经、痄腮的基本概念及临床证型。
2. 正确评估以上各病证的治疗和预后。
3. 知道以上各病证的护理措施。

## 第一节 感 冒

感冒俗称伤风，是感受风邪，邪犯卫表而导致的常见外感疾病，临床表现以鼻塞、流涕、喷嚏、咳嗽、头痛、恶寒、发热、全身不适、脉浮为其特征。本病四季均可发生，尤以春冬两季为多。感受当令之气所致者，其病较轻，称为伤风、冒风、冒寒；感受非时之邪者，病情较重，称为重伤风。在一个时期内广泛流行、病情类似者，称为时行感冒。

西医学中普通感冒、流行性感冒及其他上呼吸道感染而表现为感冒特征者，皆可参照本节辨证施护。

**【病因病机】** 感冒是因六淫、时行之邪侵袭肺卫，以致卫表不和，肺失宣肃而为病。病位在肺卫，实证居多。

1. 六淫侵袭 风邪为主因，风为六淫之首，外感为病，常以风为先导。但在不同季节，而表现为不同证候。秋冬寒冷，为风寒证；春夏温热，为风热证；邪犯卫表，途径有二，或从口鼻而入，或从皮毛入侵。

2. 时行疫毒 四时气候失常，时行疫毒伤人，发病快，症状重，流行广，且不受季节限制。

3. 生活失调或正气虚弱 生活起居不当，寒温失调或过度疲劳，腠理不密，营卫失和，外邪侵袭为病；或素体虚弱，卫表不固，稍有不慎，外邪乘袭，即可致病。

**【辨证施护】** 感冒的病位在卫表肺系，治疗及护理应因势利导，从表而解，以解表达邪为治疗护理原则。风寒证治以辛温发汗；风热证治以辛凉解表；暑湿杂感者，当清暑祛湿解表。

1. 外感风寒

证候：恶寒重，发热轻，无汗，头痛，肢节酸疼，鼻塞声重，或鼻痒喷嚏，时流清涕，咽痒，咳嗽，痰稀薄色白，口不渴或渴喜热饮，舌苔薄白而润，脉浮或浮紧。

施护方法：辛温解表，宣肺散寒。

方药：荆防败毒散加减。该方辛温发汗，疏风祛湿，用于时行感冒，风寒夹湿证。

2．外感风热

证候：身热较著，微恶风，汗出，头胀痛，面赤，咳嗽，痰黏或黄，咽燥，或咽喉乳蛾红肿疼痛，鼻塞，流黄浊涕，口干欲饮，舌苔薄白或微黄，舌边尖红，脉浮数。

施护方法：辛凉解表，宣肺清热。

方药：银翘散加减。该方宣肺解表，清热解毒，适用于风热表证，热毒较重。

3．外伤暑湿

证候：身热，微恶风，汗少，肢体酸重或疼痛，头昏重胀痛，咳嗽痰黏，鼻流浊涕，心烦口渴，或口中黏腻，渴不多饮，胸闷脘痞，泛恶，腹胀，大便溏，小便短赤，舌苔薄黄而腻，脉濡数。

施护方法：清暑祛湿解表。

方药：新加香薷饮加减。本方清暑化湿，用于夏月感冒暑湿。

4．虚体感冒

体虚之人卫外不固，感受外邪，常缠绵难愈，或反复不已。阳气虚者，感邪多从寒化，易感受风寒之邪；阴血虚者，感邪多从热化、燥化，易感受燥热之邪。治疗不可过于辛散，单纯祛邪，强发其汗，重伤正气，当扶正达邪，在疏散药中酌加补正之品。以气虚感冒和阴虚感冒多见。气虚感冒，应益气解表，用参苏饮加减；阴虚感冒，应滋阴解表，用加减葳蕤汤。

【护理措施】

1．健康指导　帮助患者及家属掌握感冒的常见诱因，避免受凉、过度疲劳，注意保暖。尤其在流行季节须慎起居，适寒温，注意锻炼，增强体质，提高机体抵抗力及抗寒能力，必要时可注射流感疫苗。高发季节少去人口密集的公共场所。可用贯众、板蓝根、生甘草煎服预防；坚持每天按摩迎香穴，室内可用食醋熏蒸，空气消毒。

2．生活护理　保持室内适宜温度和湿度，空气新鲜流动，患者以休息为主。对时感重症及老年、婴幼儿、体虚者，需加强观察，注意病情变化，防止并发症。根据病情，注意隔离，减少探视，避免交叉感染。患者使用的餐具、痰盂等应按规定消毒。给予口腔护理，防止口腔感染。

3．饮食护理　宜进食清淡、维生素丰富、易消化食物，鼓励患者每天保持足够的饮水量，避免刺激性和油腻类食物，禁烟、酒。

4．用药护理　注意煎药和服药方法。汤剂煎沸后 5～10 min 即可，趁温热服，服后覆被避风取汗，或进热粥、米汤以助药力。出汗后应避风，以防复感。风热者，可选银翘解毒片、维 C 银翘片、桑菊感冒冲剂、板蓝根冲剂等；风寒者，可选午时茶、通宣理肺丸等；外感风寒，内伤湿滞，选藿香正气（软胶囊、水、液）；时行感冒选感冒退热冲剂、双黄连注射液、柴胡注射液等。

5．传统护理方法　针灸，风热：针刺风池、合谷、大椎、曲池，透邪解表；按摩印堂、太阳、迎香、风池、合谷等穴位。风寒：毫针浅刺风池、风门、列缺、合谷，用泻法；按摩印堂、太阳、头维、百会、迎香等穴位。刮痧疗法：用铜钱瓷匙或水牛角等钝缘光滑的硬物器具，蘸植物油刮项部，自风池穴而下；刮背部，从脊柱两旁自上而下。用力均匀，不要太重，防止刮伤皮肤，刮至皮肤出现紫色出血点为止。对风寒、风热、暑湿感冒均适用。

**本节小结**

感冒 {
　恶寒，发热，鼻塞，流涕，头痛，脉浮

　外邪袭表，卫表不和 {
　　外感风寒：辛温解表，宣肺散寒——荆防败毒散
　　外感风热：辛凉解表，清热宣肺——银翘散
　　外感暑湿：清暑祛湿解表——新加香薷饮

　　虚体感冒 {
　　　气虚感冒：益气解表——参苏饮
　　　阴虚感冒：滋阴解表——加减葳蕤汤
　　}
　}

　解表达邪

　慎起居，适寒温，汤剂武火快煎
}

# 第二节　胸　痹

　　胸痹是指以胸部闷痛，甚则胸痛彻背，喘息不得卧为主的一种疾病，轻者仅感胸闷如窒，呼吸欠畅；重者则有胸痛，严重者心痛彻背，背痛彻心。常由饱餐、寒冷劳累及情绪激动而诱发，也可无明显诱因安静时发病。

　　西医学中的冠心病、心绞痛、心肌梗死等可参照本节辨证施护。

【病因病机】

　1. 寒邪内侵　素体阳虚，胸阳不振，复感寒邪，寒凝气滞，血行不畅，发为心痛。

　2. 情志失调　忧思恼怒，气机不畅；或气郁湿聚，痰浊内生，使心脉痹阻，发为心痛。

　3. 饮食失节　恣食膏粱厚味，或饥饱无常，损伤脾胃，痰浊内生，闭阻脉络，遂发心痛。

　4. 年老体弱　中老年人肾阳亏虚，导致心阳不振，血脉痹阻，发为心痛。

【辨证施护】　心痛病位在心，涉及肝、脾、肾三脏；临床表现为本虚标实，虚实夹杂。以阴阳气血亏损为本，以气滞、血瘀、寒凝、痰浊为标。治标，活血化瘀，辛温通络，泄浊豁痰；治本，温阳益气，养血滋阴，补益心气。

　1. 寒凝心脉

　　证候：突然心痛如绞，形寒，手足不温，心悸气短，或心痛彻背，背痛彻心，冷汗出。苔薄白，脉沉紧。

　　施护方法：温阳散寒，通络止痛。

　　方药：当归四逆汤加减。该方温经散寒，养血通脉。用于血虚寒凝，胸痛如绞，手足厥逆。

　2. 痰浊痹阻

　　证候：心胸痞闷如窒、疼痛，痛引肩背，咳吐痰涎，气短喘促，形体肥胖，倦怠乏力，腹胀食少，便溏。苔白腻，脉滑。

　　施护方法：通阳泄浊，豁痰宣痹。

　　方药：瓜蒌薤白半夏汤加减。该方理气化痰，通阳散结止痛。用于痰瘀气滞，胸阳痹阻。

3. 气滞血瘀

证候：心胸憋闷、刺痛，痛有定处，甚则心痛彻背，背痛彻心，或痛引肩臂，心悸不宁，入夜尤甚；情志波动或劳累时加剧。舌质暗，脉弦涩。

施护方法：活血化瘀，行气止痛。

方药：血府逐瘀汤加减。该方祛瘀通脉，行气止痛。用于瘀血内阻，气机郁滞的胸痛。

4. 气阴两虚

证候：胸闷隐痛时作，心悸气短，动则益甚，神疲乏力，头晕、易汗出，或手足心热。舌质淡或紫暗，脉细弱。

施护方法：益气养阴，活血通脉。

方药：人参养营汤合生脉散。两方合用能补心气、敛心阴、养心血、安心神，用于气阴耗伤，心脾两虚。

5. 心肾阳虚

证候：胸闷心痛，心悸，时发时止，遇寒加剧，气短乏力，自汗，神倦怯寒，四肢厥冷，面色苍白，腰膝酸软。舌质淡胖，脉沉细迟。

施护方法：温补心肾，通络止痛。

方药：参附汤合右归饮加减。两方合用温补真阳，益气通脉；用于阴寒内盛，胸阳不振，脉微欲绝。

【护理措施】

1. 健康指导　指导患者保持乐观、平和的心态，正确对待自己的病情。改变急躁易怒性格，采取放松技术或与他人交流的方式缓解压力，创造一个良好的身心修养环境。适当运动，包括步行、慢跑、太极拳、健美操等，以有氧运动为主。教会患者及家属心痛发作时的缓解方法，避免过劳、情绪激动、饱餐、寒冷刺激。节房事，勿劳累。

2. 生活护理　胸痛时卧床休息，保持环境安静，限制探视；保证充足的睡眠，充分休息可以降低心肌耗氧量，有利于缓解疼痛。保持室内温暖，阳光充足，空气流动。胸痛时要有专人陪护，允许患者表达内心感受，给予心理支持。胸痛缓解后，指导患者进行腹式呼吸，在患者活动耐力范围内，鼓励患者自理部分生活。避免剧烈活动、竞技性活动、活动时间过长。注意防寒保暖。

3. 饮食护理　胸痛时给予流质饮食，疼痛缓解后，饮食要低热量、低脂、低胆固醇、低盐、清淡、少食多餐。不过食肥甘，勿暴饮暴食。多食蔬菜、水果和粗纤维食物，如芹菜、糙米等。适当控制体重，无糖尿病者，每天清晨给予蜂蜜 20 ml 加温开水同饮。适当按摩腹部，促进肠蠕动，保持大便通畅，切忌用力排便，以免诱发心痛。禁烟酒。

4. 用药护理　胸痛剧烈，烦躁不安时，立即含化苏合香丸或速效救心丸，此药芳香化浊，温开通窍，可缓解疼痛。寒凝气滞，加服冠心苏合丸，芳香止痛；痰瘀内阻，加用心痛舒喷雾剂或宽胸气雾剂，发作时喷出吸入；心血瘀阻，加复方丹参滴丸、血栓心脉宁、地奥心血康等；心气虚加补心气口服液，心阴虚加滋心阴口服液。用药后注意观察患者胸痛变化和用药反应，如有无恶心、呕吐、乏力、呼吸困难、心律失常等。必要时鼻导管给氧，增加心肌氧的供应，减轻缺血和疼痛。

5. 传统护理方法　胸痛时可针刺心俞、厥阴俞、通里、内关等穴位。痰浊盛加丰隆、足三里，针刺补法；四肢冷加灸关元、足三里；唇舌发绀，加血海、少商、十宣；胸闷胀加太冲、阳陵泉，针刺泻法。或指压至阳穴，可缓解胸痛。

**本节小结**

胸痹 ┤
┌ 胸部憋闷、疼痛
│
│ 心脉痹阻
│ 活血化瘀 、通痹
│ 温阳益气、养血滋阴
│
│ 避免过劳、激动、
│ 寒冷含化苏合香
└ 丸或速效救心丸

┌ 寒凝心脉：温阳散寒，通络止痛——当归四逆汤
│ 痰浊痹阻：通阳泄浊，豁痰宣痹——瓜蒌薤白半夏汤
┤ 气滞血瘀：活血化瘀，行气止痛——血府逐瘀汤
│ 气阴两虚：益气养阴，活血通脉——人参养营汤合生脉散
└ 心肾阳虚：温补心肾，通络止痛——参附汤合右归饮

# 第三节　水　肿

　　水肿是指脏腑功能失调，水液代谢失常，体内水液潴留，泛滥肌肤，表现以头面、眼睑、四肢、腹背甚至全身浮肿为特征的一类病证。

　　西医学中的急、慢性肾小球肾炎、肾病综合征、充血性心力衰竭、内分泌失调以及营养障碍等疾病所出现的水肿，均可参照本节辨证论治。

　　【病因病机】　水肿的基本病机为肺失通调，脾失转输，肾失开阖，三焦气化不利。以肾为本，以肺为标，以脾为制水之脏。病位在肺、脾、肾三脏，与心、肝、膀胱密切相关。

　　1. 风邪外袭　风邪侵袭肺卫，肺失宣降，不能通调水道，风遏水阻，泛溢肌肤，发为水肿。

　　2. 疮毒内侵　痈疡疮毒不得外散，内侵肺脾，使津液气化失常，水液内停，溢于肌肤而成水肿。

　　3. 水湿浸渍　久居湿地或冒雨涉水，水湿内侵，脾为湿困，运化失职，不能升清降浊，水湿泛溢而成水肿。

　　4. 劳欲体虚　劳倦过度，纵欲无节，或久病伤气，损伤脾肾，致使气化失常，水液内停，溢于肌肤而成水肿。

　　水肿分外感、内伤两类，外感所致水肿多为阳水，属实证，病变主要在肺、脾；内伤所致水肿多为阴水，偏虚，病变主要在脾、肾。

　　【辨证施护】　水肿分阳水和阴水两类。一般阳水起病急，肿势较快，先从头面而渐及全身，病程较短，多属实证，治疗护理宜发汗、利尿、逐水；阴水起病缓，肿势较慢，从下肢开始，渐至上身，病程较长，多属虚证，治疗护理宜健脾、温肾及活血化瘀。基本治疗护理原则为利水消肿。

　　（一）阳水

　　1. 风水相搏

　　证候：初起眼睑及颜面浮肿，继而四肢、全身皆肿，来势迅速；伴恶寒、发热，肢体酸重，小便不利。偏于风寒者，兼恶寒、咳喘，苔薄白，脉浮紧。偏于风热者，伴咽喉红肿疼痛，舌质红，苔薄黄，脉浮数。

施护方法：疏风解表，宣肺行水。

方药：越婢加术汤加减。该方疏风清热，宣肺行水，用于治疗外有表寒，内有郁热的风水证。若风热偏重者，加牛蒡子、桔梗、连翘清热解毒；风寒偏重者，去石膏加苏叶、桂枝解表散寒。

2．疮毒浸淫

证候：面目浮肿，遍及全身，尿少色黄、或血尿，身发疮痈，甚者溃烂；伴发热恶风。舌红苔黄，脉浮数。

施护方法：宣肺解毒，利湿消肿。

方药：麻黄连翘赤小豆汤合五味消毒饮加减。两方合用宣肺清热，解毒祛湿。用于热毒疮痈所致的湿滞水肿。

3．水湿浸渍

证候：起病缓慢，全身浮肿，下肢明显，按之没指，小便短少，身体困重，胸脘痞闷，纳差，泛恶。舌淡胖苔白腻，脉沉缓。

施护方法：健脾化湿，通阳利水。

方药：五苓散合五皮饮加减。两方合用健脾通阳利水，理气化湿消肿。用于脾阳受困，湿浊不化的水肿。偏寒者，加附子、干姜温阳利水；偏热者，加滑石、车前子清利湿热。

（二）阴水

1．脾阳虚衰

证候：肢体浮肿，按之凹陷难起，脘闷腹胀，纳呆，便溏，面色无华，神疲肢冷，小便短少。舌质淡，苔白腻，脉沉缓。

施护方法：温阳运脾，利水消肿。

方药：实脾饮加减。该方温肾健脾，行气利水，用于脾肾阳虚，水气内停的阴水。

2、肾阳衰弱

证候：面浮身肿，腰以下为甚，按之凹陷不起，心悸喘促，腰部酸重，四肢逆冷，尿少，精神倦怠，面色晦暗。舌质淡胖，苔白，脉沉迟无力。

施护方法：温肾助阳，化气行水。

方药：真武汤加减。该方温肾健脾，渗湿利水，用于阳虚水泛，肢体浮肿。

【护理措施】

1．健康指导　告知患者水肿与盐、水潴留的关系，指导其使用无盐饮食，可食醋和柠檬等增进食欲。教会患者正确测量每天液体出入量、体重等，观察水肿的变化；指导患者不可擅自增加、减少或停药。轻度水肿应限制活动；重度水肿者应卧床休息；伴胸水或腹水者，应采取半坐卧位。向患者介绍保暖、加强个人卫生、预防上呼吸道或皮肤感染的措施。要注意休息，节制房事，避免劳累，适当活动。

2．生活护理　病室安静、整洁、有利于患者休息，定时开窗通风换气，但不可让风直吹患者；定期用消毒水拖地、擦桌椅，保持室内合适的温度和湿度。衣着柔软、宽松，被褥轻软，床垫平整、干燥。长期卧床者要经常变换体位，经常用温水清洁皮肤，不可用力擦洗，防止发生压疮。在活动耐力可及的范围内，鼓励患者尽可能生活自理。

3．饮食护理　饮食宜清淡、低盐，少量多餐，每天食盐的摄入量在5g以下。根据情况给予优质低蛋白质、高热量、低脂、高膳食纤维食物。避免腌或熏制品，忌辛辣、油腻、烟酒等刺激性物品及发物。控制液体摄入量。

4．用药护理　阳水表现为表、热、实证，煎汤宜偏淡，药液稍微偏多，温服，防寒保暖，忌生冷油腻硬物。阴水表现为里、虚、寒证，煎汤宜偏浓，药液稍微偏少，温服。根据病情，急性水肿可选用肾炎解毒片；慢性水肿选用雷公藤片、阿魏酸哌嗪片等。严格掌握用药适应证，利水不能过猛，注意药物不良反应。有低氧血证者，可考虑给予鼻导管吸氧、面罩吸氧。

5. 传统护理方法 针灸，阳水：肺俞、合谷、三焦俞、阴陵泉，毫针刺，用泻法；小便不利，可用拇指按、揉五里、期门、三阴交，每穴操作1分钟，以酸胀感为度。阴水：脾俞、肾俞、气海、水分、足三里，毫针刺，用补法并灸；命门火衰，小便不利，用掌横擦法推拿肾俞、命门穴，均以透热为度。根据病情，还可以选中药灌肠、隔盐灸法等。

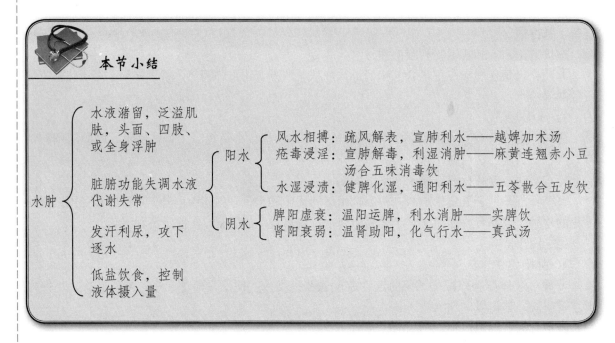

本节小结

水肿
- 水液潴留，泛溢肌肤，头面、四肢、或全身浮肿
- 脏腑功能失调水液代谢失常
  - 阳水
    - 风水相搏：疏风解表，宣肺利水——越婢加术汤
    - 疮毒浸淫：宣肺解毒，利湿消肿——麻黄连翘赤小豆汤合五味消毒饮
    - 水湿浸渍：健脾化湿，通阳利水——五苓散合五皮饮
  - 阴水
    - 脾阳虚衰：温阳运脾，利水消肿——实脾饮
    - 肾阳衰弱：温肾助阳，化气行水——真武汤
- 发汗利尿，攻下逐水
- 低盐饮食，控制液体摄入量

# 第四节 消 渴

消渴是以多饮、多食、多尿、身体消瘦无力或尿有甜味为主要临床表现的一种疾病。后世医家根据本病"三多"症状的偏重不同，将其分为上、中、下三消，口渴多饮为上消，多食易饥为中消，渴而便数如脂为下消。

西医学中的糖尿病、尿崩症等可参照本节辨证施护。

【病因病机】 消渴以阴虚为本，燥热为标，二者互为因果。病位在肺、胃、肾，以肾为关键。肺燥、胃热、肾虚常同时并存，"三多"症状往往并见。

1. 禀赋不足 先天薄弱，五脏亏损，阴虚津少，燥热内生。

2. 饮食不节 过食肥甘、醇酒厚味，损伤脾胃，运化失常，积热内蕴，化燥伤津。

3. 情志失调 思忧恼怒，气郁化火，耗伤肺胃阴津。

4. 劳欲过度 房室或劳倦所伤，损耗阴精，虚火内生，上蒸肺胃。

【辨证施护】 消渴分上、中、下三消，初起以燥热为主，阴虚为次。病久以阴虚为主，或兼燥热。清热润燥，养阴生津为治疗护理大法；消渴日久，常发生血脉瘀滞和阴损及阳病变，应结合活血化瘀、清热解毒、健脾益气、滋补肾阴、温补肾阳等法治疗护理。

（一）上消——肺热津伤

证候：烦渴多饮，口干舌燥，尿频量多，身体渐瘦。舌边尖红，苔薄黄，脉洪数。

施护方法：清热润肺，生津止渴。

方药：消渴方加味。该方清热生津，养阴增液；用于肺热炽盛，津液耗伤。

（二）中消——胃热炽盛

证候：多食易饥，形体消瘦，大便干燥。舌红少津，苔黄燥，脉滑实有力。

施护方法：清胃泻火，养阴增液。

方药：玉女煎加减。该方滋阴除烦，清热生津；用于胃火炽盛，阴液耗损。

（三）下消

1．肾阴亏虚

证候：尿频量多，混如脂膏或尿甜，口干舌燥，皮肤瘙痒；或五心烦热，腰膝无力。舌红少苔，脉细数。

施护方法：滋补肝肾，益精养阴。

方药：六味地黄丸。该方补肾填精，滋阴降火；用于肝肾精亏，虚火妄动。

2．阴阳两虚

证候：小便频数，混浊如膏，面色黧黑、憔悴，腰膝酸软，形寒畏冷。舌淡苔白而干，脉沉细无力。

施护方法：滋阴温阳，益肾固精。

方药：金匮肾气丸加减。该方补阳益阴；用于阴损及阳，精气两伤。

（四）气滞血瘀

证候：口渴引饮，或渴饮不多，消谷善饥，身体消瘦，头晕耳鸣，心悸健忘，小便频数、量多。舌紫暗，有瘀斑，脉沉涩或结代。

施护方法：活血化瘀，益阴润燥。

方药：桃红四物汤加减。该方活血化瘀，滋阴养血；用于阴血亏损，气滞血瘀。

消渴日久容易发生各种并发症，应在治疗本病的同时针对并发症积极治疗护理。

【护理措施】

1．健康指导　充分调动患者的主观能动性，使其积极配合治疗，有利于控制疾病，防止病情发展和并发症的发生。指导患者增加对本病的认识，了解其病因、临床表现、治疗方法；教会其观察药物疗效和不良反应，掌握消渴并发症的预防和护理知识。说明情绪、精神因素对疾病的影响，强调消渴病可防可治，树立战胜疾病的信心。保持心情舒畅，勿紧张恼怒。

2．生活护理　室内清洁、舒适、安静，指导患者预防和减轻周围环境污染对疾病造成的影响，防止感染。坚持散步、太极拳等有氧运动，告诉其活动时不能空腹，以及发生饥饿、心慌、出冷汗、头晕时的自救方法。建立有规律的生活习惯，劳逸结合，不宜过度疲劳，节制性生活，戒烟酒，注意个人卫生。

3．饮食护理　目的是维持理想体重，保证正常的生命活动，纠正已发生的代谢紊乱，使之接近正常水平。饮食护理是消渴病治疗的基础，也是预防和控制消渴必不可少的措施。制订合理的食谱，正确调配食物中糖类、脂肪、蛋白质比例。提倡食用粗米、面和一定杂粮，增加蔬菜、豆制品等副食，以及含糖低的水果，多吃含纤维素高的食物。饮食宜清淡，忌食油炸、油煎食品。少食动物内脏、蟹黄、虾等，炒菜用植物油，忌食辛辣烟酒等刺激物品。

4．用药护理　了解各类治疗消渴病药物的作用、剂量、用法、不良反应和注意事项，指导患者正确服用。各型消渴病除汤药治疗外，上消可选用牛黄清胃丸；中、下消用消渴丸、甘芍降糖片、滋肾蓉精丸、五加参降糖片等。平时可用开水泡玉米须代茶饮，鲜苦瓜粉开水调服。

5．传统护理方法　针灸，上消：肺俞、廉泉、内庭。中消：内庭、足三里、三阴交、胃俞。下消：肾俞、三阴交、太溪、关元、足三里、三焦俞。毫针刺，用平补平泻法或补法。肺热津伤，加拇指按、揉肺俞穴1 min，或拿曲池、合谷穴，以酸胀为度。阴虚火旺，推按关元、涌泉穴。肝肾亏虚，用拇指按揉肝俞、气海、肾俞穴。气滞血瘀，针刺内关、心俞、郄门、气海、血海、膈俞，用泻法；用拇指按揉章门、期门穴，或推拿血海、三阴交穴，以酸胀微痛为度。

**本节小结**

消渴 {
  多饮、多食、多尿，身体消瘦

  阴虚燥热

  清热润燥 养阴生津

  合理的食谱，预防 感染，防治并发症
}

{
  上消　肺热津伤：清热润肺，生津止渴——消渴方

  中消　胃热炽盛：清胃泻热，养阴增液——玉女煎

  下消 {
    肾阴亏虚：滋补肝肾，益精养阴——六味地黄丸
    阴阳两虚：滋阴温阳，益肾固精——金匮肾气丸
  }

  气滞血瘀：活血化瘀，养阴润燥——桃红四物汤
}

# 第五节　胃　痛

胃痛又称胃脘痛，以上腹胃脘部近心窝处经常发生疼痛为临床特征。多因胃失和降或胃络失养所致，在古代文献中把胃脘痛称为胃心痛、心口痛，或者心痛。胃脘痛与心痛，二者既有部位之别，疼痛的程度、性质与预后也有很大不同。

西医学中的急、慢性胃炎，胃、十二指肠溃疡病，胃癌，胃神经症等均可参照本节辨证施护。

【病因病机】胃痛的病因不外是外邪、饮食、情志，以及久病脾虚等。病位在胃，与肝、脾关系密切，涉及胆与肾。病机为胃失和降，气机不利，"不通则痛"；或胃失濡养、温煦，"不荣亦痛"。

1. 寒邪客胃　外感阴寒之邪，客于胃腑，气机凝滞，不通则痛。

2. 饮食伤胃　饮食不节，或嗜食肥甘、生冷，损伤脾胃，气机不畅而痛。

3. 情志所伤　思郁恼怒伤肝，横逆犯胃，气机阻滞，胃失和降而痛。

4. 体虚久病　素体脾胃虚弱，或久病劳倦，脾胃气虚，中阳不振；或胃阴耗伤，失却濡养；或胃失温煦而致疼痛。

【辨证施护】胃痛治疗护理以理气和胃止痛为基本原则。实证以祛邪为主，虚证以扶正为主，虚实夹杂者，扶正祛邪兼用。

1. 寒邪犯胃

证候：胃痛暴作，剧烈疼痛，畏寒喜暖，得温则减，遇寒加剧，口淡不渴，喜热饮。舌苔薄白，脉弦紧。

施护方法：温胃散寒，理气止痛。

方药：良附丸加减。该方行气疏肝，祛寒止痛，用于肝胃气滞寒凝、胃脘疼痛。

2. 饮食停滞

证候：胃脘胀痛，嗳腐吞酸，或呕吐不消化食物，吐后痛减，不思饮食，大便不调，矢气或便后稍舒。舌苔厚腻，脉滑。

施护方法：消食导滞，和胃止痛。

方药：保和丸加减。该方消食和胃，理气化湿，用于食滞胃脘、痞满胀痛。

3．肝气犯胃

证候：胃脘胀满，攻撑作痛，痛连两胁，胸闷嗳气、叹息，情志不舒则加重。舌苔薄白，脉弦。

施护方法：疏肝理气，和胃止痛。

方药：柴胡疏肝散加减。该方疏肝解郁，活血止痛，用于肝气横逆、脘腹胀痛。

4．瘀阻胃络

证候：胃痛日久，痛如针刺，痛有定处，拒按，食后加重，或见呕血、大便黑。舌紫暗有瘀斑，脉涩。

施护方法：化瘀通络，理气止痛。

方药：失笑散合丹参饮加减。两方合用活血散瘀，行气通络，用于瘀血阻络，脘腹刺痛。

5．脾胃虚寒

证候：胃脘隐痛绵绵，时发时止，喜暖喜按，得食则减，泛吐清水，四肢不温，神疲纳差，便溏。舌质淡，苔薄白，脉虚弱。

施护方法：温中健脾，缓急止痛。

方药：黄芪建中汤加减。该方温阳散寒，和里缓急，用于气血阴阳俱虚，里急胃痛。

6．胃阴亏虚

证候：胃脘隐隐灼痛，心烦嘈杂，饥而不欲食，口燥咽干，大便干结。舌红少苔，脉细数。

施护方法：滋阴养胃，和中止痛。

方药：沙参麦冬汤加减。该方清养肺胃，滋阴生津，用于肺胃阴虚，脘腹灼痛。

【护理措施】

1．健康指导　向患者介绍胃痛的疾病知识、预防方法和自我护理措施，建立合理的饮食习惯和结构，避免使用对胃有刺激的食物和药物。指导患者保持良好的心理状态，疼痛发作时应卧床休息、做深呼吸等，减轻焦虑，缓解疼痛，并密切注意病情变化。

2．生活护理　环境安静、清爽，病房整洁干净。不饮浓茶、咖啡，不食用过热、过冷、过于粗糙的食物；禁烟、酒。生活要有规律，合理安排好学习和工作时间，注意劳逸结合，积极配合治疗。避免精神紧张、焦虑，或情绪波动，或过度劳累，选择合适的锻炼方式。

3．饮食护理　指导患者制订合理的饮食计划，说明摄取足够营养素的重要性；少食多餐，不宜过饱，有规律的定时进食；以高热量、高蛋白质、高维生素、易消化、营养丰富、温暖、清淡的为饮食原则。症状较重者以面食为主。避免摄入生、硬、冷、过咸、过甜、过辣等刺激性食物。注意有些胃痛不能食粗纤维物质。

4．用药护理　目前治疗胃病的药物很多，告诉患者药物的作用、剂量、用法、不良反应和注意事项，指导其正确服用。各型胃病除汤药治疗外，可恰当运用中成药。肝气犯胃用枳实导滞丸、舒肝和胃丸；气滞血瘀用元胡止痛片、金佛止痛丸；胃痛吞酸用复方陈香片、安胃片；脾胃虚寒用黄芪建中丸、香砂六君丸；胃阴亏虚用胃复春片。并可结合西药给予抗菌及抗酸治疗和护理。

5．传统护理方法　针灸，实证：中脘、足三里，捻转泻法，加灸；内关、公孙、行间，提插泻法。虚证：脾俞、胃俞、中脘、内关、关元、足三里，直刺，捻转补法，可加各种灸。寒邪犯胃，按摩脾俞、胃俞，以透热为度；饮食停滞，拇指按、揉天枢穴，或大肠俞、八髎穴，每穴操作1 min；肝气犯胃，用拇指轻揉、按章门、期门穴，操作1 min；重揉、按肝俞、胆俞穴，操作1 min，以酸胀为度。根据情况，针灸后可在背部或上腹部拔火罐。

**本节小结**

$$
胃痛
\begin{cases}
上腹胃脘部疼痛 \\
胃失和降，气机不利 \\
理气和胃止痛 \\
有规律的合理饮食，避免刺激性食物
\end{cases}
\begin{cases}
寒邪犯胃：温胃散寒，理气止痛——良附丸 \\
饮食停滞：消食导滞，和胃止痛——保和丸 \\
肝气犯胃：疏肝理气，和胃止痛——柴胡疏肝散 \\
瘀阻胃络：化瘀通络，理气止痛——失笑散合丹参饮 \\
脾胃虚寒：温中健脾，缓急止痛——黄芪建中汤 \\
胃阴亏虚：滋阴养胃，和中止痛——沙参麦冬汤
\end{cases}
$$

# 第六节　便　秘

便秘是因大肠传导失常而致大便秘结，排便周期延长；或周期不长，便质干燥难出；或便质不硬，但排便艰涩不畅为临床特征的病证。

西医学中的习惯性便秘、肠激惹综合征、肛裂、痔疮等肛门直肠疾患引起的便秘，以及药物引起的便秘均可参照本节辨证施护。

【病因病机】　便秘多因饮食所伤、气机郁滞、气血亏虚、阴寒凝滞所致。病位在大肠，与肺、脾、肝、肾四脏相关。基本病机为大肠传导功能失常。

1．饮食所伤　过食辛辣醇酒，导致肠胃积热，耗伤津液，肠道失润，大便干涩燥结难出。

2．气机郁滞　思忧恼怒，腑气郁滞，大肠通降失常，传导失司，欲便不出，或出而不畅。

3．气血亏虚　久病内伤，或年老体弱，气血亏虚。气虚则大肠传导无力，血虚则肠道失润，以致便秘。

4．阴寒凝滞　恣食生冷，或外感寒邪，阴寒内结，糟粕凝滞肠道而成冷秘。

【辨证施护】　便秘的治疗护理以通下为基本原则。实证以祛邪为主，分别选用泻热、温散、通导之法，辅以顺气导滞。虚证以扶正为主，分别选用滋阴养血，益气温阳之法，辅以增液润肠，标本兼治。

（一）实秘

1．热结便秘

证候：大便干结，腹胀痛，面红身热，口干口臭，心烦，小便短赤，或口舌生疮。舌红、苔黄燥，脉滑数。

施护方法：泻热导滞，润肠通便。

方药：麻子仁丸加减。该方通腑泄热，行气除满，润肠通便；用于胃肠燥热，津枯便秘。若热势较甚，痞满燥实者，可选用大承气汤，急下存阴。

2．气滞便秘

证候：大便秘结，欲便不得出，或便出不爽，腹胀痛，胸胁痞满，嗳气频作，食纳减少。舌

苔腻，脉弦。

施护方法：顺气导滞。

方药：六磨汤加减。该方理气消胀，疏肝行滞。用于脘腹胀痛，大便不畅。

**（二）虚秘**

1．气虚便秘

证候：大便并不干硬，虽有便意，但临厕努挣乏力，难以排出，汗出短气，面白神疲，肢体困倦，舌淡苔白，脉弱。

施护方法：补气润肠。

方药：黄芪汤加减。该方补益脾肺，润肠通便；用于肺脾气虚的习惯性便秘。

2．血虚便秘

证候：大便秘结，面色无华，心悸气短，头目眩晕，口唇色淡。舌淡苔白，脉细涩。

施护方法：养血润燥。

方药：润肠丸加减。该方滋阴养血，润肠通便；用于燥热瘀阻肠道的习惯性便秘等。

3．阴虚便秘

证候：大便干结，形体消瘦，或颧红潮热，眩晕耳鸣，心烦失眠，腰膝酸软。舌红少苔，脉细数。

施护方法：滋阴通便。

方药：增液汤加减。该方滋阴生津，润肠通便；常用于温热肠燥津亏便秘。

4．阳虚便秘

证候：大便艰涩，排出不畅，时作眩晕，四肢不温，腹中冷痛，腰膝酸冷，小便清长。舌淡苔白，脉沉迟。

施护方法：温阳通便。

方药：济川煎加减。该方温阳润肠，养血通便；用于肾阳亏虚，肠道失润的习惯性便秘、老年便秘、产后便秘等。

**【护理措施】**

1．健康指导　指导患者及家属正确认识维持正常排便习惯的意义，帮助其获得有关排便的知识。建立正常的排便习惯，指导患者选取适宜的排便姿势，选择一个适合自身排便的时间。

2．生活护理　注意生活、起居的调摄，适当体力活动，避免久坐久卧少动。保持心情舒畅，情绪乐观稳定，消除抑郁、紧张、焦虑。鼓励患者适当锻炼身体，如散步、做操、打太极拳等。指导患者进行增强腹肌和盆腔底部肌肉的运动，以增加肠蠕动和肌张力，促进排便；同时为患者提供单独隐蔽的环境及充裕的排便时间。对于虚秘患者，特别是老年、产后气血双亏或虚赢已极者，排便时宜提供坐式便器，以防临厕久蹲，努挣而致虚脱。

3．饮食护理　合理安排膳食，饮食宜清淡，多摄取可促进排便的食物和饮料，如粗粮、蔬菜、水果等高纤维物质，减少辛辣刺激性食物。餐前提供开水、柠檬汁等热饮，促进肠蠕动，刺激排便反射。适当提供轻泻食品，如梅子汁、香蕉等，促进排便；多饮水，酌情食用高油脂类食物，如花生、芝麻、核桃，以及花生油、芝麻油、豆油等。

4．用药护理　便秘的治疗和护理虽以通为主，但必须审明病因、病性，有针对性的辨证施护，大黄是常用的泻下药，无论虚实配伍恰当，临床使用率很高。老人、儿童应选择作用缓和的泻药；热结便秘选用麻子仁丸、三黄片、当归龙荟丸，或用番泻叶适量开水泡代茶饮；气滞便秘选用槟榔四消丸、木香槟榔丸；阳虚便秘选用青娥丸，或巴戟天、肉苁蓉等药物；气虚便秘选用蜂蜜泡水喝；血虚便秘选用生何首乌、决明子煎汤服。另外也可根据情况使用简易通便方法，如蜜煎导法、开塞露、甘油栓等。

5．传统护理方法　针灸，根据病情选丰隆、水道、天枢、行间、归来，施捻转泻法；合谷、内庭，施提插泻法；脾俞、胃俞、气海、关元，施捻转补法，可灸。按摩，一般用手掌按顺时针方向腹部摩、揉，沿大肠的形态结构反复操作，并用推法于左少腹部自上而下沿降结肠的外形轮廓反复推动，约 5 min。胃肠燥热，加用拇指按、揉上巨虚、内庭，以酸胀为度。气机郁滞，加用拇指轻按、揉章门、期门，以酸胀为度。气血亏损，加用轻柔缓和的摩、揉法于大腹部，反复操作 3 min。腹胀气时，可行腹部热敷，或行肛管排气。

**本节小结**

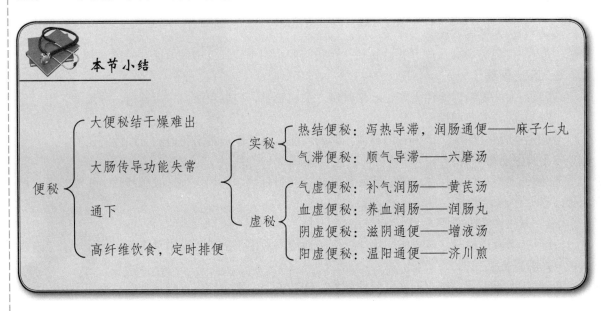

便秘
- 大便秘结干燥难出
- 大肠传导功能失常
- 通下
- 高纤维饮食，定时排便

实秘
- 热结便秘：泻热导滞，润肠通便——麻子仁丸
- 气滞便秘：顺气导滞——六磨汤

虚秘
- 气虚便秘：补气润肠——黄芪汤
- 血虚便秘：养血润肠——润肠丸
- 阴虚便秘：滋阴通便——增液汤
- 阳虚便秘：温阳通便——济川煎

# 第七节　黄　疸

黄疸是以目黄、身黄、小便黄为主症的一种病证，其中目黄是本病的重要特征。

西医学中的急性传染性肝炎、胆道疾患、溶血性黄疸、钩端螺旋体病等发黄者，均可参照本节进行辨证施护。

【病因病机】　黄疸的病因有外感和内伤两个方面，外感多因感受湿热疫毒，内伤多与饮食、劳倦、积聚续发有关。病位在肝胆，与脾胃密切相关。病机关键是湿，"黄家所得，从湿得之"。湿与热合，为湿热黄疸；湿与寒合，为寒湿黄疸。

1．外感湿热疫毒　湿热疫毒侵袭，内阻中焦，熏蒸肝胆，胆汁不随常道，浸淫肌肤，而致身、目、小便俱黄。

2．饮食所伤　长期酗酒，或嗜食肥甘，脾胃受损，肝失疏泄，胆汁外溢肌肤，发为黄疸。

3．积聚或瘀血阻滞，胆汁排泄不畅而泛溢于外，形成黄疸。

【辨证施护】　黄疸的治疗护理以化湿利小便为基本原则。"诸病黄家，但利其小便"。根据病情，阳黄应配合清热解毒，阴黄应配合健脾、温中、益气、疏肝等。

（一）阳黄

1．热重于湿

证候：身目俱黄，黄色鲜明，小便短少黄赤，大便秘结，发热口渴，纳差，腹胀，心中懊恼，口干而苦，恶心，舌红苔黄腻，脉弦数。

施护方法：清热利湿，佐以泻下。

方药：茵陈蒿汤加味。该方清热利湿，泻热通瘀；用于湿热俱盛的黄疸。

2．湿重于热

证候：身目色黄，但不如热重者鲜明，小便短黄，大便溏垢，身热不扬，头重身困，胸脘痞闷，纳差，腹胀。苔黄腻，脉弦滑。

施护方法：利湿化浊，清热退黄。

方药：茵陈五苓散加味。该方清热利湿疏肝，行气化浊；用于黄疸湿多热少，小便不利。

**（二）阴黄**

1．寒湿阻遏

证候：身目色黄晦暗，或如烟熏，纳呆脘闷，腹胀便溏，口淡不渴，神疲畏寒。舌淡苔白腻，脉濡缓。

施护方法：健脾和胃，温化寒湿。

方药：茵陈术附汤加味。该方温化寒湿，疏肝利胆；用于湿郁发黄，黯如烟熏。

2．气滞血瘀

证候：身目发黄而晦暗，面色黧黑，胁下有痞块疼痛、拒按，面颈皮肤现赤纹丝缕，或有腹水。舌质紫或有瘀斑，脉弦涩。

施护方法：疏肝理气，活血化瘀。

方药：逍遥散合鳖甲煎丸。两方合用疏肝理脾，软坚消积；用于黄疸气滞血瘀，胁下癥积疼痛。

**（三）急黄（疫毒炽盛）**

证候：发病急骤，黄疸迅速加深如金色，高热口渴，胁痛腹满，神昏谵语，烦躁抽搐，或见衄血、便血，或肌肤瘀斑。舌红绛，苔黄燥，脉弦滑或数。

施护方法：清热解毒，凉血开窍。

方药：《千金要方》犀角散加味。该方清热凉血解毒，利湿退黄。用于湿热伤及营血的黄疸重证。神昏谵语，加服安宫牛黄丸，凉血开窍；动风抽搐，加服羚羊角粉或紫雪丹，熄风止痉。

**【护理措施】**

1．健康指导　帮助患者和家属掌握本病的有关知识和自我护理方法，分析和消除不利于个人和家庭应对的各种因素，把治疗护理计划落实到日常生活中。注意调节和稳定患者情绪，正确对待疾病，树立治病信心，保持愉快心情。过分焦虑、忧愁、愤怒等不良情绪会造成免疫功能减退，不利于病情恢复。急性期要卧床休息，以降低机体代谢率。黄疸减轻，症状好转，再逐渐增加活动量，以不感疲劳为度，避免过度劳累和重体力劳动。根据情况对接触者可给予预防接种。

2．生活护理　黄疸患者一般疲倦乏力，精神不振，体力减退，生活起居要有规律，睡眠要充足。劳逸结合，参加散步、体操等轻微活动。根据病情，实施适当的家庭隔离，严格饮用水、食具的消毒。患者的食具、用具、洗漱用品应专用；患者应自觉注意卫生，养成良好的卫生习惯，防止唾液、血液、排泄物、分泌物污染环境。加强粪便管理，保护水源，患者因皮肤干燥、黄疸或水肿时出现瘙痒，沐浴时要避免水温过高，不使用有刺激性的皂类和沐浴液，嘱咐患者勿用手抓搔，以免皮肤破损和继发感染。

3．饮食护理　向患者及家属说明导致营养状况下降的有关因素、饮食治疗的意义及原则。制订恰当的饮食计划，提供高热量、高蛋白质、高维生素、易消化的清淡、细软饮食。如豆制品、鸡蛋、牛奶、鱼、鸡肉、瘦猪肉等，并根据病情变化及时调整。要保证维生素的摄入，多食用新鲜蔬菜和水果，如西红柿、柑橘等。禁食辛辣、油腻之品和烟、酒。血氨升高时，应限制或禁食蛋白质。经常评估患者的饮食和营养状况，包括每天的食品和进食量、体重和病情的变化，必要时遵医嘱给予静脉补充营养。

4．用药护理　向患者详细介绍所用药物的名称、剂量、给药时间和方法，教会其观察药物疗效和不良反应。按处方用药，以免用药不当而加重病情。湿热黄疸适当选用茵栀黄注射液、垂盆草冲剂，阳黄热盛选用清开灵注射液；肝胆湿热选用龙胆泻肝丸；急黄疫毒炽盛，热入营血，神昏谵语，选用安宫牛黄丸。热重的黄疸可用茵陈、板蓝根、虎杖、红枣水煎服。

5．传统护理方法　针灸，阳黄选胆俞、阳陵泉、阴陵泉、内庭、太冲，针刺用泻法。阴黄选至阳、脾俞、胆俞、中脘、足三里、三阴交，针刺平补平泻，可灸。除此，如胸闷呕吐，加内关、公孙；腹胀便秘，加大肠俞、天枢；热重加大椎；神昏加人中、中冲、少冲（放血）；神疲畏寒，加命门、关元；大便溏薄，加天枢、关元。治疗过程中必须严格消毒，以防交叉感染。

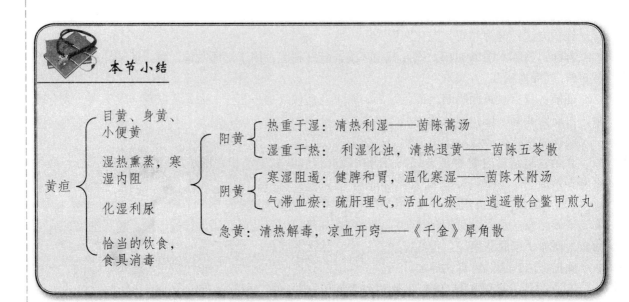

**本节小结**

黄疸 ──┬── 目黄、身黄、小便黄
　　　　├── 湿热熏蒸，寒湿内阻
　　　　├── 化湿利尿
　　　　└── 恰当的饮食，食具消毒

阳黄 ──┬── 热重于湿：清热利湿──茵陈蒿汤
　　　　└── 湿重于热：利湿化浊，清热退黄──茵陈五苓散

阴黄 ──┬── 寒湿阻遏：健脾和胃，温化寒湿──茵陈术附汤
　　　　└── 气滞血瘀：疏肝理气，活血化瘀──逍遥散合鳖甲煎丸

急黄：清热解毒，凉血开窍──《千金》犀角散

# 第八节　痹　证

痹证是感受风、寒、湿、热之邪，闭阻经络，气血运行不畅，引起肢体、关节、肌肉等疼痛、重着、酸楚、麻木，或关节屈伸不利、僵硬、肿大、变形等为主要临床表现的一种病证。

西医学中的结缔组织病、骨关节炎等疾病，如类风湿关节炎、风湿性关节炎、风湿热、反应性关节炎、骨关节炎、强直性脊柱炎、痛风等可参照本节辨证施护。

【病因病机】　痹证的发生与体质因素、气候条件、生活环境及饮食等有密切关系。正虚卫外不固是发病的内在基础，感受外邪是发病的外在条件。基本病机为邪气痹阻经脉，不通则痛。病位在肌肉、关节、经络，与肝、脾、肾有关。

1．外因　感受风寒湿邪，或风湿热邪，入侵机体，留连筋骨血脉，气血痹阻不畅而为痹。

2．内因　劳逸不当，或年老、久病，体质虚弱；复感风寒湿邪，痹阻经脉，迁延不愈，气血运行不畅而成。

【辨证施护】　痹证因风、寒、湿、热、瘀，痹阻气血所致，治疗以祛邪通络为基本原则，根据病情分别予以祛风、散寒、除湿、清热、化痰、行瘀，并注意养血活血，即"治风先治血，血行风自灭"。

1．风寒湿痹

证候：肢体关节、肌肉疼痛，时轻时重，屈伸不利，活动受限，可涉及多个关节。或呈游走性；或部位固定，得热痛缓；或肿胀，麻木不仁。舌苔薄白，脉弦紧或濡缓。

施护方法：祛风除湿，散寒通络。

方药：蠲痹汤加减。该方祛风胜湿，散寒和营；用于风寒湿邪，痹阻经络，肢体关节疼痛。临床根据风、寒、湿邪偏重不同，加减用药。

2．风湿热痹

证候：关节疼痛，局部灼热红肿，痛不可触，得冷则舒；或皮下结节、红斑；常伴有发热、恶风、口渴、烦躁不安。舌质红，苔黄或腻，脉滑数。

施护方法：清热通络，祛风除湿。

方药：白虎加桂枝汤合宣痹汤加减。两方合用清热宣痹，利湿通络；用于风湿热痹，邪壅经脉，关节疼痛明显。

3．久痹

证候：痹证日久，肌肉关节疼痛，固定不移，或关节僵硬变形，屈伸不利，有硬结、瘀斑，或关节周围皮肤紫暗、肿胀，按之较硬，肢体麻木。舌质紫暗或有瘀斑，舌苔白腻，脉弦涩。

施护方法：化痰行瘀，搜风通络。

方药：身痛逐瘀汤加减。该方祛风散寒除湿，活血化瘀，通络止痛；用于风、寒、湿邪，瘀痹经络，周身疼痛，经久不愈。

【护理措施】

1．健康指导　帮助患者及家属了解疾病的性质、病程和治疗方案，避免感染、寒冷、潮湿、过劳等各种诱因，注意保暖。患者常因病情反复，顽固疼痛，疗效欠佳，出现情绪低落、忧虑、孤独、对生活失去信心，要及时给予心理疏导、解释、安慰、鼓励。强调休息和治疗性锻炼的重要性，养成良好的生活方式和习惯，在疾病缓解期坚持每天有计划的活动，增强机体的抗病能力。保护关节功能，延缓功能损害的进程。病情复发时，要及早就医，以免重要脏器受损。

2．生活护理　急性期关节肿胀疼痛，发热、乏力，应卧床休息，减少体力消耗，保持关节功能位，但不宜绝对卧床。为患者创造适宜环境，避免过于杂乱、吵闹，或过于安静，以免患者感觉超负荷或感觉剥夺而加重疼痛。合理应用非药物性止痛措施，如松弛术、冷敷、热敷、加压、震动、按摩等。经常活动关节，活动强度以患者能承受为限，由被动活动向主动活动渐进，也可配合理疗、推拿，以增加局部血液循环，防止肌肉挛缩和关节功能障碍。鼓励患者早晨起床后用温热水浸泡僵硬的关节。夜间睡觉戴弹力手套保暖，可减轻晨僵程度。根据患者活动受限的程度，协助其洗漱、进食、大小便及个人卫生等，鼓励患者自我护理。

3．饮食护理　维持良好的饮食习惯，鼓励患者摄入足够的蛋白质、维生素和水分，少食多餐，饮食宜稀软、清淡、易消化，避免或禁忌烟酒、海鲜、动物内脏、火锅、烟熏及刺激性食物。根据病情可指导患者进食碱性类食物，如蔬菜、牛奶、鸡蛋、马铃薯、水果等，痛风的患者要控制高蛋白质和高嘌呤物质。

4．用药护理　遵医嘱用药，抗风湿类药物中、西药品种繁多，一般具有清热、解毒、止痛作用，部分药物会引起胃肠道反应或肝肾功能损害，告诉患者按医嘱服药的重要性和有关药物的不良反应。风寒湿痹可选用正清风痛宁、小活络丸、风湿骨痛胶囊等；风湿热痹选用二妙丸、四妙丸等；顽痹体虚选用尪痹冲剂、大活络丸、壮骨关节丸等。另外，雷公藤片、消络痛等均可选用。痹证久病入络，抽掣疼痛，肢体拘挛者，适当选用全蝎、蜈蚣、水蛭、穿山甲、白花蛇、乌梢蛇、露蜂房，以及雷公藤、乌头、附子等。这些药物多偏辛温，作用较猛，有一定毒性，用量不可太大，从小剂量开始，逐渐增加，中病即止。

5．传统护理方法　针灸推拿以通痹止痛为主，肩部选肩髎、肩髃；上肢选合谷、曲池、外关、腕骨；脊背选身柱、腰阳关、水沟；下肢选环跳、承扶、阳陵泉、犊鼻、照海、昆仑等穴位。行痹加膈俞、血海；热痹加大椎，浅刺用泻法。痛痹多灸，深刺留针。着痹针灸并施，或兼用温针和拔罐。可按、揉、拿、捏病痛关节周围，风寒湿痹以透热为度，热痹以酸胀为度。根据病情，风、寒、湿痹可选用处方中 4 ~ 6 个穴位行电针疗法，进针得气后，予以通电，先用密波 5 min，后用疏密波通电 10 ~ 20 min，隔日一次，10 次为一个疗程。

**本节小结**

痹证 {
肢体关节疼痛、肿大、变形，活动障碍

风、寒、湿、热痹阻经脉 {
风寒湿痹：祛风除湿，散寒通络——蠲痹汤
风湿热痹：清热通络，祛风除湿——白虎加桂枝汤
久痹：化痰祛瘀，搜风通络——身痛逐瘀汤
}

祛邪通络

注意保暖，增加局部血液循环
}

# 第九节　痛　经

痛经亦称"行经腹痛"，是行经前后或月经期出现小腹疼痛、坠胀、腰酸痛或合并乏力、头痛、头晕、恶心等其他不适，影响生活和工作者。

西医学中子宫发育不良、子宫内膜异位症、盆腔炎等疾病发生痛经均可参照本节辨证施护。

【病因病机】　痛经与情志变化、起居不慎、外邪侵袭，先天禀赋及经期前后特殊生理环境有一定关系。

1. 气滞血瘀　情志不遂，肝气郁滞，血行不畅，不通则痛。

2. 外感寒湿　冒雨涉水，感寒饮冷，寒湿客于胞宫，气血凝滞，运行不畅，瘀而作痛。

3. 气血虚弱　素体虚弱，或大病、久病，气血两亏，胞脉失养，不荣而痛。

4. 肝肾亏损　禀赋不足，或多产房劳，精血暗耗，血海空虚，胞脉失养而致疼痛。

【辨证施护】　痛经的治疗护理以调经止痛为原则。根据疼痛发生的时间、部位、性质、程度和全身症状，以及寒热虚实不同，实证予以行气、活血、散寒；虚证予以补气、养血、填精。

1. 气滞血瘀

证候：经前或经期小腹胀痛，或刺痛拒按，行经不畅，血色紫暗有块，瘀出则痛减，或胸胁乳房胀痛。舌质紫暗，或有紫斑，脉沉弦。

施护方法：理气行滞，逐瘀止痛。

方药：柴胡疏肝散合桃红四物汤加减。两方合用理气止痛，活血行瘀。用于肝失条达，气滞血瘀的痛经。

2. 寒凝血滞

证候：经前或经期小腹冷痛，拒按，得热则减，经行量少，色暗有块，畏寒，手足欠温。舌淡苔白润，脉沉紧。

施护方法：温经散寒，祛瘀止痛。

方药：温经汤加减。该方通阳散寒，活血祛瘀；用于血海虚寒，气滞血凝的痛经。

3．气血两虚

证候：经期或经后，小腹下坠隐痛，喜按喜暖，经来色淡量少，面色萎黄，神疲乏力，头晕心悸。舌淡苔薄白，脉细弱。

施护方法：益气养血，活血止痛。

方药：八珍益母汤加减。该方补气养血，祛瘀生新，调经止痛；用于气血双亏，经行不畅的痛经。

4．肝肾亏虚

证候：小腹空坠作痛，腰酸胀，两膝无力，经色淡、量少质稀，头晕耳鸣。舌质红，苔薄，脉沉细。

施护方法：滋补肝肾，调经止痛。

方药：六味地黄汤合四物汤加减。两方合用填精补髓，滋阴养血，散瘀止痛；用于精血亏损、阴虚气耗的痛经。

**【护理措施】**

1．健康指导　说明月经期保健工作的重要性，包括注意经期清洁卫生，禁止性生活，加强经期保护，预防感冒，合理休息和充足的睡眠，加强营养等。重视精神护理，关心并理解患者的不适和恐惧心理，解释月经期可能有的一些生理反应，如小腹坠胀、轻度腰酸等，阐明有关痛经的生理知识。疼痛不能忍受时，应提供调经止痛的治疗和护理。

2．生活护理　保持心情舒畅，消除紧张、烦恼及恐惧。加强体质锻炼，注意经期自我护理，如要保暖，不能贪凉，忌房事及劳累，避免冒雨涉水和剧烈运动等。进食热的饮料，如热汤、热茶，腹痛喜按者，可用热水袋敷少腹部。

3．饮食护理　饮食宜温热、清淡、易消化、富有营养，勿食生冷瓜果、冷饮和酸辣等刺激性食物。体质较差者，应加强营养，改善全身状况，可适当补充铁剂、维生素、蛋白质。经量较多者，应向患者推荐含铁丰富的食物，如猪肝、豆角、蛋黄、胡萝卜等，帮助制订适合患者的饮食计划，保证患者获得足够的营养。

4．用药护理　痛经的患者最好选择月经前2～3天开始调经止痛治疗，直至月经来潮，并坚持几个月，效果比较理想。在辨证施护的基础上，气滞痛经可选木香顺气丸、归芍调经片；寒凝痛经选痛经灵冲剂、艾附暖宫丸、延胡止痛片；瘀血痛经可选益母草冲剂、桂枝茯苓丸；气血亏虚可选乌鸡白凤丸、阿胶补血膏、十全大补丸等。为了缓解症状，可采用中西医结合方法止痛。

5．传统护理方法　针灸，主穴：关元、中极、三阴交。实证加血海、曲泉、太冲，毫针刺，用泻法；虚证加气海、肾俞、足三里，毫针刺，用补法加艾灸。推拿：一般用按、揉、摩、捏法，选择中脘、气海、膈俞、肝俞、脾俞、八髎穴。气血瘀滞，加拇指按、揉章门、期门穴；寒凝，加用掌按摩背部督脉，擦肾俞、命门穴，以透热为度；气血亏虚，加用掌按摩背部督脉，擦脾俞、胃俞、肾俞、命门穴，均以透热为度。同时可选择肾俞、腰部、关元、骶椎两侧，用闪火法拔罐2～3次。在心理安慰患者的同时，可用手掌轻柔按摩患者小腹部3～5 min，手法由轻至重，以促使气血运行，减轻疼痛。

**本节小结**

$$
痛经 \begin{cases} 行经前后或经期 \\ 腰腹疼痛较剧 \\ 气血不畅或胞脉 \\ 失养 \\ 调经止痛 \\ 注意经期调护， \\ 忌房事及劳累 \end{cases} \begin{cases} 气滞血瘀：理气行滞，逐瘀止痛——柴胡疏肝散合桃红四物汤 \\ 寒凝血滞：温经散寒，祛瘀止痛——温经汤 \\ 气血两虚：益气养血，活血止痛——八珍益母汤 \\ 肝肾亏虚：滋补肝肾，调经止痛——六味地黄汤合四物汤 \end{cases}
$$

# 第十节　痄　腮

　　痄腮是由风温病毒引起的急性传染病，临床以发热，耳下腮部肿胀疼痛为特征。本病一年四季均可散在发病，但多发于冬春季节，以 3～5 岁小儿多见，病后很少再发，可获终生免疫。

　　西医学中的流行性腮腺炎可参照本节辨证施护。

　　**【病因病机】**　本病为感受风温病毒，通过飞沫传播，从口鼻而入，蕴结少阳经脉，郁而不散，结于腮部，导致腮腺肿胀疼痛。热毒炽盛，可表里经相传，引发生殖器官病变，如睾丸肿痛，少腹痛；邪热内陷心包，扰乱神明，可发生高热不退、痉厥、昏迷。

　　**【辨证施护】**　痄腮患者开始一般无特殊感觉，1～2 天后可见以耳垂为中心一侧或双侧同时漫肿，4～5 天开始消退，整个病程为 1～2 周。重证患者可有高热、惊厥、呕吐等。治疗护理以清热解毒，消肿散结为原则。

　　1. 轻型

　　证候：耳下一侧或两侧腮部肿胀，边界不清，按之有压痛和弹性感，咀嚼困难。或伴头痛，咽痛，或轻微恶寒发热。舌苔薄白或微黄，脉象浮数。

　　施护方法：疏风清热，解毒消肿。

　　方药：银翘散加减。该方清热解毒，透表散结；用于温病初起、邪郁肺卫、蕴结成毒的腮腺炎。

　　2. 重型

　　证候：高热头痛，烦躁口渴，或呕吐。两侧腮部肿大疼痛，坚硬拒按，局部灼热。或有耳聋，咽喉红肿，张口咀嚼、吞咽困难，食欲不振。舌红苔黄，脉滑数。

　　施护方法：清热解毒，软坚散结。

　　方药：普济消毒饮加减。该方泻火解毒，消肿散结。用于风热疫毒上攻头面、气血壅滞的腮腺炎。

　　**【护理措施】**

　　1. 健康指导　腮腺炎是一种传染病，对周围人群和家庭进行病因、临床特点、治疗护理要点的知识宣传，指导家长做好隔离、饮食、用药的护理。介绍腮腺炎患者的隔离时间，使家长有充分准备，以免引起焦虑。无并发症者一般可在家中隔离治疗，若发现并发症表现，应及时送医院就诊。

2. 生活护理　腮腺炎患者应立即采取呼吸道隔离措施，直至腮腺肿大消退后3天，有接触史的易感患者应观察3周。对患者口、鼻分泌物及污染用品，应煮沸消毒。易感患者应接种减毒腮腺炎活疫苗。保持室内空气新鲜，定时测量体温。发热时卧床休息，限制活动量，以减少并发症的发生。鼓励患者多饮水，以利于降温。体温过高时，可选择头部冷敷、温水浴、服用适量退热剂等。观察患者有无声嘶、气促、呼吸困难，保持呼吸道通畅。

3. 饮食护理　保持口腔清洁，饭后用生理盐水或4%的硼酸溶液漱口，预防腮腺继发化脓性感染。根据患者的咀嚼能力，给予易消化、清淡、营养丰富的流质、半流质饮食或软食，少量多餐，避免酸、辣、硬等刺激性食物。必要时按医嘱静脉补液，补充热量及维生素。

4. 用药护理　临床治疗以清热解毒，消肿止痛为主，结合对症治疗和支持疗法。按医嘱局部可用食醋调青黛散或如意金黄散或紫金锭外敷于肿痛处。根据病情，热毒较重者选用羚翘解毒丸；高热头痛、嗜睡，甚则昏迷者，选服紫雪丹或至宝丹。注意有无脑膜脑炎、睾丸炎、急性胰腺炎的临床症状，若有应立即配合医生做好相应的治疗和护理。发生睾丸炎时，用丁字带托起阴囊，局部间歇冷敷，或口服龙胆泻肝丸。

5. 传统护理方法　针灸，轻型选颊车、翳风、外关、合谷等穴位；重型选和髎、外关、关冲、合谷、曲池、少商、丰隆等穴位；毫针刺，捻转进针，用泻法，强刺激，不留针。热盛加大椎，十二井穴点刺出血；呕吐加足三里；睾丸肿痛加太冲；针刺用泻法。亦可选用灯火灸，用灯芯一根蘸上麻油，点燃后迅速烧灼患侧的角孙穴，以发出清脆的"嚓"声为准，1日1次，一般2次即可。治疗过程中要严格消毒，防止交叉感染。

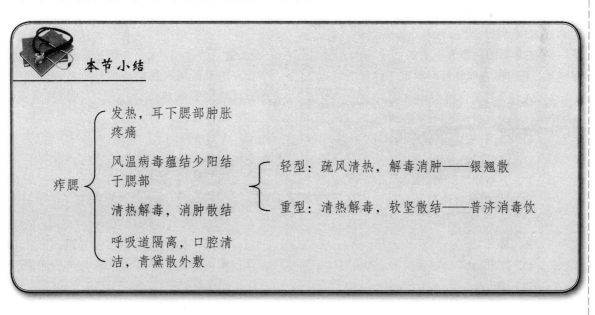

**本节小结**

痄腮
- 发热，耳下腮部肿胀疼痛
- 风温病毒蕴结少阳结于腮部
- 清热解毒，消肿散结
  - 轻型：疏风清热，解毒消肿——银翘散
  - 重型：清热解毒，软坚散结——普济消毒饮
- 呼吸道隔离，口腔清洁，青黛散外敷

自 测 题

**单项选择题**

**A1 型**

1. 感冒的主要原因是感受以下何种邪气
   A. 风
   B. 寒
   C. 燥
   D. 热
   E. 湿

2. 阳水属风水相搏者，最佳选方是
   A. 麻黄汤
   B. 五苓散
   C. 五皮饮
   D. 越婢加术汤
   E. 麻黄连翘赤小豆汤

3. 消渴的病理变化主要是
   A. 肾阴亏损
   B. 胃热炽盛
   C. 肺热津伤
   D. 阴虚燥热
   E. 阴阳两虚

4、下列哪一项是黄疸湿重于热证的特点
   A. 身目黄色鲜明
   B. 头重身困
   C. 口渴欲饮
   D. 小便黄赤
   E. 大便秘结

5. 外邪犯胃的胃痛最常见的病邪是
   A. 风邪
   B. 暑邪
   C. 寒邪
   D. 湿邪
   E. 热邪

6. 风寒湿痹的治法是
   A. 祛风散寒
   B. 祛风除湿
   C. 祛风散寒、除湿通络
   D. 散寒通络活血
   E. 养血通经

7. 麻子仁丸主治

   A. 热秘
   B. 冷秘
   C. 气虚秘
   D. 血虚秘
   E. 阳虚秘

8. 茵陈术附汤适用于下列哪种证型的黄疸
   A. 湿重于热证
   B. 肝胆郁热证
   C. 热重于湿证
   D. 寒湿阻遏证
   E. 脾虚湿滞证

9. 痛经的治疗原则为
   A. 止痛
   B. 调经止痛
   C. 活血
   D. 调经
   E. 补气

**A2 型**

10. 赵某，男，26 岁。眼睑浮肿，恶寒发热，咽喉疼痛，小便不利，苔薄黄，脉浮数。治方宜选
    A. 越婢加术汤
    B. 猪苓汤
    C. 五皮饮合胃苓汤
    D. 苓桂术甘汤
    E. 防己黄芪汤

11. 李某，男，40 岁。多食易饥，形体消瘦，口干喜凉，舌红，苔黄少津，脉洪大。辨证为
    A. 肺热津伤
    B. 气阴亏虚
    C. 肾阴亏虚
    D. 阴阳两虚
    E. 胃热炽盛

12. 张某，男，40 岁。胃脘胀满，攻撑作痛，痛连两胁，嗳气频繁，大便不畅，每因情绪波动而诱发，苔薄白，

脉弦。辨证属

A．肝气犯胃

B．湿热中阻

C．瘀血停胃

D．饮食伤胃

E．脾胃虚寒

13．李某，男，75岁。素有胃疾，大便秘结，质干燥，数日一行，面色无华，头晕眼花，心悸失眠，爪甲色淡，唇舌淡，脉细。宜选用

A．黄芪汤

B．润肠丸

C．五仁丸

D．麻子仁丸

E．八珍汤

14．田某，男，50岁。一个月前因劳累过度，自感神疲畏寒，纳食不佳，口淡不渴，一周后出现两目黄染，随后皮肤亦黄，黄色晦暗，伴脘腹胀满，四肢不温，大便稀溏，舌淡苔腻，脉濡。应诊断为

A．湿热蕴蒸，热重于湿之黄疸

B．湿热蕴蒸，湿重于热之黄疸

C．寒湿阻遏型黄疸

D．热毒炽盛型黄疸

E．气滞血瘀型黄疸

15．李某，男，48岁。四肢关节酸楚，两膝关节灼热红肿，疼痛而强硬，屈伸不利，汗出口渴，苔黄燥，脉滑数。证属

A．风寒湿痹

B．着痹

C．风湿热痹

D．痛痹

E．久痹

**A3 型**

（16～18 题共用题干）

患者刘某，女，20岁，2天前因受凉自觉恶寒，头身疼痛，鼻塞，流清涕，打喷嚏。舌苔薄白，脉浮紧。

16．护士判断该病属于

A．表证

B．里证

C．虚证

D．热证

E．寒证

17．医生为该患者开了3剂汤药，护士给患者讲解煎药时间，每剂药第一煎、第二煎分别在沸后各应煎

A．煮30分钟，煮25分钟

B．煮40分钟，煮20分钟

C．煮20分钟，煮15分钟

D．煮60分钟，煮50分钟

E．煮80分钟，煮30分钟

18．服药时应注意

A．凉服

B．少饮水

C．温服，服药后加盖衣被，使微汗出

D．出汗后立即洗浴

E．服药后可进一些冷饮

（19～20 题共用题干）

有5名小学生先后出现发热、耳下腮部漫肿疼痛，经中医辨证诊断为痄腮。

19．痄腮发生的病因是

A．六淫

B．疠气

C．七情

D．饮食

E．内伤

20．护理上采取呼吸道隔离直至腮腺完全消肿后1周，护士在宣教时，告知患者进行此措施的依据为

A．发病急骤

B．病情较重

C．症状相似

D．学龄儿童易发病

E．易于流行

（21～22 题共用题干）

王某，女，5岁，近日来不思饮食，嗳腐吐酸，大便量多而臭，脘腹饱胀，舌质淡红，苔白腻。

21．护士判断该患者的病位在

A. 肺

B. 大肠

C. 胃

D. 小肠

E. 胆

22. 医生给予消食导滞法治疗，口服保和丸，护士应告知患者的最佳服药时间为

A. 饭前服

B. 饭后服

C. 睡前服

D. 晚间服

E. 清晨服

（23～25 题共用题干）

刘某，男，50 岁，素体肥胖，平时脾胃不佳，纳呆便溏，口中黏腻，常咳白痰，入睡则口角流涎。近几日阴雨绵绵，左侧胸部时感沉重憋闷疼痛，痛时连及肩背部。伴气短，呼吸不畅，肢体沉重，舌苔白腻，脉滑。

23. 你认为该患者的病变在

A. 心

B. 肝

C. 脾

D. 肺

E. 肾

24. 你认为该患者目前的病机关键是

A. 阴寒凝滞

B. 痰浊阻滞

C. 气滞血瘀

D. 心阳不足

E. 气阴亏虚

25. 下列护理措施，哪项不恰当

A. 卧床休息，保持大便通畅

B. 清淡饮食，勿进肥甘厚味

C. 谨慎起居，避免感冒咳嗽

D. 保持乐观平稳心态，避免大喜大悲大怒

E. 医生要求做心电图和心脏彩超检查，护士通知患者自行前往相关科室

（张丽霞）

# 主要参考文献

1．张枚．中医护理学．北京：北京大学医学出版社，2002.

2．李茯梅．中医护理概要．长沙：湖南科学技术出版社，2003.

3．贾春华．中医护理学．北京：人民卫生出版社，2008.

4．2014年全国护士执业资格考试指导．北京：人民卫生出版社，2014.

5．吴水盛，谭泰华．中医学．北京：北京大学医学出版社，2007.

6．陈友香．中医学．3版．北京：人民卫生出版社，2005.

7．李家邦．中医学．7版．北京：人民卫生出版社，2008.

8．姚军汉，吴水盛．中医学．北京：北京大学医学出版社，2010.

9．潘年松．中医学．北京：人民卫生出版社，2010.

10．简亚平，方洁．中医学．北京：中国医药科技出版社，2012.

11．孙广仁．中医基础理论．北京：中国中医药出版社，2002.

12．程化奇．中医学．北京：人民卫生出版社，2001.

13．简亚平．中医护理学．大连：大连理工大学出版社，2013.

14．高学敏．中药学．北京：中国中医药出版社，2007.

15．王义祁．方剂学．北京：人民卫生出版社，2009.

16．张珍玉．中医学基础．北京：中国中医药出版社，2002.

17．廖福义．中医学基础．北京：人民卫生出版社，2002.

18．瞿岳云．中医学基础．北京：中国中医药出版社，2009.

19．吴敦序．中医基础理论．上海：上海科学技术出版社，1995.

20．惠纪元．方剂学．北京：中国中医药出版社，1994.

21．石学敏．针灸学．北京：中国中医药出版社，2007.

22．王国才．推拿手法学．北京：中国中医药出版社，2008.

23．尤黎明，吴瑛．内科护理学．北京：人民卫生出版社，2008.

24．马荣华．中医学．西安：第四军医大学出版社，2006.

25．温茂兴．中医护理学．北京：人民卫生出版社，2014.